防癌抗癌宜吃的食物

主 编

许尤琪　谢英彪

编著者

杨 艺　何 镔　乐 瑛

代明涛　黄志坚　刘欢团

刘继洪　陈泓静　谢 秋

陈素琴　谢萃文　虞丽相

任莉莉　万 里　周晓慧

金盾出版社

┌─────────────────┐
│ 内 容 提 要 │
└─────────────────┘

　　本书根据我国丰富的医药典籍和大量的科研资料,以通俗易懂、深入浅出的语言,简单介绍了癌症的基础知识,其中包括各种癌症早期发现的科普知识及饮食防癌抗癌的具体方法,着重介绍了35种确有较好效果的防癌抗癌天然食物,阐述其防癌抗癌的科学知识,并运用这些天然食物配制成300多种食疗验方和菜肴食谱,包括汁饮验方、茶剂验方、豆奶验方、粥饭验方、小吃验方、冷菜验方、热菜验方和汤菜验方。其内容丰富,科学实用,取材方便,价格低廉,适合癌症患者及其家属阅读,也适合医务工作者和餐饮行业人员参考。

图书在版编目(CIP)数据

　　防癌抗癌宜吃的食物/许尤琪,谢英彪主编．—北京 :金盾出版社,2015.9(2019.1 重印)
　　ISBN 978-7-5186-0426-5

　　Ⅰ.①防…　Ⅱ.①许…②谢…　Ⅲ.①癌—食物疗法—食谱　Ⅳ.①R247.1②TS972.161

　　中国版本图书馆 CIP 数据核字(2015)第 161932 号

金盾出版社出版、总发行
北京市太平路 5 号(地铁万寿路站往南)
邮政编码:100036　电话:68214039　83219215
传真:68276683　网址:www.jdcbs.cn
北京军迪印刷有限责任公司印刷、装订
各地新华书店经销
开本:850×1168 1/32　印张:8　字数:198 千字
2019 年 1 月第 1 版第 2 次印刷
印数:4 001～7 000 册　定价:25.00 元
(凡购买金盾出版社的图书,如有缺页、
倒页、脱页者,本社发行部负责调换)

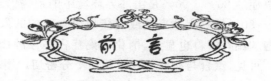

前　言

癌症，又称恶性肿瘤，是当今世界上严重威胁人类生命的疾病。全球每年新发生的癌症患者达 1 000 多万人次以上，我国每年发病人数约 160 万。在我国，癌症死亡率逐年增加，癌症死亡的位序，在城市已上升到第一位，在农村已上升到第二位。更令人担忧的是，癌症死亡者的年龄集中在精力最旺盛的年龄段中，在城市35～60 岁人群死亡原因中，约有 1/3 死于癌症。癌症的发生不仅给人民群众的健康和生命造成威胁，也给家庭、单位和国家带来巨大的经济损失。

长期以来，人类一直在试图征服癌症，但多年来的临床实践证明，要实现征服癌症这一目标还有较长的时间。尽管人类已迈进21 世纪，但至少在现阶段，治疗癌症要取得像征服结核病一样的疗效是不现实的。目前，我国的癌症治愈率平均只有 10％左右，每年死于癌症的人数高达 1.2‰左右。作为直接为患者服务的临床医生，应该分出一部分精力，最大限度地利用现有的医学知识和医疗技术，力争把患者的痛苦降到最低限度，更不能因为化疗、放疗等治疗而给患者带来更大的痛苦，使疾病雪上加霜。所以，重视并减轻癌症放疗、化疗副作用的工作显得非常重要。

中医辨证施治、合理选用中成药、运用食物疗法、药膳疗法，以及针灸、推拿、拔罐、刮痧、指压、药浴、足疗、外敷、外贴、体疗等自然疗法，对减轻、消除放疗、化疗后出现副作用有良好的疗效。撰写本书的专家学者在这方面积累了丰富的临床经验、诊治规律和特色疗法，并取得了很大的研究进展和理论创新。

人类癌症的 80%～90%是由外界环境中的致癌因素造成的，其中，40%～50%的癌症是直接或间接地由食物中的致癌物质引起的。我国的调查资料也显示，消化道癌症占恶性肿瘤发病数的70%以上。可见，饮食与癌症的发生关系十分密切，"癌从口入"并非危言耸听。大量的科研资料也表明，如果饮食营养合理，选用食物得当，注意科学的烹调方法，重视饮食保健，是完全可以预防、减少和对抗癌症的。而致癌、促癌和抑癌因素大都来自饮食。因此，人们在饮食中设法增加抑癌因素，减少致癌因素，从而可以达到预防癌症的目的。这种日常生活中的防微杜渐才是预防癌症的根本。利用天然食物进行防癌抗癌，取材方便，价格低廉，简便易行，无不良反应，为广大群众及癌症患者所乐于接受，是一种值得重视、有推广价值的方法。

参加本书撰写的有关专家，以通俗易懂、深入浅出的语言，大量的现代科研资料，介绍了癌症的基本知识，其中包括各种癌症早期发现的科普知识及饮食防癌抗癌的具体方法，着重介绍了 35 种确有较好防癌抗癌价值的天然食物，着重阐述其防癌抗癌的科学知识，以及运用这些食物配制的防癌抗癌食疗验方。其中包括防癌抗癌汁饮验方、茶剂验方、豆奶验方、粥饭验方、小吃验方、冷菜验方、热菜验方、汤菜验方共计 300 多款。每款食疗验方分为精心备料、照谱掌勺、专家点评三项，逐一进行了介绍，既能饱口福又能防癌抗癌。

《防癌抗癌宜吃的食物》一书，突出了知识性、实用性、趣味性，普及了癌症的基础知识、饮食防癌抗癌方法，详细介绍了防癌抗癌常吃食物及经过作者反复验证的食疗经验方。可以帮助健康的人防止减少癌症的发生，帮助癌症患者进行食物抗癌，控制病情，促进康复。愿《防癌抗癌宜吃食物》一书成为您与家人的良师益友。

作 者

CONTENTS 目录

一、癌症的基础知识

二、饮食防癌抗癌的方法

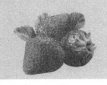

三、防治癌症的食物

四、防癌抗癌食疗验方

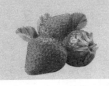

防癌抗癌宜吃的食物

目录

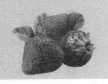

6

7

8

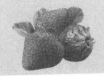

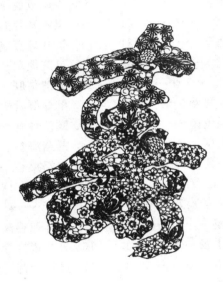

一、癌症的基础知识

(一) 癌症的定义

癌症又称肿瘤(主要指恶性肿瘤),肿瘤是机体在各种致癌因素作用下,局部组织的细胞异常增生而形成的新生物,常常表现为局部的肿块,又称之为实体瘤。正常人体的组织由细胞有序地、整齐地排列组合而成。正常的细胞为了补充及适应生理需要,都有一定的增生能力,如失血可刺激骨髓导致血细胞增生,妊娠时雌激素分泌增多使子宫内膜和乳腺增生,即为生理性增生。

病理性增生又可分为非肿瘤性增生和肿瘤性增生。前者限于一定程度和一定时间,一旦此因素消除,即不再增生,如皮肤受伤以后的增生、慢性胃炎引起的胃黏膜上皮的增生等。如果增生超越一定限度发生质变,则变为肿瘤性增生。癌细胞与正常细胞相比,有结构、功能和代谢的异常,具有超过正常增生的能力,这种增生与机体不相协调。癌细胞本身无休止和无秩序地分裂和繁殖,过度增生,形成肿块。肿瘤增生既不在机体的控制之下进行,又不按机体的需要进行,机体对它无能为力,它还消耗机体的营养,产生有害物质。

虽然人类发现肿瘤已有 3 000 年以上的历史,但其发病率和病死率的增高却开始于 20 世纪初。很多发展中国家肿瘤的发病率实际上在近 50 年来才明显增高。无论发达国家和发展中国家,目前肿瘤均是人类常见死亡原因之一。在人类所有疾病中,癌的病死率仅次于心血管疾病。谈到肿瘤,特别是癌症,人们不禁谈虎色变,不寒而栗。这是因为肿瘤严重危害着人类健康,且当今的科学技术及医疗水平还不能很好地解决它。

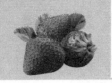

  肿瘤的发生是一个十分复杂的问题,细胞从正常转变为恶性肿瘤,最根本的物质基础是细胞的遗传物质——基因的改变。细胞癌变是一个相当长的过程,通常在接触致癌物质多年之后,逐步演变成癌。恶性癌细胞由正常细胞突变而来,但两者却有着本质的区别。

(二)肿瘤的命名与分类

  肿瘤通常表现为肿块,是人体在各种致癌因素的作用下,局部组织的细胞异常增生而形成的一种新生物。一般来说,人体除了头发和指甲外,任何部位都可能发生肿瘤。现代医学认为,癌细胞具有异常的形态、代谢及功能。其细胞生长旺盛,呈现相对无止境的生长,与整个机体不协调,并在不同程度上失去发育成熟的能力,甚至接近幼稚的胚胎细胞的表现。肿瘤形成后,即使致瘤因素不存在,癌细胞的生长和代谢特点仍继续存在,并可不断地传递给子代细胞,繁衍增殖下去。肿瘤按其细胞分化程度、病理特点、临床表现及其危害性等可分成很多种,但基本可分为良性肿瘤与恶性肿瘤两大类。两类肿瘤对机体均有害无益,其中恶性肿瘤对机体危害极其严重,如不及时采取积极、有效的防治措施,极有可能对生命构成威胁。

  良性肿瘤的一般组织生物学特性:多为膨胀性生长,其生长速度缓慢或间断生长,有的多年不变或自行退化,肿瘤外周多有一层包膜,摸上去表面光滑,与正常组织之间的界限清楚,一般不粘连,且可活动,对周围组织仅产生挤压作用而不是侵入正常组织中,也不会发生转移。如果良性肿瘤的细胞分化得好,则近似正常细胞,无异形性。这种良性肿瘤通常不产生全身症状,只要不是长在心、脑等重要器官上,且不发生恶变,就不会直接危及人的生命,且手术切除后很少复发。

  恶性肿瘤的生物学特性表现:恶性癌细胞分化差,异形性大,或呈明显幼稚型细胞,生长速度快,短期内有明显增大,极少有自行缩小或退化者。而且,生长方式表现为浸润性,多无包膜,与周围组织界限不清楚,易发生粘连,触摸肿瘤活动性差,对人体的影响较大,除了引起阻塞和压迫组织外,还可浸润、破坏组织,导致出血感染或造成恶病质。对于恶性肿瘤,如不及早发现并采取果断、有效的中西医结合综合防治措施,部分肿瘤即使在手术治疗后,也难以避免发生转移,且常易复发。

恶性肿瘤与良性肿瘤,两者之间有本质的区别,人体的肿瘤80%~90%是良性的,恶性的占少数。由于恶性肿瘤的危害性极大,任其发展会直接吞噬人的生命,在当今已经引起全社会的高度重视和关注。据统计,恶性肿瘤总共有1 000多种,一般按组织起源不同可分为两大类:凡从上皮组织,如皮肤、黏膜、腺体等生长出来的恶性肿瘤都称为"癌",如食管癌、胃癌、肺癌、肝癌、乳腺癌等,癌占所有恶性肿瘤的90%左右;凡从间叶组织,如脂肪、肌肉、骨骼、血管、淋巴等长出来的恶性肿瘤都称为"肉瘤",如脂肪肉瘤、淋巴肉瘤等。有些恶性肿瘤,既不能称"癌",也不能叫"肉瘤",就在这种肿瘤前面加上"恶性"两字,如恶性畸胎瘤、恶性神经鞘瘤等。有少数恶性肿瘤,仍沿用原来的名称,如白血病、霍奇金病等。癌与肉瘤的区分在临床上有很大意义:癌多见于40岁以上的中老年人,淋巴转移常见;而肉瘤则多发于年轻人,血行转移多见。由于恶性肿瘤都具有"癌"的共同特征,所以人们往往把恶性肿瘤称为"肿瘤"。

(三) 肿瘤发生的外部原因

恶性肿瘤的发生是一个复杂的问题,其原因也是复杂和相互作用的。目前的研究表明,肿瘤是一种多因素、多阶段及多次突变所致的疾病,除少数几种单基因遗传的肿瘤,如视网膜母细胞瘤、肾母细胞瘤等外,绝大多数不是仅由内因或外因引起,而是由多种

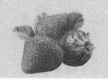

因素、内外因交互、共同作用的结果。肿瘤发病的外部因素包括化学、物理、生物等致癌因子。

1. 化学致癌因素

这类因素是目前导致肿瘤的主要原因,其来源甚广,种类繁多。经考察和动物实验表明有致癌作用的化学物质已发现有千余种,其中与人类关系密切的化学致癌物就有数百种之多。化学物质致癌潜伏期相对较长,对人类危害极大,它广泛存在于食物、生产作业环境、农药、医疗药品之中。人们所熟知的黄曲霉毒素,在花生、玉米、高粱、大米等许多粮食作物中都有沾染,它具有公认的致癌作用,有明显的致癌力,已被表明可导致肝癌的发生。广布于自然界的亚硝胺类化合物(在腌制过的鱼、肉、鸡中含量较高)和熏烤或烧焦后的食物中(尤其是高蛋白食品,如鱼、肉、蛋类)致癌物的种类和含量剧增,以及受到多环芳烃类化合物,如二甲基苯蒽、二苯蒽等致癌物污染的空气,均会对人体产生影响,严重的会诱发并导致肺癌、鼻咽癌、食管癌、贲门癌、胃癌、肝癌、白血病、膀胱癌、大肠癌、阴囊癌、皮肤癌等。

肿瘤流行病学研究表明,90%以上的恶性肿瘤与环境有关。环境因素包括了我们日常生活中所接触到的几乎所有物质,如食物、水、空气、药物、化学品、放射线及微生物(如细菌和病毒)等。环境可分为生物、理化和社会环境三大部分,其中主要是化学物质。因此,有的专家指出,现今肿瘤发生率增加的一个主要原因是由于大量化学品造成的。

18世纪,英国清扫烟囱的童工阴囊皮肤癌的发生率很高。那些童工自幼接触煤灰,其中含有大量的煤焦油,在他们成年后发生阴囊癌。在后来的实验研究中发现,用煤焦油反复涂擦兔子的耳朵,诱发出了皮肤癌,化学物质能够致癌的结论就是由此得出来的。

环境致癌因素可以直接作用于人体的种细胞和基因。环境致癌因素并非单独作用,而是通过内因起作用。例如,饮酒对某些肿瘤是致病因素之一,尽管某些人狂饮而无任何不适,但不患此类肿瘤的毕竟是那些很少饮酒,甚至不会饮酒的人,因此酒精对不能饮酒的人群并不构成患癌的危险。而有些致癌因素导致肿瘤发生的原因是它们抑制了机体的免疫系统,降低了人体自然防御系统和免疫监视系统的功能,从而导致肿瘤的发生。例如,放疗和化疗药物在杀灭癌细胞的同时,也会引起正常细胞的突变,干扰机体正常的免疫功能而有助于肿瘤的形成。所以,化疗的使用应当恰如其分,适可而止,以防诱发第二肿瘤的发生。

　　人类生活在有众多致癌因素的环境里,但是在同样的生活环境下,有人患癌,而大多数人则终身不患癌。这说明人体自身的内在因素对肿瘤的发生与否起到重要的作用。通俗地说,突变的细胞就像"种子",身体的内环境就像"土壤"。有了癌的种子,又有适合癌细胞生长的土壤,加上外环境作为肥料,这样肿瘤才得以生长。肿瘤的发生除了环境等外界因素外,还有众多的内在因素在起作用。外因是发病的条件,内因是发病的基础,外因通过内因起作用。这就是为什么有人患肿瘤而有人却能健康生存的原因。肿瘤在人体内的发生、发展、转归,处处受到人体内在因素的影响。

2. 物理致癌因素

　　物理致癌因素包括灼热、机械性刺激、创伤、紫外线、放射线等。值得高度重视的是,受辐射危害可以来自环境污染,也可以来自医源性。例如,多次反复接受 X 射线照射检查或放射性核素检查可使受检人群患肿瘤概率增加,若用放射疗法治疗某些疾病,也可诱发某些肿瘤。有资料显示,在用放射性核素磷治疗红细胞增多症后,相当数量的患者经过一定的潜伏期而出现白血病。肺结核患者经过反复的胸透检查,可导致乳腺癌。

3. 生物致癌因素

　　目前,对这类因素研究较多的是病毒。近代科学研究已证明,

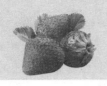

有30多种动物的肿瘤是由病毒引起的。近来发现人类的某些肿瘤与病毒的关系密切,在一些鼻咽癌、宫颈癌、肝癌、白血病等患者的血清中可以发现有相应病毒的抗体。有资料报道,血吸虫病可诱发大肠癌、肝癌等。

(四) 肿瘤发生的内在因素

1. 遗传及家族因素

遗传因素对人类肿瘤的直接影响问题,目前尚无定论。到目前为止,在人类肿瘤中,只有视网膜母细胞瘤、肾母细胞瘤、神经纤维瘤病及结肠息肉综合征被认为有明显的遗传倾向。有学者报道,在欧美妇女中最常见的乳腺癌约有30％的病例有遗传倾向;某些消化道肿瘤(如胃癌、食管癌、肝癌)也具有遗传性;肺癌也似有一定的遗传倾向。

2. 免疫因素

所谓免疫就是机体对疾病的抵抗能力。譬如,自然界存在很多的细胞,人们生活在其中却不会每日生病;有些传染病,如麻疹、伤寒患上1次就可终身不再患病,就是因为机体具有对这些病菌的免疫力。尽管每个人都生活在充满致癌因素的环境中,并且体内时时刻刻都产生着数以千万计的突变细胞,但大多数人都能免遭患癌的痛苦,这正是我们体内免疫系统及时地发现和清除了这些体内的"异己分子"。如果人体的免疫功能低下或出现紊乱,就不能及时消灭突变的细胞,从而出现免疫逃逸,最终发展为恶性肿瘤。参与肿瘤免疫的免疫器官主要是胸腺,免疫细胞有T淋巴细胞、自然杀伤细胞、巨噬细胞等。当免疫细胞缺陷可导致肿瘤的发生。另一方面,一旦人体免疫监视系统出现功能减弱或不正常,则机体免疫系统便不能发现癌细胞。有些情况下,癌细胞本身还释放"封闭因子"来麻痹机体免疫系统。这些原因都使得癌变细胞逃避机体的"免疫监视"而发展成为恶性癌细胞。

3. 内分泌因素

人体的内分泌腺体，如脑垂体、甲状腺、肾上腺、生殖腺等分泌的多种激素，调节着人体的发育和代谢。疾病或某些原因造成内分泌紊乱，加上其他因素的共同作用，就可使这些内分泌器官发生肿瘤。例如，子宫内膜癌常见于肥胖、不育、绝经晚期的妇女，长期服用雌激素可诱发乳腺癌。由于某些肿瘤的发生、发展与内分泌紊乱有关，所以经常应用激素来治疗恶性肿瘤，如用抗雌激素受体药物他莫昔芬(三苯氧胺)治疗乳腺癌，用雌激素治疗前列腺癌等。

4. 精神因素

精神因素对肿瘤的发生、发展的影响也是很大的。调查研究证明，精神压抑的人群肿瘤发生率比一般人群高许多倍。相反，有许多癌症患者对待疾病乐观向上，具有战胜病魔的坚强信念，积极配合治疗，病情的发展便要理想得多。这是因为精神状态能很好地调节神经内分泌功能，激活机体免疫系统功能，从而达到防病、治病的目的。因此，癌症患者要注意保持良好的精神状态，积极配合治疗。另一方面，医师在治疗疾病的同时，也应注意调节患者的精神状态。

5. 饮食营养失调

饮食营养是人类生存和保持健康的必要条件，但饮食要有节制，营养要充分，否则会影响人体生理功能，导致气机紊乱或正气损伤而产生疾病。中医学早就认识到饮食劳伤可导致肿瘤的发生。恣食膏粱厚味、辛辣炙煿之物，影响脾胃功能。脾主湿，脾虚不能运化水湿，湿蕴于内，积久不散，津液不化，津液凝聚成痰浊，痰积而为肿物。《景岳全书·痢疾·论积垢》中阐述得很清楚，认为积的生成是“饮食之滞，留蓄于中，或结聚成块，或胀满硬痛，不化不行，有所阻隔者，乃为之积”。《济生方》中有精辟的论述，认为癥瘕的形成是：“过餐五味，鱼腥乳酪，强食生冷果菜，停蓄胃脘……久则积结为癥瘕”。这与近代医学研究中的营养失调与肿

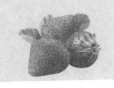

瘤发生相关的观点是一致的。国内外有报道,认为饮热茶能破坏人体食管的"黏膜屏障"。我国食管癌高发区的流行病学调查也表明,食管癌的发病与饮食习惯有关,如高热饮食、食物粗糙、质硬难化、吞咽过快等都能促使食管黏膜受到损伤,加上感染等因素作用,使食管炎症经久不愈,导致癌变的发生。

6. 年龄因素

肿瘤的发生与年龄有一定的关系,一般 45 岁以后为肿瘤的高发阶段,因为随着年龄的增长,免疫器官胸腺渐渐萎缩,各个器官逐渐衰老,各类细胞容易突变。另外,随着年龄的增长,接触各种致癌因素的机会也在增加,并且致癌物质会在体内堆积,这些都是老年人容易患癌的原因。

7. 不良生活习惯

不良生活习惯包括偏食、吸烟、嗜酒、不科学烹调等行为。现代研究表明,不良的习惯是导致肿瘤发生的最大危害。这在我国医药典籍中早有记载,《医碥·反胃噎膈》中记载,噎膈(即现代病名食管癌或贲门癌等)的成因为"酒客多噎膈,饮热酒者尤多,以热伤津液,咽管干涩,食不得入也"。《医学统旨》中还深刻地指出:"酒面炙煿,黏滑难化之物,滞于中宫,损伤脾胃,渐成痞满吞酸,甚则为噎膈反胃。"唐代大文学家韩愈说"断送一生唯有酒"这句话,其哲理是非常精深的。当前,吸烟已成为世界性的社会公害,严重地威胁着人类的健康。综合研究报告,美国、英国、加拿大吸烟者肿瘤发病情况:吸烟者肺癌死亡是非吸烟者的 10.8 倍;喉癌死亡是 5.4 倍;口腔癌、咽癌死亡是 4.1 倍;食管癌是 3.4 倍;膀胱癌是1.9 倍。有学者呼吁:由于大量吸烟,中国男性死于肺癌的人数将会猛增,预计会有 200 万人死于吸烟,其中的一半是因肺癌而死。这是一个多么惊人的数字。美国肿瘤权威研究机构的报告指出:不良饮食习惯占致癌因素 35%,吸烟占 30%,两者加起来就占65%。有鉴于此,重视以上可控环节的防范,就能让绝大多数人远离肿瘤,每个人都从自己做起,是非常重要的。

(五)西医对肿瘤的认识

西医对肿瘤的认识,从表征形态到防治措施等方面与中医对肿瘤的认识有许多都是共通的。直到 20 世纪末,人们还深受"是癌治不好,治好不是癌"的影响,以致望癌生畏,谈癌色变。随着社会的不断发展,特别是科学技术的突飞猛进,医学保健事业有了长足的进步,西医在对肿瘤的认识上表现得尤为突出,原先认为"癌"是"不治之症",后来经过千万次地探索、实验、研究,不但认定肿瘤可治,而且可以采取多种有效措施预防肿瘤的发生。

在对肿瘤不断地深入研究探索过程中,人们发现,许多肿瘤在很大程度上是可以预防的。"癌"的发生源于一些单个细胞染色体基因的异变、失控。据专家们分析报告,这类异变和失控中的45%与饮食、营养因素有关,35%与大量吸烟、酗酒有关,5%与长期接触致癌物质有关;电离辐射的影响、某些药物或慢性病(迁延不愈)的刺激,也有可能诱发肿瘤,以及长期忧郁寡欢的不良精神因素等,均可在不同程度上助发肿瘤。也就是说,只要我们主观努力,顺应自然,消除影响因素,提高生活质量,至少有 80%~90%的肿瘤是可以防范的。

人们都知道,西医对肿瘤治疗的评判指标之一,是以肿瘤临床治愈 5 年生存率(也称 5 年治愈率)衡量的。在 20 世纪 30 年代,肿瘤的 5 年生存率平均只有 25%,即只有 1/4 的癌症患者能活过5 年。到了 20 世纪 80 年代,肿瘤的平均 5 年治愈率已经超过50%。近期有资料报道,早期(即Ⅰ期)宫颈癌、乳腺癌、胃癌、食管癌的治愈率目前均已达 90%以上;早期绒癌和早期睾丸精原细胞瘤的治愈率则更接近 100%;就连素有不可救药的"癌中之王"的肝癌,其中早期的微小肝癌 5 年治愈率也可达 70%以上。甚至有的肿瘤即使到了晚期也有治愈的希望,如晚期绒癌的 5 年治愈率,

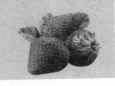

Ⅲ期的病例达到 83%，Ⅳ期病例也可达 53%。

1984 年，世界卫生组织（WHO）肿瘤控制方案指出：①通过卫生教育，以改进生活方式。通过医药干预及病因预防，有 1/3 的肿瘤是可以预防的。②通过早期发现，早期诊断，采取手术、放射、药物治疗，估计有 1/3 的肿瘤是可以治愈的。③对于一些晚期病例，采用药物治疗手段，有 1/3 也可缓解症状，延长生命。随着国际交流的开拓，许多著名的西医药专家、学者看到中医药疗法及传统自然疗法在防治肿瘤中所发挥的独特作用，十分推崇。有报道，世界上一些肿瘤专家预言，攻克肿瘤的希望在中国，因为中国有其独特的、优秀的中医药学。值得一提的是，我国传统自然疗法包括食物疗法、药茶疗法、药膳疗法、中草药疗法、体育疗法、养生功疗法、药敷药贴疗法、心理疗法等内涵丰富的肿瘤防治康复措施，已经在肿瘤防治领域创造了令人瞩目的"奇迹"，使癌症患者在心理平衡重建后，认识到肿瘤并不等于死亡，当肿瘤被制服后，生命将更有价值。

（六）中医对肿瘤的辨证分型

恶性肿瘤是一类复杂的疾病，由于各种肿瘤所造成的病理损伤，因人而异，因病而异，各不相同。所以，临床上应根据中医辨证论治的理论，掌握各种肿瘤"证"的表现规律，即所涉肿瘤表现的几种不同的证候类型（辨证分型）及诸证型之间的内在联系。这些证型是疾病过程中患者体内病理生理、生物化学及病理形态变化的综合反映，在同一疾病的不同阶段中，这些变化也是不同的，因而证型也是随着病程而变的。中医辨证分型在防治肿瘤中具有重要指导意义，在这里概括将其不同证型的临床表现及治疗法则介绍如下。

1. 气滞血瘀型

证见胸胁胀闷，性情急躁，胁下痞块，刺痛拒按，痛有定处，入夜更剧,可扪及肿物包块,爪甲黑紫,舌质暗或见紫斑、瘀点,脉涩等。本证多见于原发性肝癌、中晚期肺癌、中晚期食管癌等。治宜理气活血,化瘀消积。

2. 痰湿凝聚型

多为中晚期肿瘤患者的常见证候。痰湿积滞在肺,可见喘咳咯痰;痰阻于心,心血不畅,可见胸闷心悸;痰迷心窍,则可见神昏、痴呆;痰火扰心,则发生癫狂;痰停于胃,胃失和降,可见恶心呕吐,胃脘痞满;痰在经络筋骨,则可至瘰疬痰核,肿物包块,肢体麻木或半身不遂;痰浊上犯于头,眩晕、昏冒;痰气凝结咽喉,可致咽中梗阻,吞之不下,吐之不出之症,或口吐泡沫黏液痰涎。湿性黏腻而重浊,且常与风邪、寒邪相半,出现头重如裹,颈项酸痛,关节肿痛,四肢困倦。水湿停聚于内,而出现水肿,胸腹水,胸脘痞闷,口淡而黏,食欲不振,口虽渴却不思饮水。本证多见于食管癌、肺癌伴胸腹水。治宜化痰祛湿,软坚散结。

3. 热毒内炽型

证见发热,面红目赤,口渴喜饮,咽干舌燥,心烦失眠,干咳短气,痰少而稠,或痰中带血,大便秘结,小便短赤,或低热盗汗,颧红,头晕耳鸣,吐血衄血,舌红,脉数。本证多见于晚期肺癌阻塞性炎症、各种肿瘤有骨转移、中晚期肝癌等。治实热阳毒者,宜清热解毒,滋阴降火。治虚热阴毒者,宜温补托里,扶正祛邪。

4. 气血不足型

证见头晕目眩,少气懒言,乏力自汗,面色淡白或萎黄,心悸失眠,舌淡而嫩,脉细弱等。本证多见于中晚期消化道肿瘤、恶性胸腹腔积液、晚期肺癌并咯血、晚期恶性淋巴瘤骨髓受侵者。亦可见癌症患者手术、放疗、化疗使气阴两伤者。治宜补气养血。

5. 脏腑亏虚型

证见面色㿠白,畏寒肢冷,腰酸或下腹冷痛,久泻久痢,或五更泄泻,或下利清谷,或小便不利,面浮肢肿,甚则腹胀如鼓,气喘心

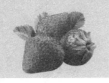

悸,舌淡胖,苔白滑,脉沉细。本证多见于各类晚期肿瘤腹腔内转移及骨髓、各脏器转移患者。治宜调理脏腑,温补脾肾,益气养血。

6. 阴阳失调型

癌症患者阴阳失调病理变化及临床表现甚为复杂,概括起来主要有阴阳偏胜、阴阳偏衰及阴阳亡失等几方面。①阴阳偏胜。阳偏胜者,以热、动、燥为特点,面色偏红,发热,肌肤灼热,神烦,躁动不安,语声粗浊,呼吸气粗,喘促痰鸣,口干渴饮,大便秘结或奇臭,小便短赤,舌质红绛,舌苔黄或黑,生芒刺,脉象浮数、洪大、滑实。阴偏胜者,面色暗淡,精神萎靡,身重倦卧,形寒肢冷,倦怠无力,语声低怯,纳差,口淡不渴,大便腥臭,小便清长,舌淡胖嫩,脉沉迟或弱或细涩。②阴阳偏衰。阳偏衰者,面色㿠白,唇色淡,喘咳身肿,自汗,头眩,不欲饮食,肌冷便溏,或五更泄泻,阳痿精冷,两足萎弱,脉大无力等。阴偏衰者,面色颧赤,唇若涂丹,口干,咽燥,心烦,舌干红无苔,头晕眼花,耳鸣,腰腿酸软无力,骨蒸盗汗,噩梦遗精,大便秘结,手足心热,脉数无力。③阴阳亡失。亡阳者,表现为亡阳之汗,身反恶寒,手足冷,肌冷,汗冷而味淡微黏,口不渴喜热饮,气微,脉浮数而空。亡阴者,表现为身畏热,手足温,肌热,出汗亦热而味咸,口渴喜冷饮,气粗脉沉实,舌红干。治宜调整阴阳,补其不足,泻其有余。

7. 气虚血瘀型

证见面色淡白或晦滞,身倦乏力,少气懒言,疼痛如刺,常见于胸胁部位痛处不移,拒按,舌淡暗或有紫斑,脉沉涩。治宜补气化瘀。

8. 阴虚火旺型

证见午后潮热,或夜间发热,发热不欲近衣,手足心发热,或骨蒸潮热,心烦,少寐,多梦,颧红,盗汗,口干咽燥,大便干结,尿少色黄,舌质干红或有裂纹,无苔或少苔,脉细数。本证多见于各种类型肿瘤骨转移,尤以晚期肺癌及晚期肝癌为多见。治宜滋阴清热。

9. 阳虚水泛型

证见周身水肿，腰以下为甚，按之凹陷不起，甚至腹部胀满，心悸咳喘，腰膝酸软而痛，畏寒肢冷，以下肢为重，头目眩晕，精神萎靡，小便不利，夜尿较多，面色㿠白或黧黑，舌淡胖，苔白，脉沉细，或大便久泄不止，完谷不化，五更泄泻。本证多见于中晚期肿瘤，如晚期肝癌、肾癌、肺癌。治宜健脾益气，温肾行水。

（七）肿瘤的早期发现

现代研究表明，人体内都有含肿瘤基因的正常细胞，但它们处于非活动状态。经化学、物理、生物等诸多因素刺激之后，可能会触发一个基因的"开关"，于是就激活了这些肿瘤基因，并把一个正常细胞转变为癌细胞。如果任其发展，1 个癌细胞分裂为 2 个，2 个分裂成 4 个，再分裂成 8 个，16 个，32 个……这种成倍地生长过程持续 1～5 年，约分裂 20 代次，癌细胞数可达 100 万个。这时的肿瘤只不过如针尖大小，重量仅有 0.01 克。一个肿瘤长到这样大小，确实难以发现，但这时在人体已有可察觉的症状表现，反映在许多方面。只要思想上筑起"无癌早防、有癌早治、防重于治及预防复发"的精神堤防，就能及早地发现肿瘤的警报信号。

以往，有一种消极的认识，即"当发现肿瘤时，多半已属晚期了"。其实，肿瘤的发生、发展是一个渐进的漫长过程，在它们的初发阶段，人体就一直处在与癌细胞作殊死斗争的状态之中，会出现许多只要细察就能判知的"征兆"。随着科学技术的进步，医疗诊断水平的提高，防癌知识的普及，防范意识的加强，肿瘤的早期发现在实际上已成为可能。大约 50% 以上的肿瘤可以早期发现和早期得到根治性治疗。因而，关注先兆症状十分重要。

肿瘤有哪些先兆症状呢？世界卫生组织（WHO）曾提出肿瘤的 8 项警告信号：①可触及的硬结或硬变（如在乳腺、皮肤及舌部等）。②疣或黑痣发生明显的变化。③持续性嘶哑、干咳。④持续

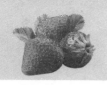

性消化不良或吞咽困难。⑤月经期不正常的大出血、月经期外的出血。⑥鼻、耳、膀胱、肠道或阴道等不明原因的出血。⑦经久不愈的伤口（溃疡），不消的肿胀。⑧排便或排尿的习惯发生变化。如果这些信号持续超过 2 周，就应去医院检查。这些信号并不一定意味着就是癌，但肿瘤的一些临床症状确实与这 8 点有关。

根据我国的特点，全国肿瘤防治办公室提出了我国常见肿瘤的十大信号，应当引起人们的高度警惕：①乳腺、皮肤、舌部或身体其他部位有可触及的或不消退的肿块。②疣（赘瘤）或黑疣明显变化（如颜色加深，迅速增大，瘙痒，脱毛，渗液，溃烂，出血）。③持续性消化不良。④吞咽时胸骨后闷胀不适，食管内感觉异常、微痛、轻度哽噎感觉或上腹部疼痛。⑤耳鸣、听力减退，鼻塞不通气，鼻出血，抽吸咳出的鼻咽分泌物带血，有时伴有头痛或颈部肿块。⑥月经期不正常的大出血，月经期外或绝经期以后的不规则的阴道出血，特别是性交后阴道出血。⑦持续性干咳，痰中带血丝，声音嘶哑。⑧大便习惯的改变，便秘、腹泻交替，原因不明的大便带血及黏液，原因不明的血尿或无痛血尿。⑨久治不愈的伤口、溃疡。⑩不明原因的消瘦或较长时间体重减轻。

以下一些征兆也要高度警惕：①单侧持续加重的头痛、呕吐和视觉障碍，特别是原因不明的复视。②原因不明的口腔出血、口咽部不适、异物感或口腔疼痛。③无痛性持续加重的黄疸。④女性乳头溢液，尤其是血性液体。⑤男性乳腺增生、明显长大。⑥排便或排尿习惯的改变。⑦原因不明的全身性疼痛、骨关节疼痛。⑧原因不明的疲乏、贫血和发热。

与早期发现肿瘤有密切关系的一点是，人体组织或器官的某些良性疾病具有潜在的恶变为癌的可能性，如不及时治疗，长期不愈，其中会有相当一部分演变成癌，医学上将这些疾病称为"癌前病变"。在这里，将临床上常见的"癌前病变"与对应的癌列举如下，以便引起人们足够的重视，不可疏忽大意，而应抓紧治疗。如慢性萎缩性胃炎与胃溃疡(尤其是胃小弯大溃疡):胃癌;慢性(迁延性)肝炎与肝硬化:肝癌;食管上皮重度增生:食管癌;结肠、直肠息肉或上皮重度增生:结肠癌、直肠癌;乳腺增生、纤维瘤:乳腺癌;宫颈糜烂:宫颈癌;包茎、包皮炎、隐睾症:生殖器癌;皮肤黏膜白斑、色素痣、慢性溃疡、经久不愈的窦道:皮肤癌。对于以上这些警报信号的出现,要及时去有条件的医院检查,以便尽早发现肿瘤,及早综合治疗并获得治愈康复的满意效果。

　　肿瘤对青年人的威胁比中老年人更大,因为很多时候肿瘤在青年人身上不易察觉。青年人患病后总是往良性方面考虑,等到查出后一般都到了中晚期,错过了医治的最佳时机。而且,由于青年人比中老年人的生理性活跃,肿瘤发展速度更快。所以,青年人平时更要注重对肿瘤的预防与自我检查。下列 10 种肿瘤的早期信号与预防方法需要引起足够的重视。

　　1. 食管癌

　　(1)早期症状提醒:产生特异性的吞咽困难;吞咽食物时有哽噎感、疼痛、胸骨后闷胀不适、食管内有异物感或上腹部疼痛。

　　(2)预防对策:不吃发霉变质的食物;不吃过热、过烫食物,喝茶、喝粥以 50℃ 以下为好;不吸烟、不饮烈性酒;补充人体所需的微量元素;多吃蔬菜水果,增加对维生素 C 的摄入。

　　2. 胃癌

　　(1)早期症状提醒:平时胃一向很好的人,逐渐发现胃部(相当于上腹部)不适或疼痛,有沉重感,开始时服用一般胃药可能有所缓解;但是随着时间的推移,服止痛药、止酸药后仍不能得到缓解,持续消化不好。其次是食欲不振、消瘦、乏力,这常是胃癌的首发症状。第三是经常有恶心和呕吐的现象出现;无胃病史的人一旦出现黑粪应立即引起警惕,因为这也是胃癌早期的信号;此外,上腹深压痛常是早期胃癌的唯一体征。

　　(2)预防对策:避免进食刺激性的食物和进食过饱,节制饮酒;

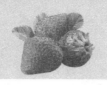

少吃腌、熏、烤、油煎食品；经常食用含维生素 C 的新鲜蔬菜和水果；及时治疗胃溃疡及萎缩性胃炎。需要注意的是，相当一部分早期胃癌患者的主要症状就是消化不良、胃烧灼感及上腹不适，与消化性溃疡极易混淆。抗消化性溃疡药物能掩盖早期胃癌，甚至给胃镜诊断造成困难，使本来有治愈希望的胃癌变得不可治愈。因此，在服用抗消化性溃疡药物之前应注意排除早期胃癌的可能。

3. 肺癌

（1）早期症状提醒：不明原因的刺激性干咳，伤风感冒后咳嗽持续不愈；突发性痰中带血或少许鲜血丝；不固定的胸痛，或背痛、肩痛、上腹痛等；固定部位反复发生肺炎。出现这些情况，就应及时去医院检查，明确诊断。

（2）预防对策：男性应该戒烟，主动吸烟者患肺癌的危险性为不吸烟者的 20～30 倍，被吸烟者会增加患肺癌危险性的 20%～50%。另外，改善家庭厨房油烟环境也是很重要的预防措施。

4. 乳腺癌

（1）早期症状提醒：乳腺乳头溢液、乳头糜烂、乳头不对称、乳房肿块、乳房轻度回缩或提高、腺体局限性增厚、局部皮肤轻度水肿等。如果触摸到肿块，且年龄是 40 岁以上的女性，应考虑有乳腺癌的可能。

（2）预防对策：节制饮食，减少脂肪摄入量，维持标准体重，不饮酒，加上适度体育锻炼，可以使乳腺癌发生率降低30%～55%。此外，女性的初产年龄最好不超过 30 岁。最好一个月做一次乳房自我检查。

5. 宫颈癌

（1）早期症状提醒：阴道异常出血。正常妇女除月经外平时不会出现阴道出血，如果月经期之外及闭经后再出现阴道出血，常有带血丝的阴道分泌物出现，应当引起重视。如在性交后出血，可能是患宫颈癌的信号。

（2）预防对策：宫颈癌重在预防。注意性生活卫生、尽量避免婚前性行为、新法接生与产后及时修补宫颈裂伤、及时治疗宫颈炎，都可降低宫颈癌的发病。女性过了30岁以后，每年应进行1～2次防癌检查。由于宫颈癌形成之初，宫颈会有变异的细胞出现，医生可以通过宫颈刮片检查，及早发现变异细胞并进行治疗。平时应积极预防与治疗宫颈疾病，如宫颈糜烂和慢性宫颈炎。性伴侣有包茎或包皮过长者，应及时手术治疗。

6. 鼻咽癌

（1）早期症状提醒：鼻涕带血。主要表现为鼻涕中带有少量的血丝，特别是晨起鼻涕带血，往往是鼻咽癌的重要信号。此外，还常有鼻塞，这是由于鼻咽肿瘤压迫所致。如果肿瘤压迫耳咽管，还会出现耳鸣；另外，还经常伴有头痛特别是一侧性偏头痛。

（2）预防对策：80%以上的鼻咽癌患者的血清中含有 EB 病毒抗体，因此血液学检查可以作为鼻咽癌诊断的一种方法；咸鱼含有致癌物质亚硝胺，这与鼻咽癌的高发有关；鼻咽癌高发区的大米、饮水中镍含量高，而鼻咽癌患者头发中镍的含量也较正常人高，这一因素也不可忽视。约有10%的鼻咽癌患者有家庭史。因此，预防鼻咽癌应当从上面这些致病因素着手。

7. 直肠癌

（1）早期症状提醒：腹痛、下坠、便血。凡是30岁以上的人出现腹部不适、隐痛、腹胀，大便习惯发生改变，有下坠感且大便带血，继而出现贫血、乏力、腹部摸到肿块，应考虑大肠癌。其中沿结肠部位呈局限性、间歇性隐痛是大肠癌的第一个报警信号。下坠感明显伴有大便带血，则常是直肠癌的信号。

（2）预防对策：肠炎和肠息肉应及时治疗；少吃盐腌、熏烤、高脂肪、高糖食物；多吃新鲜水果、蔬菜，增加粗粮比例；养成定时排便的习惯，防止便秘；减少脂肪和经过加工的各种肉制品的摄入；不酗酒；适当体育锻炼。

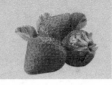

8. 肝癌

(1)早期症状提醒：大约 90% 的肝癌与乙型或丙型肝炎病毒感染有关。乙肝表面抗原阳性，"两对半"阳性，丙肝抗体阳性都是肝炎病毒感染的标志。右肋下痛。肝癌起病隐匿，发展迅速，有些患者右肋下痛持续几个月后才被确诊为肝癌。

(2)预防对策：对 35 岁以上乙肝表面抗原阳性，患慢性肝炎，肝硬化 5 年以上，直系亲属三代中有肝癌家族史的人应每半年做一次甲胎蛋白检测和肝脏 B 超，这是早期发现肝癌的最有效方法。此外，如有需要应注射乙肝疫苗；输血时保证血液制品未被肝炎病毒污染。酒精也是引发肝癌的一大诱因，因此预防肝癌应做到饮酒适量。

9. 颅内肿瘤

(1)早期症状提醒：头痛、呕吐。头痛多发生在早晨或晚上，常以前额、后枕部及两侧明显；呕吐与进食无关，往往随头痛的加剧而出现。

(2)预防对策：颅内肿瘤以 20～40 岁的青壮年人多见；年轻女性多见脑膜瘤，其他脑瘤男性多见。脑瘤是神经系统一种常见的严重疾病，轻者可以造成残疾，重者可以致死，需要及时诊断，及时治疗。注意饮食卫生，避免苯并芘、亚硝胺等致癌物质进入体内。讲究个人卫生，锻炼身体，增强抵抗力，防止病毒感染。避免脑部外伤，发生脑外伤时应及时治愈。日常生活中，应多食用些黄绿色蔬菜和水果，如胡萝卜、南瓜、西红柿、莴苣、油白菜、菠菜、红枣、香蕉、苹果等。

10. 造血系统恶性肿瘤

(1)早期症状提醒：长期不明原因的发热。造血系统的肿瘤，如恶性淋巴瘤、白血病等，常有发热现象。恶性淋巴瘤临床表现为无痛性进行性淋巴结肿大，在淋巴结肿大的同时，患者会出现发热、消瘦、贫血等症状。

（2）预防对策：不要多接触 X 线或其他有害的放射线。与 X 线接触的工作人员应做好劳动保护，加强预防措施；慎用氯霉素、保泰松、细胞毒类抗癌药及免疫抑制剂类等；不吸烟、不酗酒；加强营养，积极参加体育活动，保持心情舒畅，增强免疫力；多吃具有防癌抗癌作用的食物。

（八）肿瘤的诊断

肿瘤的诊断基础依靠以下几个主要环节：对肿瘤的先兆症状，包括常见肿瘤的警报信号和相关征兆，以及对"癌前病变"的充分认识和经常关注，是肿瘤早期诊断必不可少的前提条件；全社会医疗保健制度的加强，定期、有效地群众性健康体检和普查，是早期发现并进而诊断肿瘤的极为重要的组织措施。

约有 75％的肿瘤发生在人体体表或者易于检查发现的部位。例如，发现在体内的食管癌、贲门癌、胃癌和肺癌等，用 X 线检查也容易发现，因而在进一步检查中，对肿瘤的诊断并不困难，临床确诊肿瘤的百分率常可达 90％左右。在这里，值得强调的是，一般通过详细询问病史，细心全面地体检，常规实验室检查及必要的特殊检查可做出"肿瘤"的初步诊断，"肿块"活组织或脱落细胞学检查才可以确诊为癌。

要确诊为癌，需要得到病理组织学证明，就是要从肿瘤上取出一块组织或部分细胞，放在玻璃片上，经固定、染色处理后，在显微镜下检查，只有最终找到癌细胞，才能确认为恶性肿瘤。对于找不到癌细胞的病例，只能算是高度怀疑为癌，不能算确诊。判断肿瘤是否转移，也要以受检的转移病灶（如淋巴结等）中是否最终找到癌细胞为准而定。在有些病例已出现很典型的临床症状，而且有些特殊检查也具有明显的特征的情况下，在临床治疗上也可以诊断为癌。但是，这样的情况很少，因为只有确切诊断才能作为治疗的依据。就目前来说，可能仅有食管癌算是一种特例，如果患者出

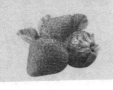

现吞咽困难,越来越重的情况,而且经 X 线造影检查,可以看到食管某一段有狭窄、缺损或破坏,就可以诊断为食管癌。即使是这样,其最终确诊还得靠食管拉网检查或食管镜夹取病灶组织检出癌细胞。

随着各种先进技术、仪器应用于临床,肿瘤诊断的准确率不断提高。用于检查全身各脏器的电子计算机断层扫描(CT),安全可靠、无创伤、痛苦小,在荧光屏上可显示出身体任一部位的断层扫描影像,可灵敏地发现小于 0.5 厘米的早期"肿瘤",并可通过对病变的密度测定,了解其性质及与周围组织的关系,为临床手术、放疗和化疗提供必要的信息。其他应用于临床肿瘤诊断的方法还有 X 线血管造影、核素电子计算机扫描、磁共振成像,以及各种肿瘤生化、免疫学标记等检查,对提高恶性肿瘤诊断率、早期肿瘤检出率均有很大帮助。

值得特别提出的是,中医四诊在肿瘤的诊断上具有重要意义,尤其是中医的舌诊(包括舌质、舌体、舌苔、舌下经脉等)在肿瘤的诊断上有独特的价值。这里,撷取数则研究结果,以供参考。

(1)癌症患者中淡白舌的比例较高,其中白血病患者高达60.4%～64%,其他如宫颈癌、胃癌、肺癌等患者的淡白舌比例也较高。

(2)癌症患者如舌质淡红为邪浅病轻,舌质由淡红转红为热毒已深,病情加重。舌质由红转绛红为热盛津伤,阴虚火旺,预后不良。凡是舌绛无苔,呈镜面舌多不吉;晚期癌症患者出现光红舌,兼有糜苔或溃疡时,多为濒死的预兆。

(3)癌症患者中青紫舌的比例最高,有统计资料表明,青紫舌中癌症患者出现率是正常人的 11.78～19 倍。其中比例较高的有肺癌、食管癌、贲门癌、胃癌等。如癌症患者在病程中出现青紫舌,或青紫舌持续不退,常提示肿瘤转移及预后不良,因此密切观察青紫舌的变化对肿瘤的辨证治疗、预后判断有重要意义。

（4）临床诊断为原发性肝癌者有肝瘘线的占 77.68%（59/76 例），有病理检查表明的占 78.2%（18/23 例）。而且，当部分肝硬化与肝癌患者在核素扫描、B 超、碱性磷酸酶、甲胎蛋白定性与定量不易鉴别时，"肝瘘线"有一定参考价值。

此外，萎缩性胃炎治疗后腻苔不退，应警惕癌变可能。舌脉异常较严重的有患肝、胆、胰、口腔、肺、食管、贲门等癌的可能，如肺癌患者舌下脉显露占 86.4%，正常人仅占 7.5%。由于舌下脉异常在癌症患者中所占比例较高，故有学者提出慢性疾病如出现舌下脉怒张、紫黑要考虑有癌变可能。

（九）常见肿瘤简介

1. 肺癌

肺癌原发于支气管黏膜上皮，是最常见的恶性肿瘤之一，严重威胁着人类的健康和生命。近半个世纪以来，无论是在工业发达国家还是发展中国家，肺癌的发病率及死亡率均以惊人的速度上升，约 15 年增加 1 倍。据报道，目前世界上至少有 35 个国家和地区的肺癌已居男性恶性肿瘤的死亡原因之首。我国肺癌发病率将在长时期内呈显著上升趋势。肺癌的病因至今尚不完全明确，可能与吸烟、大气污染及机体的内在因素等方面有关。

肺癌的早期临床表现有轻有重，其症状轻重和出现的迟早取决于肿瘤发生的部位、大小及发展程度，一般中心型出现症状较早、较多，周围型则较晚、较少。肺癌的早期症状有刺激性干咳、血痰、胸痛等。临床上发现，另有 15%～20% 的肺癌患者以发热为首发症状，多为肿瘤引起支气管阻塞，产生炎症而发热；也可因癌组织坏死、癌性毒素吸收引起发热。肺癌的治疗方法中手术切除及放疗适用于早、中期肺癌，化疗适用于已有远处转移、不适合手术及放疗、术后或放疗后又出现转移或复发者，也可以作为术后和放疗后的辅助治疗。

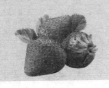

2. 喉癌

喉癌占全身恶性肿瘤的 1‰～5‰，占耳鼻喉科恶性肿瘤的首位。近年来，其发病率在世界大多数地区均有上升。发病年龄以 40～60 岁为多，男女之比为 8：1。

临床表现主要为：①声音嘶哑。②吞咽困难。③咳嗽、痰中带血。④吞咽疼痛。⑤气急。⑥颈部肿块。⑦肺部感染。喉癌相当于中医学的"喉菌、喉百叶、喉疳、烂喉风、缠喉风"。早期病例经治疗 5 年生存率可达 80％～100％，无颈淋巴结转移者可达 70％～80％，有颈淋巴转移者预后较差。

3. 鼻咽癌

鼻咽癌是指发生在鼻咽部的恶性肿瘤，在我国是最常见的恶性肿瘤之一，约占全国恶性肿瘤死亡数量的 2.81％，居第八位。其发病占头颈部肿瘤的首位。男性多于女性，男女之比为（2～10）：1。本病相当于中医学的"鼻渊、失荣、上石疽、瘰疬"等范畴。鼻咽癌的病因尚未完全阐明，大量调查资料表明，可能与遗传、病毒感染、生活习惯等因素有关。如鼻咽癌多见于黄种人，有家族聚集性和血缘遗传关系；多吃含大量可以致癌的亚硝胺类化合物的咸鱼，鼻咽癌的发生率相对较高；鼻咽癌高发区的大米和饮水中的镍含量高于低发区，镍的含量与鼻咽癌的死亡率成正比；还有实验表明，鼻咽癌患者血清均含有 EB 病毒的几种有关抗原的相应抗体，且高滴度抗体显著高于其他肿瘤患者和正常人。

回吸性血涕、耳鸣、听力减退、耳内闭塞感、头痛、颈淋巴结肿大、面部皮肤麻木感、复视等早期症状、体征，可作为鼻咽癌的特殊信号，必须予以重视。

放射治疗是鼻咽癌的主要治疗方法，化疗和手术常作为辅助疗法，中西医结合治疗可以预防和治疗放疗、化疗毒副作用，延长患者生存期。对于个别失去放疗、化疗机会者，也可单用医药以减轻痛苦，延长生命。

4. 乳腺癌

乳腺癌是女性常见的恶性肿瘤之一，它严重危害妇女的健康，全世界每年约有 120 万妇女发生乳腺癌，有 50 万妇女死于乳腺癌。其发病率占全身恶性肿瘤的 7%～10%，在女性中仅次于宫颈癌而居第二位。乳腺癌在 20 岁前罕见，随着年龄增长而增多，平均年龄是 40～60 岁，60 岁以后有下降趋势。乳腺癌的病因不是单一因素，很可能是多种因素综合作用产生的结果。

乳腺癌的早期临床症状常表现为：乳房发现异常变化，如扪到包块或增厚、胀感，出现微凹（酒窝征），皮肤变粗发红，乳头变形、回缩或有鳞屑，乳头溢液、疼痛或压痛。还有极少数人，首先发现的是腋窝淋巴结肿大，虽不是早期临床表现，常提示乳房内的隐匿性癌。乳房无痛性肿块常为首发症状，约占 95%，其他如乳房轻微不适或疼痛、乳头溢液、乳头凹缩等症状，约占 5%。妇女掌握好自我检查乳房的方法，常能发现直径约为 1 厘米的肿瘤。

本病的治疗仍以手术为主，应根据病情与病期的不同选择不同的手术方案。此外，还有化疗、放疗、激素治疗、免疫治疗和中医药治疗。

5. 食管癌

食管癌是指发生于食管黏膜的恶性肿瘤，为消化道常见恶性肿瘤之一。食管癌主要为鳞状细胞癌，男性多于女性，40 岁以上多见，尤以 50～69 岁最多。据世界卫生组织统计，全球每年约 20 万人死于食管癌，每年新发病者便有 31.04 万，而我国占 16.72 万，为多发国家。男性发病率为 21.0/10 万，居男性恶性肿瘤中的第二位；女性发病率为 120/10 万，居女性恶性肿瘤的第三位。本病病因尚未完全阐明，主要与饮食、营养、生活环境及遗传等有关，尤其是亚硝胺类化合物。真菌诱发食管癌的研究已部分得到证实。

大多数早期食管癌患者有不同程度的自觉症状，又多因轻微

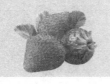

或无特异性而常被忽视。其主要早期信号有：①吞咽食物时有迟缓、滞留或轻微哽噎感。②进食时有痛感或烧灼感。③有食管内异物感。这三大症状的发生率占全部早期食管癌症状的80%以上。

食管癌最常见的症状为吞咽困难，早期症状多不明显，有时仅感吞咽食物时不适，有食物停滞感或有噎塞感，随病情发展而发生进行性吞咽困难；中晚期患者伴有前胸后背持续性疼痛，胸骨后有烧灼感，伴发纵隔炎、肺炎、消瘦明显、大便秘结、呕吐涎沫、声音嘶哑等表现。食管癌应争取早期发现，早期诊断，早期治疗。

现代医学对本病的治疗手段主要有外科手术、放疗和化疗。外科手术切除对早期食管癌疗效较好，术后5年生存率达90%左右。晚期食管癌不宜手术而常采取放疗。术后食管癌治疗可结合放疗、化疗及中医药综合治疗，能延长患者生存期，缓解临床症状。

24

6. 胃癌

胃癌是指发生在贲门、胃体、幽门部胃黏膜上皮及肠化上皮恶性肿瘤，在我国占各部位恶性肿瘤死因的第一位。胃癌的确切发病因素尚不清楚，但已知与饮食因素有密切关系。

早期的胃癌没有什么症状，或者没有什么特殊的症状，随着癌肿的发展，可以出现一系列的变化。例如，上腹饱胀，或感到隐痛，也可剧痛，消化不良。癌症较严重时，会出现消瘦、乏力、精神不振、贫血，还可有恶心、呕吐。癌的部位靠近贲门或幽门，还可有梗阻的症状，如吞咽困难，或者朝食暮吐，呕出的东西带有馊味。也经常见到呕血、排黑粪。因此，凡有以上症状，都应及时检查腹部和胃肠道的情况。可做胃肠道钡剂检查，或做纤维胃镜检查，粪便隐血检查也很必要。胃癌的主要治疗方法是手术切除。早期切除后，效果良好，中晚期可用综合治疗。

在治疗过程中，可配合食物疗法更显效果。预防胃癌的重点应放在饮食上，首先应改善饮食习惯，少吃盐腌、烟熏食品，不吃霉变食品,避免重盐饮食,多吃新鲜蔬菜、水果,多饮新鲜牛奶,提倡饮茶,每日服用维生素 C,均可减少亚硝胺形成。不吃烫食,不暴饮暴食,不过快进食,避免进食粗糙食物,不在情绪欠佳时进食,不酗酒,不吸烟。此外,还应切实做到高度重视胃部慢性疾病的治疗,防患于未然。

7. 原发性肝癌

原发性肝癌是指原发于肝细胞或肝内胆管上皮细胞的恶性肿瘤,其中肝细胞癌占 80%~90%。肝癌发病在肿瘤疾病中占有很大比例。本病的病因尚不完全明了,可能与肝炎病毒感染、黄曲霉毒素、饮水污染、亚硝胺类食品等多种因素综合作用有关。

肝癌早期缺乏特殊症状。晚期常可见到肝区疼痛、腹胀、食欲减退、恶心、呕吐、腹泻、上腹肿块进行性肿大、倦怠乏力、消瘦,部分患者可见发热、鼻出血、牙龈出血及皮下瘀斑,以及各种由转移灶引起的症状。

早期肝癌或小肝癌,手术切除后应常规给予中药或结合化疗药物治疗。早期肝癌因部位不适宜切除,或因年老和其他情况不适合手术治疗,可予放射治疗并给予中药治疗。中期肝癌若仅局限于左叶,可考虑手术切除,并给予中药治疗;肝癌不大,但弥散全肝,可给予化疗药物结合中药治疗。肝癌同时伴有肝功能损害或严重的肝硬化,则可单纯用中药治疗。晚期肝癌则以中西药对症支持治疗为主。

8. 胰腺癌

胰腺癌是生长在胰腺上的一种较常见的恶性肿瘤,发病率占全身肿瘤的 1%~3%,在我国有逐年增加的趋势,在消化道肿瘤中占第五位,男性多见,40 岁以上好发,高峰在 50~60 岁。一般认为,胰腺癌的发生与饮食有关,如嗜酒、饮浓咖啡、吸烟等,都被认为是胰腺癌发生的诱因。情志忧郁者发病率也较高。另外,慢性胰腺炎、肝胆结石也可能与发病有关。胰腺癌以胰腺头部为多,

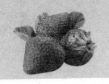

少数发生在胰体及胰尾部。胰头癌以阻塞性黄疸为主要症状,胰体、胰尾癌则以上腹部肿块为主要症状。

腹痛是常见的早期症状之一,表现为进行性加重的隐痛、钝痛或阵发性剧痛等。此外,还多见有消瘦、乏力、食欲减退、上腹不适、发热等症状。

胰腺癌的治疗以手术切除为主。但据统计,手术切除率不超过 20%,5 年生存率仅 2%～3%。因此,中西医结合治疗具有较广阔的前景。

9. 大肠癌

大肠癌是最常见的高发肿瘤之一,包括直肠癌和肛管癌。流行病学调查发现,大肠癌的发生与饮食中脂肪含量高、纤维素含量低等有关。身体素质、血吸虫病、吸烟饮酒等也可能与发病有关。中医学认为此病可由饮食不节、忧思抑郁、湿热蕴结等因素引起,加上正气不足,邪毒就留滞于肠道,以致日久积聚成块。

本病的临床症状主要为消化道不适,如恶心、呕吐、呃逆、腹胀、便秘、腹泻、便血、大便变形及肠道梗阻症状等,后期出现消瘦、贫血、虚弱。因为肿瘤发生的部位不同,临床症状出现的时间、严重程度可以有较大的差异。所以,对于慢性肠功能紊乱、反复便血、出现肠梗阻等症状的老年患者,应警惕本病的发生。

早期未转移和中期尚可手术治疗的大肠癌,应尽量争取外科手术切除,再配合放疗、化疗、免疫及中医药等综合治疗。中晚期则采用放疗、化疗、中医药治疗等相结合的方法。

10. 胆管肿瘤

胆管肿瘤在胆管肿瘤中,胆囊癌约占 2/3,胆管癌占1/3左右。胆囊癌在全身所有肿瘤中仅占 1%左右,常发生于 50～70 岁老年人,女性比男性多 3～4 倍。临床表现为:①右上腹疼痛。②消化道症状,如厌油腻。③黄疸。④发热。⑤右上腹肿块。85%以上胆囊癌病例于确诊后 1 年内死亡,生存 5 年以上者仅 4%。

胆管癌系指原发于左右肝管至胆总管下端的肝外胆管癌。胆管癌好发于 50～70 岁,平均发病年龄为 60 岁。临床表现与前者相似,可见胆囊胀大、肝大质硬、脾大、腹水等。胆管癌病例以腺癌为多,平均生存期低于 1 年,5 年生存率约 15%。

11. 肾癌

肾癌是发生于肾脏及输尿管的恶性肿瘤,临床上分为肾癌、肾盂癌、输尿管癌。据资料统计,肾癌发病率占全身肿瘤的 0.4%～3.0%,发病年龄以 50～60 岁多见,偶见于儿童,男女之比为 3：1。本病病因尚不明确,一般认为肾癌的发生可能与致癌化学物质的长期刺激、吸烟及长期服用解热镇痛药非那西汀等有密切关系。此外,年老体弱,对内外致癌因素防御不力,也是重要原因。

本病症状多变,易被误诊。有 1/3～2/3 的患者是在体检中偶然发现的。三大主要症状为:无痛性血尿、腰部或上腹部肿块和腰痛。血尿是肾癌最常见的主要症状,也是常被患者注意到的早期症状之一,血尿多为无痛性,常呈间歇性、反复出现,血尿量很大,多为全程血尿,有时可见条状血块;几乎 1/3 左右的患者可在上腹部或腰部察觉肿块,肿块为实性,可随呼吸上下运动;约 50% 患者患侧后腰部有持久性钝痛,为肿瘤压迫周围组织或器官所致。凡在临床上见到上述症状,均应引起警惕。

肾癌的治疗当根据不同病情及病期的适应证,选择中西医不同的治法或综合应用,早期患者可做手术,对 2～3 期患者也可考虑肾根治术。

12. 膀胱癌

膀胱癌是泌尿系统最常见的恶性肿瘤。根据国外资料报道,膀胱癌的发病率在男性泌尿生殖系统肿瘤中仅次于前列腺癌,居第二位。膀胱癌占全身肿瘤的 3%,男性发病率约为女性的 3～4 倍,50～70 岁发病率最高,30 岁以前少见。本病病因尚未完全阐明,一般认为与化学致癌物尤其是芳香胺类染料、内源性色氨酸代

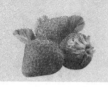

谢异常,以及吸烟、各种慢性刺激、病毒感染等因素有密切关系。

膀胱癌早期无特殊表现,往往以尿常规检查发现红细胞而引起重视,无痛性血尿间歇发作是膀胱癌最常见的起始症状,多数为肉眼血尿,常可见尿中有腐肉样物质排出或排尿突然中断,甚至出现尿潴留、发热、寒战、腰痛、下肢水肿、盆腔疼痛、下腹部包块进行性增大。此外,还可出现口干舌燥、消瘦、贫血等症状。当肿瘤浸润输尿管口时,可引起肾盂积水、输尿管扩张、尿闭、肾衰竭或尿毒症。

目前,西医常用的治疗方法可分为电灼、手术治疗、放射治疗、化学治疗4种。中医治疗主要是辨证分型治疗,扶正抗癌,标本兼顾,确能提高患者生存率,减轻放疗、化疗副作用和患者的痛苦,可结合术后或放疗、化疗同时进行,亦可对某些已丧失手术治疗机会且不适宜放疗、化疗的膀胱癌患者施以单纯性的中医药治疗。

13. 前列腺癌

前列腺癌是发生于前列腺腺体的恶性肿瘤,是男性泌尿系统的常见肿瘤。本病的病因尚未完全阐明,一般认为与体内雄激素、雌激素间的平衡紊乱有关,如睾丸摘除术或雌激素治疗对本病有显效,给予雄激素能使前列腺癌细胞增生活跃,因此认为任何影响性激素分泌与积聚的因素都与前列腺癌的发病有关。此外,还与种族遗传、年龄、环境条件等因素有关。

很多前列腺增生的患者担心增生的前列腺会发生癌变,其实这种担心是没有必要的,前列腺增生与前列腺癌的发病机制虽都未完全阐明,但从统计学看,前列腺增生患者中前列腺癌的发病率和死亡率并不比非前列腺增生者高很多,而且前列腺增生多发于侧叶及中叶,很少发生在后叶,但前列腺癌多发生在后叶;从胚胎发生及解剖部位上看,侧叶与后叶都有明显的差异,很难发现两种疾病的因果关系。因此,患前列腺增生的患者虽应定期检查,但不应过分担心。有理由相信,一般的前列腺增生不会发生癌变。

28

前列腺癌早期症状和体征多不明显，有时癌瘤长期处于潜伏状态。临床症状一旦出现，病多属晚期，且多数发展迅速。主要症状有排尿障碍、尿流变细，或尿流偏歪、尿流分叉、尿程延长、尿急、尿痛、尿意未尽感，严重时尿滴沥，发生慢性尿潴留，腰与后背疼痛，也可导致坐骨神经痛，可向会阴部或直肠部放射，晚期疼痛剧烈难忍。

本病在治疗上应争取早期手术，1、2 期可根除，3 期只可姑息切除；内分泌治疗可缩小瘤体，减轻症状；不适宜手术者使用放射疗法有一定疗效，也可做化学疗法及冷冻疗法。

14. 白血病

白血病是一种原因不明的造血系统恶性疾病，我国年发病率为 2.73/10 万。急性白血病以 40 岁以下男性高发，慢性淋巴白血病老年高发。本病的病因尚未完全阐明，认为可能与遗传、病毒感染及某些理化因素（如受电离辐射，接触氯霉素、苯和某些化学制剂及农药中毒）有关。白血病是造血组织的原发恶性疾病，其病理特征是在骨髓及其他造血组织中有某类型白血病细胞的异常增生或被这些细胞浸润破坏；在血液中有该类型白细胞量和质的异常（如白细胞增多或减少，量常伴有幼稚白细胞出现等）；由于白血病细胞影响正常造血功能，临床上常有贫血、发热、感染、出血，以及肝、脾、淋巴结不同程度的肿大等出现。

急性白血病起病急骤，发热为首发症状。其次为出汗、出血，可遍及全身。贫血在早期即可出现，随病情发展而出现面色苍白、心慌、气短、乏力、水肿等。慢性白血病起病缓慢，我国以慢性粒细胞型常见，多发生于中年人，很少发生于 5 岁以前，早期无自觉症状，偶然发现白细胞增高或脾大，常见症状有易疲劳、多汗、怕热、体重减轻、头昏、面色苍白、气急、心慌、脾大或巨脾，肝常大，一般在 5 厘米以内，1/3 病例淋巴结轻度肿大，胸骨压痛较少见，低热（<38℃）。

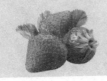

急性白血病的治疗,现代医学主要采用联合化疗诱导缓解,慢性白血病则多采用单一化疗用药,如白消安(马利兰)、苯丁酸芥氮等,而免疫治疗(如卡介苗、转移因子)一般在急性白血病患者诱导缓解之后加用。中医药治疗白血病在于调整机体内的偏胜偏衰,降低化疗药物的毒副作用。

15. 甲状腺肿瘤

甲状腺肿瘤是颈项部的常见肿瘤,其发病率在全部恶性肿瘤中所占比例不到 1%,在头颈部恶性肿瘤中其发病却占首位。女性略高于男性,30～40 岁为发病高峰年龄,50 岁以后发病明显下降。甲状腺肿瘤的病因,目前尚不十分清楚。临床发现,缺碘、放射性损伤,以及一些致甲状腺肿物质、致癌物质与本病的发生有一定关系。

本病的主要症状是颈前部肿块,一般起病时多无其他不适,而在无意之中发现颈前部隆起肿大或颈淋巴结肿大,少数患者伴甲状腺功能减退或甲状腺功能亢进的症状。肿瘤增大时,部分患者出现声音嘶哑、呼吸困难、吞咽不适等。本病以良性肿瘤居多,且其发展缓慢。

中医药治疗有一定效果,尤其对囊肿疗效较好,故在良性肿瘤时,常以中医药治疗和做术前处理。凡做手术切除者,可先行单纯结节切除或甲状腺次全切除,在手术时应争取做冷冻切片,以了解其病理性质,若系恶性肿瘤则做甲状腺全切除及根除术。

16. 宫颈癌

宫颈癌是最常见的女性生殖器官恶性肿瘤,占女性生殖器官恶性肿瘤 50% 以上,严重威胁着妇女的生命和健康。宫颈癌多发生于 40 岁以上的妇女。本病的病因尚不完全清楚,但认为与早婚、早育、多产、宫颈糜烂、宫颈裂伤、性交过频、包皮垢及精神刺激等因素有关。

宫颈癌早期无症状,常于普查时发现宫颈癌,典型症状为:

①阴道分泌物增多,呈水样、米汤样,脓血性伴臭味。②阴道不规则出血,接触性出血或大便后出血,开始少量,继而出血持续甚至大出血。③疼痛(腰骶部痛、下肢肿胀疼痛)。④尿频、尿急、尿血、肛门坠胀、便血及大便困难。⑤消瘦、贫血。

放疗与手术治疗是目前公认的治疗宫颈癌有效的方法,近年来又有化疗、冷冻、热疗及激光治疗等方法。

17. 子宫内膜癌

子宫内膜癌又称子宫体腺癌,80%发生于50岁以上的绝经前后妇女,40岁以前少见。其确切病因不明,可能与下列因素有关:长期持续的雌激素刺激;肥胖、糖尿病、高血压患者中多见本病;未婚、未育者中多见;本病常有家族史,可能与遗传有关。

子宫内膜癌最常见的症状是不规则阴道出血,量一般不多,但常断续不止,如发生在绝经前后往往被误认为绝经期月经不调。其次的症状为阴道排液,如果为脓血样恶臭白带则往往已是晚期。本病的确诊一般依赖于分段诊断性刮宫,即先刮子宫颈管,后刮子宫腔,所刮出的两部分组织分别做病理切片检查,可以确诊子宫内膜癌,并与转移到子宫体的宫颈癌相鉴别。

子宫内膜癌患者要定期接受妇科普查。有肥胖、糖尿病、高血压的老年妇女和未婚或婚后未育的中老年妇女,以及家族中有患子宫内膜癌成员者更应提高警惕。有不规则阴道出血的接受更年期以上年龄妇女,特别是绝经后有不规则阴道出血者,都应尽早做分段诊刮。发现子宫内膜有癌前病变时,可做预防性子宫切除术,或定期严密随访。

子宫内膜癌的治疗以尽早手术切除子宫及双侧附件为主。若已有盆腔淋巴结或腹主动脉淋巴结转移,则术后辅以放射治疗(体外照射)。激素疗法(孕激素制剂)也常作为术后辅助治疗。

正确掌握雌激素的使用,更年期综合征较大量用雌激素治疗或绝经后长期用雌激素替代疗法预防骨质疏松者,最好同时加用

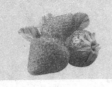

防癌抗癌宜吃的食物

孕激素制剂,可预防促发子宫内膜癌的可能性。若已患本病,则在手术(或加放疗和孕激素疗法)后,应认真遵循医嘱随访检查,增强战胜疾病的信心和意志,增加营养,适当锻炼身体,以增加机体免疫力,争取根治不再复发。

18. 卵巢癌

卵巢癌是发生于卵巢的恶性肿瘤,也是女性生殖系统中常见的恶性肿瘤之一,发病高峰为 31～40 岁,其次为 21～30 岁,再次为 41～50 岁。本病与环境、饮食、遗传、生育、外源性化学制品、病毒感染,以及肥胖、高血压等有关。

卵巢癌早期多无自觉症状,最常见的症状是腹部增大、腹水或盆腔肿块、腹痛、阴道不规则出血。因肿瘤压迫大肠、膀胱、胃、横膈时,可出现便秘、尿频、胃肠梗阻、呼吸困难等;发生肿瘤蒂扭转时,可出现绞榨性剧痛。

本病宜早期手术切除肿瘤。根据疾病的分期、病理分类、细胞分化程度、术后残剩癌的大小及患者免疫状况,选择适当的放疗、化疗方案。一般认为初次手术是否彻底是影响疗效的重要因素,因此强调尽最大努力切净肿瘤。中医中药可增强手术患者的体力与抵抗力,减轻放、化疗的毒副作用,减轻晚期患者的症状。

19. 皮肤癌

皮肤癌是皮肤的一种恶性肿瘤。皮肤癌的病因尚不清楚,可能与慢性皮肤疾病、物理化学性刺激有关,如角化病、着色性干皮病、严重的烧伤瘢痕、皮肤顽固性溃疡、日光长期照射、放射线等。本病的易感性与种族也有关,白色人种发病率比有色人种显著增高。恶性黑色素瘤是皮肤癌中最有伤害力的一种。户外工作者、有皮肤癌家族史者、眼珠颜色比较浅的红发或金发人、皮肤容易长斑点的人,都是皮肤癌的高危人群。棕色或黑色皮肤者,虽然也有患皮肤癌的危险性,但是概率较低。

皮肤癌好发于鼻、唇、耳、颊、龟头及乳头等处,初起呈瘤样隆

32

起,日久易溃疡,其基底坚硬,边缘高起,表面呈乳头状或菜花样,迅速扩散、恶化。

皮肤癌容易早期发现及诊断,病情发展缓慢,中西医治疗方法也较多,一般可以根治,5年生存率可达90%以上。中医辨证施治,适用于手术、放疗、化疗患者。

20. 骨肿瘤

骨肿瘤是发生于骨骼部位肿瘤的统称,多见于青少年,男性发病多于女性。骨肿瘤有良性、恶性之分,通常是指发生于骨骼的恶性肿瘤,主要有骨肉瘤、软骨肉瘤、骨纤维肉瘤、骨网状细胞肉瘤、尤因肉瘤、骨髓瘤、脊索瘤、骨巨细胞瘤、转移性骨肿瘤。原发性骨肿瘤系指发生于骨组织的肿瘤,以良性者居多,预后较好;恶性骨肿瘤病程短,预后差。恶性骨肿瘤以骨肉瘤最常见。好发于长骨两端,尤以股骨下端、胫骨上端最多见,位于股骨者约总发病率的50%。转移性骨肿瘤系指从他处转移到骨的肿瘤,均为恶性,发病远较原发者为多,常来自乳腺、甲状腺、前列腺、肺、肾等处,是癌症晚期的表现之一。

骨肿瘤早期往往无明显症状,随着病情发展可出现局部疼痛,进入中期后,疼痛加重呈持续性,尤以夜间为甚。病变部位出现肿胀或肿块,并迅速增大,肿瘤相应部位皮肤表现苍白或紫青发亮,皮温升高,皮肤与深部组织发生粘连,或有功能障碍。全身症状可伴有失眠烦躁、精神萎靡、食欲不振、面色苍白、进行性消瘦、口咽干燥、五心烦热等。晚期疼痛进一步加剧,病变部位肿块增大,压痛明显,并出现功能障碍及相应部位的肌肉萎缩,在轻微外力的作用下即可引起病理性骨折。若病变在脊椎,因压迫和破坏可导致截瘫。

(十) 肿瘤的中医治疗原则和常用治法

中医药学对肿瘤的治法所遵循的扶正祛邪、调整阴阳、因人因

33

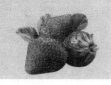

地因时制宜的治疗原则,不但为愈来愈多的西医所认同,而且为世界医药学专家、学者们所推崇,中医药、食疗与手术、放疗、化疗、免疫等疗法相结合的综合治疗必将在治疗肿瘤中发挥巨大作用。

肿瘤的中医常用治法运用于中医药疗法,包括传统的非药物疗法及自然疗法之中,经历了千百年的考验和磨砺,有其独特的价值。这些治法及食疗原则是:扶正培本法、理气活血法、清热解毒法、软坚散结法、化痰祛湿法、以毒攻毒法、养阴清热法、健脾益肾法,以及相关的对症疗法。肿瘤病情复杂,多属多系统、多组织器官受累,寒热交错,虚实夹杂,因而在实际应用中诸法又常配合,而且以扶正培本为基础。在肿瘤防治中,基于扶正培本,又多配伍清热解毒、以毒攻毒等法。

1. 扶正培本法

在癌症患者中,绝大多数患者属本虚标实之证候,因此治之大法当以扶正培本,抗癌祛邪。扶正培本亦即补法,所属治法较多,包括补气养血,健脾益胃,补肾益精等,目的皆在于增强机体抗病、防癌的能力。扶正培本治疗肿瘤的作用是多方面的:①提高临床疗效,延长生存期。②减轻放疗及化疗的毒副作用。③提高手术治疗效果。④治疗癌前病变。⑤抑癌抗癌作用。⑥提高机体免疫力。⑦促进骨髓造血干细胞的增殖等。

2. 理气活血法

肿瘤的发病原因多与气滞和血瘀相关。在改善症状、体征、并发症的治疗及病程的某些发展阶段,使用理气活血法常能收到较好的效果,活血化瘀法也常应用于肿瘤的全程治疗中。

3. 清热解毒法

恶性肿瘤,特别是中晚期患者常有发热,肿块增大,局部灼热,疼痛,口渴,便秘,舌红苔黄,脉数等症,皆属邪热瘀毒之候,应用清热解毒法治之,能控制和消除肿瘤及其周围的炎症和水肿,并在其某阶段起到一定程度的控制肿瘤发展的作用。具有清热解毒功效

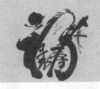

的药物和食物有较强的抗癌活性,临证时辨清正邪之盛衰慎而投之,多可收到良好的效果。

4. 软坚散结法

具有软坚散结功效的药物和食物,其抗肿瘤的机制在于直接杀伤癌细胞等作用。它可在扶正培本和攻逐邪气时兼顾使用,以增强治疗肿瘤效果。

5. 化痰祛湿法

痰凝和湿聚,也是肿瘤重要发病原因,其表现为气机阻滞,痰湿凝聚,血行瘀滞,因此运用化痰祛湿的药物及食物对肿瘤的防治具有重要作用。实验研究表明,有些化痰祛湿药物及食物对肿瘤有直接抑制作用。

6. 以毒攻毒法

以毒攻毒法在肿瘤自然疗法及传统的非药物疗法中较少采用,而且较少单独全程用治于肿瘤,多在扶正培本的基础上佐以以毒攻毒,若在肿瘤发展的某一阶段慎而用之。临床上,在许多有效抗癌方中常不乏以毒攻毒之品。

7. 养阴清热法

热毒乃肿瘤致病原因之一,日久则耗伤阴津,再加上常并发高热等,易损伤阴液,故多阴虚内热。因此,养阴清热法为肿瘤防治常用方法之一,尤其在肺癌、肝癌、肾癌、食管癌、鼻咽癌等肿瘤中应用更为广泛。养阴清热法既可应用于肿瘤的某一阶段,也可用于全程治疗,还能应用于肿瘤的并发症。此法可归于培本扶正法范畴,临床应用较为灵活,多与益气、养血、软坚、解毒等诸法联用,对证属阴津亏损之肿瘤多有效验。

8. 健脾益肾法

肿瘤发病是一渐进过程,日久多有脾肾受损,补益脾肾,扶助正气,有利于正气的恢复和抗邪,又有利于放疗、化疗及手术治疗,提高机体的抗病力和适应能力。因此,健脾益肾法是防治肿瘤的

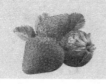

常用方法之一,具体应用时有健脾理气,温肾利水,益气健脾,健脾益肾等。健脾益肾法实为扶正培本具体治法之一,在肿瘤防治中的疗效肯定,特点是在减轻放疗、化疗的毒副作用及提高其疗效方面更具特色和优势。临床运用中,健脾包括了健脾养胃,健脾益气,健脾祛湿,补血益气,滋养脾胃,补脾生血,理脾降逆等治法;益肾包括了滋养肾阴和温阳固肾等治法。

9. 对症疗法

肿瘤除了使本脏腑组织器官受累外,尚多影响全身功能而表现出全身伴随症状或累及相近相应组织器官的局部症候,如发热、疼痛、出血、贫血、昏迷、黄疸、便秘、咳嗽、呕吐、胸腹水等,因而除了针对所发生的肿瘤病因病机进行积极治疗外,对其伴随诸症也应做相应处理,有时尚须"急则治标"。结合现代肿瘤防治临床中出现的放化疗不良反应、术后并发症等,均应采取有效措施给予对症治疗。

(十一)肿瘤的常用治疗手段简介

1. 手术治疗

手术治疗是肿瘤治疗中最古老的方法之一,目前仍是对某些肿瘤的最有效的治疗方法,约 60% 的肿瘤以手术为主要治疗手段,同时有 90% 的肿瘤以手术作为诊断及分期的手段。手术切除肿瘤不受生物学特性的限制,既无潜在的致癌危险,对大部分尚未播散的肿瘤常可用手术治愈,同时术后亦可了解肿瘤的正确部位,得到正确分期。但手术亦有一定缺点,如需同时切除一定的正常组织,术后有一定的后遗症及功能障碍。手术也有一定的危险性,如肿瘤已超越局部及区域淋巴结时,不能用手术治愈。

2. 放射治疗

放射治疗可以说是肿瘤的第二主要治疗方法,至今有 60%～70% 的癌症患者在病程的不同时间因不同的目的需要接受放疗。

它与手术一样,同属于局部治疗手段。近年来,放疗在设备、疗效、放射物理和放射生物学方面都有很大进展。有些过去认为不敏感的肿瘤,也已取得疗效,特别是近年强调了与手术、化疗等进行综合治疗,使不少肿瘤的治疗效果又有了提高。

3. 化学治疗

化学治疗作为一种全身的治疗手段,主要用于晚期癌症患者手术或放疗的辅助治疗、手术前的新辅助治疗等方面,对于晚期癌症患者,由于肿瘤多已全身扩散、转移,不再适合手术或放疗等局部治疗手段,化疗往往是主要的治疗方法,尤其是一些对化疗敏感的肿瘤。晚期肿瘤化疗疗效近年来有所提高,但在各种肿瘤中发展不平衡。近年来已认识到,肿瘤发生后,癌细胞即不断自瘤体脱落并进入血液循环,其中的大部分虽能被身体的免疫防御机制所消灭,但有少数未被消灭的癌细胞却会成为复发、转移的根源,这就是进行术后辅助治疗的理论基础。所谓新辅助化疗,就是在手术前给予化疗,目的在于使肿瘤缩小,利于手术,减少手术后转移的发生,并可从切除肿瘤标本中了解化疗的敏感性。

4. 生物治疗

生物治疗就是应用生物反应调节剂(BRM)的治疗方法。其基本依据是肿瘤发生、发展中机体防御系统和癌细胞之间失去平衡。BRM 是通过调动机体固有的能力去抵御肿瘤,主要是指来自生物体自身的一些分子和细胞,它们既是机体对内、外环境刺激应答的效应机制,也是机体维持内环境稳定的重要因素。主要有重组的细胞因子,过继的免疫细胞,单克隆抗体及其偶联物及分子疫苗。对恶性黑素瘤和肾癌的治疗是其主要代表。

5. 中医药治疗

中医药治疗在我国肿瘤临床上应用中医药十分普遍。中医药的应用可改善症状,改善生存质量,延长生存期,在一定程度上稳定或缩小肿瘤。有计划地与手术治疗、放疗、化疗相结合,除了可

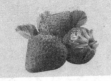

使毒副作用明显减少外,还可使远期疗效提高。中医药适用于:①作为综合治疗的一部分,与手术治疗、放疗、化疗等同用。其目的是减轻放疗、化疗的毒副作用,使患者能较顺利地完成疗程。在手术、放疗、化疗之后应用中医药,目的是使远期疗效提高。②对不适合手术治疗、放疗、化疗的患者,中医药作为主要的治疗方法。其目的是尽可能控制肿瘤,同时改善症状和提高生存质量。③对某些终末期癌症患者,使用中药的主要目的是减轻症状,提高生活质量。

6. 介入放射治疗

介入放射学是指在 X 线、CT、B 超导向下,将特制的穿刺针、导管插入人体病变区,进行影像学诊断或取得组织学、细胞学的诊断,并同时进行介入治疗。介入放射学技术始于 20 世纪 60 年代,现已形成了放射学的一个新领域,成为不可缺少的一种新的肿瘤治疗方法。常见的有经动脉灌注化疗、动脉栓塞疗法和经导管减压术等。

7. 食物疗法

许多食物有一定的防癌抗癌作用,手术、放疗、化疗等方法往往造成人体正常组织、器官和正常细胞的不同程度的损害,会造成不同程度的全身反应,从而加重癌症患者营养障碍。食疗对癌症有辅助治疗功效,可保持患者体力和抗癌能力,提高疗效。

8. 其他疗法

肿瘤的新疗法发展很快,导向治疗就是其中之一。所谓导向治疗就是以亲肿瘤物质为载体,有细胞毒作用的物质作弹头,使后者能较多杀伤癌细胞而较少地损害正常组织细胞。虽然目前导向治疗还存在不少困难,但预期在不远的将来,肿瘤导向治疗将成为又一常规治疗手段。其他还有冷冻治疗、激光治疗、微波治疗、超声聚焦治疗及电化学治疗等。

(十二)发现癌前病变的对策

所谓癌前病变是指一些与一般病变相比,容易或可能发生癌变的病变,也就是在这些病变的基础上,比较容易或可能演变成癌。临床上常见癌前病变主要有:①黏膜白斑。②萎缩性胃炎。③宫颈糜烂。④乳腺囊性增生。⑤老年日光性角化病。⑥色素性干皮病。⑦胃肠道息肉。⑧某些良性肿瘤。

癌前病变并不是癌,也不是癌的初期,它们与癌有质的区别,任何癌前病变都查不出癌细胞。因此,不应将癌前病变与癌等同起来,也不应将癌前病变当成癌的信号。

癌前病变大多数不会演变成癌症,仅是其中的少部分可能演变为癌症,而且各种"癌前病变"变为癌症的概率也大小不一。提出癌前病变的概念,目的是唤起人们对癌的高度警惕,加强预防,防止和减少癌症的发生。

由于误解,癌前病变已被扩大化,许多不属于癌前病变的病变也被当作癌前病变了,如一般的皮肤痣、普通的消化性溃疡和慢性胃炎等,都不能笼统地列为癌前病变。所以,发现癌前病变不要惊慌失措,而应采取正确的态度,如需要手术治疗的,就应积极手术,如需定期复查的应主动定期复查,切不可忧心忡忡,背上沉重的思想包袱。应该知道,精神压力造成的负情绪,若持续长期存在,可降低机体免疫力,甚至会促进体内正常细胞癌变。

(十三)恶性肿瘤转移的原因

扩散应包括浸润和转移,因为转移必先有浸润,所以转移又是浸润的严重后果,恶性肿瘤的转移往往是肿瘤治疗失败的主要原因。

转移是指恶性瘤细胞从原发瘤脱落后,通过各种途径抵达不相连续的部位,并继续生长形成新的同样性质的继发瘤。这种在新的部位所形成的肿瘤,名为转移癌或继发癌。恶性肿瘤的这种特性,应该称为扩散。恶性肿瘤通过淋巴道、血行、种植等方式转移。癌症转移的主要因素有以下 4 个方面。

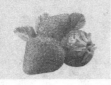

　　(1)癌组织的分化程度：一般癌症的分化程度越低，浸润性越明显，转移发生也越早。

　　(2)被转移器官的特点：癌症一般容易转移到血液供应丰富的器官，如骨骼、肝脏、肺、脑。

　　(3)对原发癌的机械刺激：对恶性肿瘤所形成的肿块，尤其是对血管丰富的肉瘤做过多的按摩及一些不必要的检查措施(如穿刺检查)，可使癌细胞进入血液系统，有增加转移的危险性。

　　(4)机体的状态：患者的一般状况差，或者免疫功能低下，都能增加癌症转移的机会。

(十四)癌症的三级预防

　　一级预防又称病因预防，是以预防癌症的发生为目标，而不是通过治疗来消除癌症。预防的方法可通过行政命令和法律条文严格规定，以保护个人和社会免遭致癌因素的危害；也可利用电台、电视、报刊等广泛宣传癌症危害，普及癌症防治知识，使公众正确认识癌症，树立癌症可防可治的正确观念，建立安全健康的生活方式。

　　二级预防是在癌症最早期，甚至在癌前期阶段运用特殊的检查方法(如宫颈脱落细胞学、乳房查体、X线检查)将其发现，并给予及时治疗，以控制其发展。这样，不但能减少治疗费用，避免发展成晚期癌症，而且能显著提高治愈率，降低病死率，早期发现的最主要方法是防癌普查。此外，要定期体格检查和自我检查。

　　三级预防又称临床预防或康复预防。是以防止病情恶化、防止残疾为目标。其方法是通过多学科综合诊断和治疗，正确选择合理的诊疗方案，为能够治愈的患者提供根治性治疗，以达到治愈的目的。为已无法治愈的患者提供姑息治疗和临终治疗以消除痛苦，恢复体力，延长生存时间，改善生活质量。

二、饮食防癌抗癌的方法

（一）饮食防癌的要诀

（1）食品多样化：食谱广不仅可满足机体所需的各种营养素，还能抑制有害致癌物质。

（2）保持营养的均衡，维持理想体重：肥胖是引起多种疾病的危险因素，如心脏病、高血压、糖尿病等，当然也包括癌症。

（3）避免过多胆固醇的摄入：低脂肪饮食可以减少患乳腺癌、前列腺癌、结肠癌和直肠癌的危险性。

（4）食用含有足够淀粉和纤维素的食物：不少人偏重于吃精细食物，淀粉和纤维素摄入不足。营养专家们认为，这对健康十分不利，应该多吃水果、蔬菜、干豆、全谷类食品、豆类及其制品。以增加淀粉和纤维素的摄入量，这样可降低患结肠癌和直肠癌。

（5）避免过多的糖：过多食入糖会导致龋齿，这是大家都知道的，含糖太高的食物往往也是脂肪和热能高、维生素和矿物质含量低的食物。这对健康显然不利，对防癌也是不利的。

（6）避免摄入太多的钠盐：饮食中含盐太多是导致高血压的重要原因之一，尤其对那些有高血压家族史的人们说来，更是如此。高血压如不及时治疗，则能引起心脏病、脑卒中和肾脏病等，对防癌也不利。

（7）喝含乙醇的饮料一定要适量：喝酒多有损健康，口腔、咽喉、食管和肝脏的癌与喝酒过量有关。喝酒多，同时又吸烟的人患癌症的危险性更大。含乙醇的饮料往往是高热能、低维生素和无机盐（矿物质）。

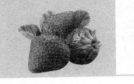

（二）消除食物中的致癌物质亚硝胺

在与癌症有关的各种因素中,饮食占有重要地位。如果搞好饮食防癌,就会减少 40%～50% 的致癌机会。从饮食角度防癌,就意味着必须认真地对待我们的一日三餐,把好"癌从口入"关,消除食物中的致癌物质,限制或不吃那些容易致癌的食物,多吃对防癌有利的食物,养成良好的饮食卫生习惯,并保持膳食的均衡性。

食物中天然存在的亚硝胺类化合物含量极微。食品中的亚硝胺来源主要是食品被污染,其次是腌制食品加工过程中加用硝酸盐、亚硝酸盐。减少或消除食品中亚硝胺污染的方法有下述各种。

（1）严格限制食品中硝酸盐、亚硝酸盐使用量:按照国家标准,食品中硝酸盐的含量不超过 500 毫克/千克;亚硝酸盐的含量不超过 200 毫克/千克。

（2）加用维生素 C:维生素 C 能抑制亚硝胺在体内生成。因此,除满足每日生理需要量外,还应在食品加工、保存和烹调时加入适量的维生素 C。

（3）冷冻:熏腌的食品在冷冻条件下,能阻止硝酸盐的转化,从而减少致癌的机会。

（4）阳光暴晒:亚硝胺在阳光下极不稳定,当食物被污染后,放在阳光下暴晒几小时,亚硝胺就地减少或消失。

（5）适当的烹饪:盐腌菜中含有一定量的亚硝胺,食用前可用水煮、热水洗涤等方法消除。虾米、虾皮中含有较多的亚硝基化合物,科学的食用方法是做汤,在煮开的过程中,亚硝胺可随水蒸气一起去除。

（三）消除食物中的致癌物质黄曲霉毒素

黄曲霉毒素是强致癌物,在自然界广泛存在。食品中的花生、玉米、大米、棉子、小麦、大麦等易于染上黄曲霉毒素。污染较重的粮食及食品不能食用,污染较轻的可采取以下方法将毒素消除或减少。

(1)严格执行国家卫生标准:花生、玉米中黄曲霉毒素含量不得超过 10 微克/千克;大米、食用油不得超过 5 微克/千克。

(2)丢弃霉变粮粒:因黄曲霉毒素主要集中在霉变的粮粒中,故可采用挑选的方法,拣出那些表面长有黄绿色真(霉)菌或破损、皱缩、发芽的粮粒。

(3)高温:高温可使黄曲霉毒素部分分解,烹调时蒸、煮、炒等可减少一部分黄曲霉毒素。大米煮饭一般能破坏 2% 的黄曲霉毒素,用高压锅煮饭,去毒效果比普通锅更好。

(4)碱处理:用 20% 的碱处理被黄曲霉毒素污染的玉米,煮 10~15 分钟,可全部清除黄曲霉毒素 B_1。

(四)消除食物中的致癌物质 3,4-苯并芘

3,4-苯并芘是一种强致癌物质,主要存在于被大气、水、土壤、污染的粮食及熏烤的食品中。

(1)日光或紫外线照射:经日光或紫外线照射后,可以大大降低受 3,4-苯并芘污染的粮食的毒性。

(2)药用炭脱水:如果油脂被 3,4-苯并芘污染,可加入 0.5% 的脱水药用炭,在 90℃~95℃ 下搅拌,可除去油脂中大部分的 3,4-苯并芘。

(五)养成良好的饮食卫生习惯

(1)细嚼慢咽:慢食可以防癌,主要是慢食能增加唾液分泌的缘故。日本学者寺尾纯二发现,人的唾液能抑制诱发癌变的过氧化脂质的生成。口腔内的唾液是一道防癌屏障,唾液含有多种酶,其中氧化酶和过氧化酶能消除某些致癌物质的毒性,即使是致癌性很强的黄曲霉毒素、亚硝胺、3,4-苯并芘也不例外。

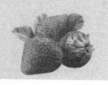

　　（2）少吃烟熏火烤的食物：因为烟熏火烤的食物含有较多的3,4-苯并芘及亚硝胺等致癌物质，容易导致食管癌、胃癌及肝癌。所以，最好不吃或少吃熏烤食品。肉类食品尽量用蒸、煮的方法为妥。特别是烤焦、烤煳的食物不要吃，在炉内焙烤比用炭火或油炸安全，相比之下，微波炉烧烤是较为安全的。

　　（3）少吃腌制及高盐食品：腌制食品如酸菜、咸菜、咸肉等，均含硝酸盐和亚硝酸盐。亚硝酸盐在胃里适宜的条件下，与胺类结合形成致癌性较强的亚硝胺，易引起食管癌、胃癌、肝癌和大肠癌等。为了预防这些消化道常见的癌症，人们应吃低盐饮食，少吃腌制食品，多吃新鲜蔬菜，水果和豆、奶制品。

　　（4）降低脂肪的摄入量：高脂肪饮食能致癌，这已是公认的事实。在西方发达国家，降低饮食中脂肪的摄入量是目前防癌中最迫切需要解决的问题之一。发病率较高的乳腺癌、结直肠癌及胰腺癌，均与脂肪摄入过多有直接关系。如何减少饮食中的脂肪呢？①少吃牛、羊、猪肉，多吃低脂食品，如脱脂牛奶、低脂奶酪、低脂酸奶，建议膳食中脂肪不超过 $20\%\sim25\%$，并且饱和脂肪不超过其中的 1/3。②宜吃瘦肉、新鲜的鱼类和贝类食品。③减少黄油、人造料酒，尤其是沙拉油、奶油的摄入，多食用亚麻籽油、调和油、橄榄油。④多吃水果、蔬菜、全谷类等多纤维食物。⑤减肥或控制体重。为了避免肥胖，摄入的热能与消耗的热能应该平衡，肥胖或超重者，要减少热能的摄入，加强体力锻炼，以增加能量消耗。

（六）食物贮存与烹饪的防癌措施

　　（1）水果、蔬菜、鱼、肉、禽等放在冰箱冷藏保存，尽可能新鲜时吃。

　　（2）谷物、果实和种子要保存在密闭的、冷的和干燥避光的地方，以免受潮发霉，产生真菌和病毒。

　　（3）改进传统的食品加工方法，多使用蒸、煮、凉拌、微波烹调等方法,减少油炸、油煎、盐腌、烟熏、火烤等方法。蛋白质食物尽可能采用蒸煮的方法,因为蛋白质食物在高温下火烤和油炸时会产生有致癌诱变作用的"焦蛋白素",这是一种损伤DNA的物质。

(4)炒菜时温度不宜太高,一般油脂加热到一定高温时,就会分解产生丙烯醛,有特殊强烈的刺激性气味,不宜食用。炒菜时应尽量选用单不饱和脂肪酸含量较高的植物油类,如橄榄油、花生油等。

(5)提倡"炒一次菜,洗一次锅"。炒菜用的食用油是一类含碳有机物,科学研究证实,一切含碳有机物热解或不充分燃烧,均会转化为强致癌物质。炒菜后如锅底不刷洗干净继续炒菜,则锅底的黏滞物继续加热,其中的致癌物含量比熏烤的食物更高。尤其是烹调鱼、肉等富含脂肪、蛋白质的菜肴时,锅底残留物中的致癌物更高,因此为了防止致癌物对人体的危害,烹调结束后应彻底清除锅底中的残留物,将炒菜锅用清水洗净擦干。

(6)绿色蔬菜切后,不宜放置过久。长期搁置不但使维生素C的含量大大减少,而且有可能使蔬菜氧化,产生致癌物质。蔬菜最好随洗、随切、随烹调、随吃,而且要一次吃完,若有剩余应放入冰箱中低温保存。

(七)癌症患者的饮食原则

(1)补充人体所需要的各种营养素:为了维持患者良好的营养状态,增强机体的免疫功能以支持抗癌的治疗,应该均衡补充人体所需要的各种营养素。要有足够的热能保证生命活动消耗的需要;要有足够的蛋白质供机体组织修复和更新之用;要有充分的矿物质参与构成机体组织和调节生理生化功能;要有丰富的维生素保证有关生命活动的正常进行;要有足够的纤维素帮助肠道蠕动和正常排泄,减少肠道内有害物质的残留。此外,还需补充足够的水分以维持各种生理功能的正常进行。

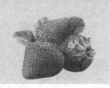

(2)给予三高一低的饮食:三高一低的饮食结构应是高维生素、高蛋白质、高纤维素和低脂肪。主张多吃的食物:蔬菜、水果、蛋、脱脂奶粉;适量掌握的食物:牛、羊、猪的瘦肉;避免进食的食物:油炸、肥肉、肥肠、内脏、猪油等油腻物。

(3)各种维生素交替补给:维生素主要从新鲜蔬菜、水果中获取。如果摄入不足,则应给予天然的维生素补充食物。

(4)粗精搭配:改变单纯的精白米、面做主食的习惯,适当调配一定比例的粗粮,如全麦面粉、玉米粉等。同时饮食中应增加各种豆类、菌类、藻类及坚果类食物。

(5)增加多汁饮食:由于癌症患者食少、食欲缺乏,适当多给一些多汁饮食,如鲜果汁、牛奶、各种汤及羹类,既可补水,又可补充营养素,还可帮助体内残留的癌性代谢毒素排泄,起到真正补益的作用。

(6)多食用鱼类(包括海鱼)等水产品及酸奶:作为日常膳食饮料,应每日食用嗜乳酸杆菌制成的酸奶,最好食用低脂或无脂的酸奶。尽可能多食鱼类,包括海鱼等水产品。

(7)适当使用扶正药膳:一般癌症患者均需进行扶正治疗,扶正是一种采取积极态度,主动调节机体抗癌能力的好办法。

(8)食物疗法个体化:由于癌症患者所患癌症的性质、部位、病期及治疗方法不同及个体差异,因此作为癌症重要辅助措施的食物疗法,也应个体化,因人、因时、因病例而异。

(9)合理的膳食安排:正常情况下,一日三餐,两餐间隔时间4~6小时比较合理。但癌症患者往往消化吸收功能减退,可采取少量多餐的方式。

(10)禁忌食品:癌症患者应绝对禁忌烟、酒,少食辛燥生冷、油腻肥甘食品。

(11)保证食品卫生:癌症患者的抗病能力一般较弱,所以要保证食品清洁卫生,以免造成食物中毒及身体其他损害。

（八）维生素 A 的防癌抗癌作用

维生素 A 广泛存在水果、蔬菜及动物性食品中。胡萝卜素是水果和蔬菜中维生素 A 的主要形式，它在体内经过变化就可变为维生素 A，防癌作用最突出。胡萝卜素本身无毒性，体内积累也无不良反应，不会导致中毒。动物肝脏含维生素 A 很丰富，但其存在形式是维生素 A 棕榈酸酯，在体内水解后才形成维生素 A 进入血液，过量可导致中毒，因此不宜过食动物肝脏。

摄取维生素 A 最好是从植物中摄取胡萝卜素，因为这样是比较安全的。含胡萝卜素量较高的水果和蔬菜有甘薯、胡萝卜、绿叶菜、葱、青菜、油菜、芹菜叶、韭菜、辣椒、雪里蕻、苋菜、菠菜、香菜、芥菜、杏、南瓜、紫菜等，可挑选色深的绿色蔬菜吃。但不能忘记，维生素 A 是脂溶性的，应该适当地同时食用脂肪，维生素 A 的吸收才会更好。

（九）B 族维生素的抗癌作用

B 族维生素是一个大家族，它包括维生素 B_1、维生素 B_2、维生素 B_4、维生素 B_6、维生素 B_{12}、烟酸、泛酸、胆碱、叶酸及对氨基苯甲酸等。B 族维生素不但是人体所需要的营养要素，而且在抗癌方面也发挥着重大作用。B 族维生素广泛存在于食物中，较丰富的食物有：动物肝脏、肉类、鱼类、蛋类、豆类、奶制品。我们不主张对 B 族维生素中的某 1～2 种服用过多，而是把 B 族维生素看作是一个整体。并建议体弱多病者、中老年人、癌症患者除饮食外，再补充服用酵母片、复合维生素片。

（十）维生素 E 的抗癌作用

维生素 E 是一种较强的抗氧化剂，在体内具有重要的抗氧化作用。化学致癌物多属强氧化剂，维生素 E 可削弱致癌物对人体

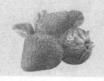
的损害。某些致癌物可以在体内形成氧自由基,自由基可经常侵袭人体细胞中的DNA,使之发生突变,引起细胞的癌变。维生素E具有抗氧化作用,可以抑制和消除自由基,保护细胞的正常分化,从而发挥其抗癌作用。

维生素E的间接防癌作用是保护人体内维生素A和维生素C不被氧化破坏,从而也提高了维生素A及维生素C的抗癌能力。此外,还可改善免疫系统的生理功能。维生素E也可以有效地阻断致癌物质亚硝胺在体内的形成。

维生素E不是人体自身所能合成的,它广泛存在于自然界植物组织及植物油中。含维生素E丰富的食物有深绿色叶菜、动物肝脏、核桃、花生、全谷食物和麦芽。尤以麦胚油中含量最为丰富,其次为香油、植物油、大豆油。豆类、蔬菜和蛋类中亦含有维生素E。在一般情况下,人类尚未发现维生素缺乏症。为了抗癌适当多吃些植物油、莴苣等含维生素E较多的食物是有益无害的。必要时,每人每日可服用100毫克左右的维生素E。

(十一)硒可以抗癌

硒是人体内重要的抗氧化剂,它有助于消除体内产生的各种自由基,而自由基是导致癌症和衰老的原因之一。适量的硒能预防皮肤癌、鼻咽癌、肺癌、肝癌、胰腺癌、乳腺癌、白血病、结直肠癌、前列腺癌。硒具有以下几方面的作用。

(1)硒是抗氧化剂,与维生素E、维生素C有协同抗癌作用,它能阻止体内自由基的产生,并且是体内使自由基失活的最有效的物质,从而保护细胞膜的结构和功能不受自由基的破坏,维持细胞屏障的完整性,也保护着细胞核、染色体和基因结构的完整性。硒能抑制多不饱和脂肪酸在体内分解造成的促癌细胞生长作用。

(2)硒能刺激机体的免疫力,提高免疫系统的敏感性,并促进抗体的生成,帮助淋巴细胞和巨噬细胞消灭突变的细胞。

二、饮食防癌抗癌的方法

(3)硒能引起细胞内环腺苷酸的积累。环腺苷酸具有对抗环鸟苷酸的作用,可抑制癌细胞的分裂和生成,甚至逆转恶性细胞。

(4)硒能消除食物或环境中被汞、镉、砷污染引起的毒性,并使之与体内某些代谢产物结合变成惰性物质排出体外,阻断有毒金属元素的致癌过程。研究发现,硒在体内代谢产生的一种甲基化产物具有明确的抗癌作用。

含硒最丰富的食物是芝麻和麦芽。其次如虾、蛋、啤酒酵母、动物肾脏和肝脏、大蒜、蘑菇、芦笋等含硒比较丰富。多进食含硒丰富的食物,会使体质增强而减少得癌症的危险。但是,大剂量使用硒,也会给机体造成危害,产生毒性反应。一般只从食物中摄取硒,是不会有任何危险的。如果每日从饮食中摄入100~200微克硒,将有助于降低肿瘤的发病率。

(十二)纤维素的防癌抗癌作用

食物中的纤维素能降低结肠癌的危险性是一个了不起的发现。纤维素防癌可能涉及以下几种机制:第一,饮食中的纤维素把食物消化后的残渣比较快地移动到肠道的较低部位,使结肠黏膜和致癌物或致癌前体物之间的接触时间减少到最低限度,从而减少了产生肠癌的机会,这是迄今为止被广泛接受的观点。第二,大量的纤维素食物可能起了简单稀释致癌物的作用,有些种类的纤维素能够与像类固醇那样的强致癌物结合,使它们迅速从肠道排出去。第三,游离胆汁酸与肠中细菌相互作用时有助于生成致癌物,并可能刺激肠息肉的形成,且易于癌变。纤维素能吸收和束缚结肠中的胆汁酸,使它比较快地排出结肠,从而减少它带来的危险性。第四,纤维素可以与胆固醇、脂肪结合,使体内有害的酯类物质迅速随粪便排出去。第五,纤维素中的肌醇六磷酸(植酸)能够束缚结肠中过量的铁,如果结肠中有太多的铁,它能够被氧化并释放出致癌的自由基。

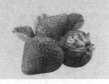
三、防治癌症的食物

(一)香　菇

　　香菇是侧耳科植物香蕈的子实体,又名冬菇、香蕈、香信、香菌、香菰等,香菇原为野生,现已广泛人工栽培。我国是世界上最早食用香菇的国家。按生长期和采收期的不同,香菇又分为花菇、厚菇、薄菇等。正常的香菇颜色鲜艳,菇面呈黄褐色,体圆齐正,菇身结实,菌伞肥厚,盖面平滑,质干不碎,菇面向内微卷曲并具花纹,菌柄短而粗壮,有香气,无焦片、雨淋片,无霉蛀和碎屑。香菇形大者贵,略小的香菇,其肉质和香味也不错。选购香菇时,一般以肉厚的为佳品,檀香树上所生的香菇为最佳。香菇中最好的品种为梅花菇,它是在冬末春初采收的,是菌盖上布满花纹的冬季菇,含有特殊的香气。

　　香菇享有"菌菜之王"、"食用菌皇后"的美称。香菇不但味美,而且营养丰富,每100克干品中含有蛋白质20克,脂肪1.2克,膳食纤维31.6克,糖类30.9克,胡萝卜素20微克,维生素$B_1$0.19毫克,维生素$B_2$1.26毫克,烟酸20.5毫克,维生素C 5毫克,钙83毫克,磷258毫克,铁10.5毫克,锌8.75毫克。香菇含有30多种酶和18种氨基酸,人体必需的8种氨基酸中,香菇就含有7种。因此,香菇可作为人体酶缺乏症和补充氨基酸的首选食物。

　　香菇性平,味甘,具有益气,补虚、健脾养胃、托发痘疹等功效。适用于年老体弱,久病体虚,食欲不振,气短乏力,吐泻乏力,小便频数,痘疹不出,高血压病,动脉硬化,糖尿病,佝偻病,高脂血症,便秘,贫血和肿瘤等。目前,香菇的防癌抗癌作用日益受到各国科学家的关注。

三、防治癌症的食物

(1)科学家们从香菇中分离出一种高纯度、高分子结构的具有较强抗肿瘤作用的有机物——香菇多糖。动物实验证明,香菇多糖抑制肿瘤的作用与其能提高机体的细胞免疫和体液免疫功能有关。

(2)日本医学家在寻找抗癌药物时,发现了香菇中的"1,3-β-葡萄糖苷酶"有很强的抗肿瘤功效,而且不良反应极微。他们用香菇多糖浸出液5～30毫升对已移植肉瘤 S-180 小白鼠做抗肿瘤实验,5 周后,其体内癌细胞全部消失,抑制率为 100%,从而发现这种浸出液不但含有强抗癌作用的多糖体,而且是一种宿主递质的间接反应。香菇多糖对癌细胞抑制不同于一般的抗癌药,它不是直接抑制或杀伤癌细胞,而是提供识别脾及肝脏中抗原的巨噬细胞,激活巨噬细胞素-1 的活力,促使人体 T 淋巴细胞活化因子的产生,增强机体淋巴细胞的活力。

(3)有的学者认为,香菇中含有的 1,3-β-葡萄糖苷酶,能提高机体抑制癌的能力,间接杀灭癌细胞,阻止癌细胞扩散。所以癌症患者手术后,如每日持续用 10 克香菇干品,有防止癌细胞转移的作用。民间常用香菇煮粥食,这对消化道癌症、肺癌、宫颈癌、白血病等有辅助治疗作用。研究人员发现,健康人食用香菇,未见提高免疫功能,但在患癌症免疫功能受抑制时,食用香菇能使免疫功能增强。

(4)世界各国医学家正在逐渐开始利用香菇多糖提高对肺癌、胃癌、食管癌、肠癌、宫颈癌、白血病等多种癌症的治疗效果,增强机体对病毒和癌细胞的免疫功能。临床医学表明,在采用化学疗法治疗白血病病时,经常食用香菇可有辅助治疗作用。癌症初起,经常食用香菇,可使癌细胞消除;各种癌患者在手术后经常煮食香菇,有抑制癌细胞转移和杀伤肿瘤细胞活性的功效,从而延长癌症患者的生存期。日本现正在提取香菇中的抗癌物质以在医学上应用。他们对 375 名第Ⅲ期胃癌和肠癌症患者进行了用香菇多糖参

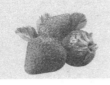

与治疗的效果观察,以延长患者生命和改善患者机体免疫效应等指标来评价香菇多糖的临床效果。临床专家认为,使用香菇多糖应采取严密的给药时间与方案,结合手术治疗,可得到较好的效果。外科手术后,给予香菇多糖治疗,可延长患者生存期3~5年。

(5)有的学者发现,香菇中两种糖配体有强烈的抗癌作用。有的医生观察,对癌症患者用香菇治疗后,可明显增强机体抑制癌细胞的能力。一个人每日食用香菇50克,可抑制癌细胞的发展,或可避免手术后癌细胞的转移。所以,香菇在国际上有防治癌症"核武器"的美誉。

(二)黑 木 耳

黑木耳为木耳科植物木耳的子实体,又名木木需、黑茶、木耳、云耳等。寄生于阴湿、腐朽的树干上。木耳形如人耳,其色黑褐故名。我国分布广泛,主产于四川、云南、福建、江苏等地,现各地均有栽培。以干燥、朵大肉厚、无树皮泥沙等杂质为佳。春耳优于秋耳。

黑木耳素有"素中之荤"的美名,营养价值很高。它含有丰富的蛋白质、糖类、铁、钙、磷,还含少量脂肪、粗纤维、钾、钠和维生素B_1、维生素B_2、维生素C和胡萝卜素等多种营养成分。黑木耳所含糖类中有甘露聚糖、甘露糖、葡萄糖、木糖、戊糖、甲基戊糖等;磷脂为卵磷脂、脑磷脂及鞘磷脂等;所含的胶质也是一种滋补品。有关黑木耳防癌抗癌的研究证实了其有防癌抗癌作用。

(1)黑木耳含木耳多糖(AP),这是从木耳子实体中分离得到的一种酸性黏多糖。现已证实它有抗肿瘤的作用,可提高人体的免疫力,起到预防癌症的效果。

(2)有人通过小白鼠动物实验证实,黑木耳多糖有抗突变及抗癌作用。

(3)日本学者涌井袈裟报道,木耳水提物对瑞士小鼠 S-180 癌有抑制作用。

(4)有的学者认为,木耳提取物对带瘤小鼠的腹腔巨噬细胞有激活作用,且能增强其吞噬功能,从而提高了带瘤小鼠的免疫力。

(5)癌症的病因之一是癌症血循环处于高凝状态,癌细胞周围有大量纤维蛋白堆集。据美国科学家实验证明,木耳所含的抑制血小板聚积的水溶性低分子物质,可影响凝血过程,从而有利于癌症患者的康复。

(6)黑木耳中含有较多的粗纤维及胶质,可清涤肠胃,促使排便,有利于防治结肠癌等。

(三)银 耳

银耳为银耳科植物银耳的子实体,又称白木耳、雪耳等,是一种珍贵的胶质食用菌。因其附木而生,色白如银,状似人耳而得名。野生银耳产量极低,我国从 1911 年开始人工栽培银耳。银耳呈纯白色半透明,由数枚波曲的耳片组成,其状如菊花,似牡丹,干品呈角质状,又脆又硬,体积缩小,颜色米黄。市场上供应的银耳皆是干制品。干品浸泡后吸足水分,又恢复原状,质地柔软平滑,色泽洁白似玉。以干燥、白色、朵大、嫩、体轻、光泽、胶质厚者为上品。我国于 1832 年就有通江银耳的记载,至今已有 140 多年历史。古医书《名医别录》上早已有白木耳的记载,说明古代早已食用银耳了。

银耳营养丰富,含有丰富的蛋白质、糖类和一定量脂肪,还含有一定量的无机盐,如钙、磷、铁、镁、钾、钠等,以及维生素 B_1、维生素 B_2、烟酸、粗纤维等。特别是还含有多种氨基酸、磷脂和多糖。银耳还以其独特胶性作为调制多种美味食品的赋形剂,有利于机体摄入更多营养素。它确是一种富含营养的食用菌,也是一味名贵补益妙品。目前,银耳的防癌抗癌作用已引起人们的重视。

(1)银耳中所含有效抗癌成分为酸性银耳多糖。其中,多糖

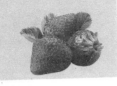

A、多糖 B、多糖 C 对小鼠肉瘤 S-180 有较强的抑制作用。银耳多糖抗癌机制不同于细胞毒类药物的直接杀灭作用,而是通过提高机体免疫功能,间接抑制肿瘤的生长。多糖 A 具有一定的抗放射作用,对钴-60、γ 射线所致放射线损伤有保护作用。经常以银耳10 克,水发后加冰糖适量炖服,既可预防癌症,又可防治肿瘤患者放疗或化疗后引起的口干咽燥、津液亏损等症。

(2)银耳可增强人体的免疫力,调动淋巴细胞,加强白细胞的吞噬能力,兴奋骨髓造血功能,控制恶性肿瘤。大量的实验已证实,从银耳提取的多糖类物质对小鼠肉瘤 S-180 有抑制作用,在体外能使正常人淋巴细胞转化,其活性类似于选择素。体内实验表明能提高白血病患者淋巴细胞的转化率,不仅能激发 B 细胞转化,还具有激发 T 细胞的功能,是不可多得的免疫增强剂。

(3)银耳能兴奋骨髓造血功能,所含的铁可被机体吸收制造血红蛋白;能提高肝脏的解毒能力,起保肝作用;对人体因放射性治疗和化学药物治疗引起的白细胞减少症等有一定的治疗效果。银耳对放疗、化疗引起的造血系统不良反应有良好的治疗作用,对阴虚证候者尤为适宜。

银耳若有霉味,说明已经受潮而发霉、变质。轻度发霉的银耳经晾晒并除去发霉部分仍可食用。严重发霉变质的,不宜再供食用。银耳具有焦味,多因鲜银耳在加工脱水时烘干过火所致,虽可食用,但品质、风味均较差。银耳本身应无味道,选购时可取少许试尝,如对舌有刺激或辣的感觉,就证明这种银耳是用硫黄熏制的,不宜购买。

(四)灵　芝

灵芝是担子菌纲多孔菌科灵芝属的真菌,常用其子实体,是一种个体较大的高等药用真菌,为药食两用之品。它生长在热带、亚热带及温带的阔叶树根上。目前,我国的药用灵芝有赤芝、松杉树

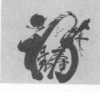

芝、紫芝等。灵芝呈肾脏形或半圆形,罕见圆蕊,表面赤褐、赤紫或棕褐色,具有漆状光泽,下表面黄白色,有细密孔眼,菌柄侧生,紫褐色至黑色,有漆状光泽,内心颇坚韧,体轻味淡。以体大、完整、色紫赤、有漆状光泽者为佳。灵芝广泛分布于我国南北各地,四季均可采集。在热带能寄生于茶、竹、油棕和可可等植物,引起根腐。我国自清代已开始人工栽培灵芝,近代用人工发酵法大量培植,在人工培养中,多用其菌丝及发酵液。

古代称灵芝为"瑞草",素有"仙草、救命草、长寿草"之美称,我国民间将其作为药物至少已有 2 000 多年历史,是我国医药宝库中药用价值极高的珍品。在中国古代,民间广泛流传着有关灵芝能使人长生不老的神话,如秦始皇指派徐福上蓬莱仙岛采"仙草"——灵芝;《白蛇传》里的"盗仙草"等。所以,灵芝在古人眼里,具有神秘的色彩。

灵芝含有多种氨基酸、蛋白质、生物碱、香豆精、甾类、三萜类、挥发油、树脂,以及糖类、维生素 B_2、维生素 C、内酯、酶类、硬脂酸、延胡索酸、树脂、苯甲酸等。

灵芝味甘,性平,具有养心安神,益气补血,健脾养胃,止咳祛痰等功效。适用于失眠、冠心病、心律失常、高血压病、慢性支气管炎、慢性肝炎、肾炎、哮喘、白细胞减少症,风湿性关节炎、过敏性鼻炎、糖尿病、溃疡病、体质虚弱、消化不良等。目前,有关灵芝防癌抗癌的实验研究与临床应用已十分深入。

(1)1977 年,日本学者把从灵芝中提取的 4 种多糖经腹腔注射给移植肉瘤 S-180 的小鼠,给药的 50%动物接种的肿瘤全部消失,肿瘤抑制率达 83.9%,并提出灵芝的抗肿瘤活性成分。以上类似报道尚有数十篇,均证实灵芝有良好的抗癌作用。

(2)2000 年,有人采用血清药理学方法与细胞分子生物学技术相结合的方式研究了灵芝的抗肿瘤作用及机制,证实灵芝的有效成分灵芝多糖类具有抗癌作用和明显的免疫增强作用,所以推

55

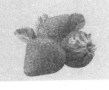

测灵芝的抗癌作用是通过免疫增强作用实现的。

（3）有的学者证实灵芝粗多糖具有免疫促进作用，可增强吞噬功能，提高小鼠对恶劣环境的抵抗力和缺氧耐受性，抑制癌细胞的增殖。最近发现，灵芝多糖 D_6 能促进蛋白质合成，改善造血功能，诱导细胞色素 P-450 等，调节细胞代谢。这可能是灵芝扶正固本的作用机制之一。

（4）1993 年，有学者研究证实，灵芝与抗癌药联合应用时，除有增强抗癌药物疗效的作用外，尚能拮抗抗癌药的免疫抑制作用，有助于减少抗癌化学药物的毒性作用。

（5）据临床报道，与化学药物或放射治疗合用时，灵芝制剂对胃癌、食管癌、肺癌、肝癌、结肠癌、膀胱癌、肾癌、前列腺癌、卵巢癌、子宫癌等恶性肿瘤有一定辅助治疗效果。其疗效特点如下：提高肿瘤患者对化学治疗和放射治疗的耐受性；减轻化学治疗和放射治疗引起的白细胞减少、食欲减退等毒副作用；改善肿瘤患者的恶病质，使其体质增强；提高肿瘤患者的免疫功能，增强机体的抗肿瘤免疫力。

（五）海　带

海带，又称大叶藻、海草，中药名昆布，为海带科两年生水生植物大叶藻、海带，以及翅藻科植物鹅掌菜等的叶状体。生活在海水中，柔韧而长。主产于山东、辽宁、浙江沿海等地近海。每年夏、秋两季从海中捞中，晒干。若再加工，则应拣出杂质，用水漂净，捞出稍晾，切成宽丝，阴干。海带是一种大型食用藻类，不但可作食用，而且有很高的药用价值。海带味咸、性寒，功能软坚散结，清热利水，其药用历史在我国已有 2 000 多年。由于海带有特殊的食药价值，被人们美誉为"海中蔬菜、长寿菜、含碘冠军"等。

海带营养非常丰富，含有大量粗纤维和多糖类成分，以及多种有机物和碘、钙、磷、铁、钴、氟、钾、锌等无机盐或微量元素，还含有

三、防治癌症的食物

维生素 A、维生素 B_1、维生素 B_2、维生素 D、胡萝卜素、烟酸和蛋白质。海带所含多糖类成分有藻胶酸、昆布素、甘露醇,以及岩藻甾醇、黑麦草内酯、戊聚糖、半乳糖、半乳糖醛酸、阿拉伯糖、木糖、O-甲基苛木糖、洋芫荽糖等。尤其是碘、钙、铁的含量都非常丰富,每100 克海带含碘量可高达 24 毫克,一般成人每日有 0.15 毫克左右即可满足需要,海带含碘量之高在食品中独占鳌头,每 100 克海带碘含量高出孕妇每日需要量 150 倍以上。对儿童、妇女和老人及癌症患者具有重要意义的钙、铁、含量也颇为惊人,每 100 克海带含钙量为 1 177 毫克,含铁量为 150 毫克。海带的食用方法很多,无论是凉拌、素炒,还是煨汤、烹饪入馔,各具特色,无不受到人们的喜爱。

在药用历史上,海带为我国传统治疗肿块的良药。历代医家均喜用海带治疗"噎膈、瘿瘤结核、瘿坚如石者"一类病症,从这些病症的症状、体征分析,与近代临床甲状腺肿瘤、甲状腺癌相一致。所谓的"噎膈",包括了食管癌、贲门癌及胃癌等临床病症。海带具有防癌抗癌作用,已为现代科学研究与动物药理实验进一步肯定和证实。

(1)有报道,日本科学家发现海带和裙带菜等褐藻类植物中含有一种能诱导癌细胞"自杀"的"U-岩藻多糖类物质",在培养的骨髓性白血病细胞和胃癌细胞中注入微量 U-岩藻多糖类物质后,细胞内的染色体就会被自身拥有的酶分解,2～3 日之后癌细胞就自行消灭,而正常细胞则几乎不受伤害。

(2)20 世纪 70 年代末,日本发现海带热水提取物有明显抗肿瘤活性,抑制率达 94.8%。

(3)医学研究发现,海带等藻类植物因含有微量元素碘,对预防乳腺癌很有效。

(4)药理实验表明,长叶海带对患有同种同系的淋巴细胞白血病 L-1210 的小鼠有延长生命的效果,其生命延长率为 125%;进

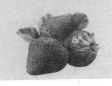

一步分离的有效成分，其延长生命率达 141%。长叶海带的分离物对 Meth-A 瘤、β-16 黑色素瘤、肉瘤-180 也均有显著效果。

（5）日本山本一郎教授通过对移植癌细胞的实验鼠进行抑瘤实验，发现海带和其他藻类有抑癌作用，特别对大肠癌有效，经过化学分析，确定其有效成分是多糖。同时，他利用甲基联氨（DMH）化学诱发剂对小白鼠进行的大肠癌诱发实验表明，实验组的诱发率为 43%，对照组的诱发率为 78%。两泽一俊教授进一步指出，海带及其他藻类抗癌作用的有效成分，可能是岩藻多糖。

（6）最近科学家发现，海带中的钙具有防止血液酸化的作用，而血液酸化正是导致癌变的因素之一。

（7）临床研究表明，以海带、海藻为主药的"化癌丹"煎剂，对艾氏腹水癌有抑制其发展的作用，并明显提高患癌小鼠的脾脏重量，提示有提高并增强免疫功能的作用。

（8）我国广西肿瘤研究所对海带进行抗诱变研究表明，海带有抑制突变的作用，提示用海带预防人类癌症会有一定价值。

（9）日本人食用海带历史长，而且相当普遍。长期食用海带的日本妇女乳腺癌发病率很低，绝经前妇女乳腺癌患病率是美国的1/3，绝经后妇女乳腺癌患病率是美国的 1/9。这足以说明应用海带的益处很大。

在临床上，海带被推荐为多种癌症患者常用的药膳食疗佳品，或汤或粥，或茶或羹，对防癌抗癌均起积极有效的作用。国内有的学者报道，甲状腺癌、肺癌、乳腺癌、恶性淋巴肿瘤、消化道恶性肿瘤，以及妇科肿瘤等患者在服用中药治疗的同时，给予海带等药膳食疗，对控制肿瘤生长甚至缩小、消散肿块具有一定的疗效，收到了相得益彰的效果。他们还报道了走访一位腮腺混合瘤患者的实例，混合瘤肿块有 5 厘米×5 厘米大小，未手术，也没有服用西药，仅常食海带，平均每日 15 克左右，连服 6 个月，竟收到肿块逐渐缩小以致最终消失的不可思议的疗效。

三、防治癌症的食物

海带以其味道鲜美,取材方便,药用价值高,深为广大群众所青睐。目前,在我国和日本,新增了许多以海带为主料制成的方便食品。值得一提的是,这些海带方便食品,高度保留了海带的抗癌成分,食用时只需用 70℃～80℃ 的热水泡 3 分钟即可,味美可口,软硬适中,清爽润滑,具有很浓的海带风味。其携带方便,使用简单,亦可添加在菜肴之中,是很值得推广的。

中医学认为,这类海产物皆性寒而滑,脾胃虚寒而便溏不实者不宜食用。现代科学研究提示,长期多量食用海带,可造成服碘过多,会发生"高碘甲状腺肿"。未经处理的海带含砷量较高,摄入过多可引起急、慢性中毒。因此,在食用海带(大叶藻、鹅掌菜、裙带菜等)之前,须先将海带在水中浸泡 24 小时左右,且应勤换水。这样,海带中的砷及砷化物就可自然溶解于水中而清除掉,从而达到食用安全的目的。

(六)海 藻

海藻,俗称乌菜、海萝等,为马尾藻科植物羊栖菜或海蒿子的全草。在生物学分类中的地位是低等海洋隐花类植物。主产于辽宁、山东、浙江、广东、福建等沿海地区。海藻供食用,也作药用。夏、秋两季从海中描出或割取,用淡水漂洗,去净盐沙杂质,晒干,海藻多生于低潮浅水激荡处的岩石上,所以有羊栖菜的美称。历代医家常用本品作为治肿瘤的药物,其历史已有 2 000 多年。

现代研究者也十分关注海藻等天然食品。有的报道,1983 年在日本东京召开的"世界天然饮食研讨会"上,美国的沙尤洛教授以生动的事实,证明天然饮食可以抗癌和延长寿命。他亲自指导一个患前列腺癌已有淋巴、骨髓广泛转移的患者,连续食用了 3 年海藻、青菜、水果等天然食品,根治了肿瘤,获得惊人的效果。这件事给与会科学家们极大的震动。

海藻中含有丰富的蛋白质、糖类、脂肪、多种无机盐、胡萝卜

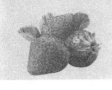

素、各种维生素及烟酸、叶酸等。此外,海藻中还含有粗纤维、藻胶酸粗蛋白、甘露醇。有资料报道,羊栖菜含藻胶酸 20.8%,粗蛋白 7.95%,甘露醇 10.25%,钾 12.82%,碘 0.03%;海蒿子含藻胶酸 19.0%,粗蛋白 9.96%,甘露醇 9.09%,钾 5.99%,碘 0.017%。还含有马尾藻多糖,其组成中含 D-半乳糖、D-甘露糖、D-木糖、L-岩藻糖、D-葡萄糖醛酸和多肽,以及岩藻甾醇、藻胶酸、硫酸酯等活性成分。

海藻具有独特的风味和营养价值。海藻可以作为肥胖者的减肥食品和糖尿病的充饥食品,因为它热能低,而且含有大量纤维素,食用少量后即有饱胀感,不含糖分。另外,海藻作为高血压、心脏病患者的保健食品也有极好的保健效果。海藻中含有多种微量元素,如铁、锌、硒、钙等,这些元素都与人的生理活动有着密切联系。其中铁是人体造血功能必不可少的成分;锌有助于儿童的智力发育;钙可以使人的骨骼强健;硒可以防止癌症的产生,增强人体的免疫功能。因此,不管是老年人还是青年人,食用海藻都能够强身健体、防病养身。海藻营养丰富,能满足人体的特殊需要,其中有相当一部分生物活性物质还具有抗癌作用,这已为实验研究所证实。

(1)日本北里大学教授山本一郎发现,海藻中多糖类对大肠癌有明显的抑制作用。

(2)动物实验研究证实,海蒿子的粗提取物对子宫癌 U-14,肉瘤-180 及淋巴 1 号腹水癌有一定的抑制作用。

(3)海藻同属植物褐藻热水提取物的非透析部分,对小鼠皮下移植的肉瘤-180 抑制率高达 93.7%(采取腹腔给药,连续 10 日)。经分析证明,所含的主要成分为多糖,其糖类总含量近 60%。

(4)小鼠口服含海藻的复方煎剂("化癌丹"),对其所患艾氏腹水癌有抑制作用。

(5)流行病学调查资料显示,日本女性乳腺癌发病率较低,这

三、防治癌症的食物

与他们常食海藻有一定关系。

(6)在我国,自古以来一直将海藻作为软坚散结之要药应用于临床,也常配以海带等治疗甲状腺、头颈部、消化道及肺部等处的良性、恶性肿瘤,尤其是治疗甲状腺肿瘤。古代海藻玉壶汤、四海疏郁丸,皆以海藻为主药。

(7)在近代临床应用中,使用海藻配伍的组方治疗恶性肿瘤已相当普遍,有的疗效相当满意。广州中医学院有一治疗食管癌的食疗方,取海藻5份,水蛭1份,共研为末,每日2次,每次6克,以料酒冲服,连用1~2个月,据称对食管癌化痰消积,降逆止呕有一定临床疗效。河北省赞皇县医院以海藻配伍海蛤粉、海螵蛸、昆布各等份,研末,蜂蜜为丸或为片剂,每日2次,每次9克,温开水送服,治疗甲状腺癌,临床治愈1例。北京医院眼科曾以海藻、夏枯草、昆布、土茯苓、石韦等水煎服,治愈1例眼眶内肿瘤;服药期间,每日1剂,共服223剂,未用其他任何中西药。国内有的学者报道,以海藻、昆布各15克,土茯苓30克,共煎汤送服小金片(消肿片)4片,每日2次,连续服用5日,停2日,治疗1例转移性甲状腺癌患者,使其带癌生存3年以上。以此药膳食疗方治疗一患腮腺癌且术后复发者,使其带癌生存5年以上。

(七)海 龟

海龟为龟科动物海龟的肉或全体。海龟科动物玳瑁也多可归入同类代用品。海龟长可达1米多,背面褐色或暗绿色,有黄斑,腹面黄色;椎角板五块,肋角板每侧四块;四肢呈鳍足状,内侧指、趾各有1爪,幼体有时具2爪。以大叶藻等为食,分布于我国山东、福建、浙江、广东等地沿海,也产于南太平洋和印度洋。玳瑁与海龟有许多相同之处,其性强暴,以鱼、软体动物和海藻为食,产于我国黄海、东海、南海及热带、亚热带沿海。海龟、玳瑁在我国均列为二类保护动物,人工养殖的海龟肉可供食用。

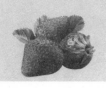

防癌抗癌宜吃的食物

在西方,海龟菜肴是人们餐桌上的美味珍品。有的资料报道,早在 16 世纪前,一些航海探险家们初尝到鲜嫩可口、新奇异味的海龟肉后都赞叹不已。之后进一步发现在加勒比海的凯曼岛周围,生活着成千上万只大大小小的海龟,探险家哥伦布在 1503 年将该岛命名为"海龟岛"。随着航海事业的发展,经过凯曼岛的轮船越来越多,并由此大量捕取海龟带到伦敦等地,从而开了异地尝美味珍品之先河。据说,海龟的祖先是由陆地进入海中的,经过世代交替,每当荷花映月、流萤飞舞、蛙声传鸣的季节,海龟仍会遨游万里,重返故里生儿育女。

海龟的营养很丰富。据营养学家估算,海龟肉含蛋白质 15%～20%以上,而含脂肪仅为 1%左右。1 只成熟的海龟可达 300 多千克,一般可提供 50 千克以上的海龟肉,十分可观。海龟还含有钙、磷、铁、锌、碘等多种无机盐,以及维生素 A、维生素 B_1、维生素 B_2、维生素 D 等活性成分。玳瑁和海龟一样,包括它们的甲壳,都具有较高的药用价值。海龟类是名贵药材,早为我国古代药学家所重视。以海龟甲制成的龟甲胶,是久负盛名的营养滋补佳品。近代医学研究发现,海龟及海龟类制品具有抑癌作用,并为动物实验证实。

(1)动物实验发现,海龟胆汁对肉瘤-180 及艾氏实体瘤均有不同程度的抑制作用。

(2)上海中药二厂等单位研制成功一种能够减轻肿瘤患者症状的药物"海龟胶"。经临床试用表明,海龟胶有很高的营养和药用价值,与其他药物合用治疗原发性肝癌和肝肿瘤,有减轻患者症状,控制病情发展,增强患者体质和延长患者生命的作用。

(3)有的医药单位利用玳瑁制成的玳瑁散,在临床上用以治疗肝癌,也取得了一定疗效。

(4)近年来科学研究发现,海龟壳中含有能抑制癌细胞生长的活性成分。日本科研人员宣称,软壳海龟粉可使小鼠荷瘤缩小并逐渐消除，认为海龟壳有助于抗癌。

由于喜食海龟者越来越多，海龟在加勒比海已濒临灭绝，有的国家已明令严禁捕捉。为开发这一对人类有实用价值的资源，美、英投资者于1968年在凯曼岛建立了海龟养殖场。我国也正在大力发展海龟的人工养殖业，无论是对渴求美食的人们还是对众多的癌症患者来说，这都将是可喜的福音。在我国，海龟列为二类保护动物，我们反对捕杀野生海龟，食疗应选用养殖的海龟。

（八）鲨　鱼

鲨鱼，别名鲛鱼、鳆鱼、鲛鲨、醋鱼等，为皱唇鲨科动物白斑星鲨、鱼鲨科动物角鲨及其他鲨鱼之合称，是地球上最古老最原始的海鱼之一。鲨鱼种类颇多，全世界约有350多种，其中大灰鲨属联合国规定的保护动物，在禁捕之列。鲨鱼多栖于近海，以角鲨为例，分布于北太平洋和北大西洋，我国产于东海和黄海，以软体动物、虾、蟹及其他鱼类为食料，卵胎生。远在恐龙出现前2亿年，其即在地球上的海洋中遨游。鲨鱼虽是软骨动物，但其性凶猛，皮有沙，背鳍具硬棘，体能强大，游泳迅速，活动性强，素有"海洋之虎"的名声，角鲨数量较多，为兼捕鱼类。主要供食用，肝可制鱼油，鳍可制鱼翅，均可入药。近缘种有长吻角鲨和短吻角鲨，无白斑，我国沿海均产。鲨鱼属保护动物，食用应选择人工养殖的2～4千克的鲨鱼肉。

我国古代对鲨鱼早有认识，据史书记载，在公元前210年10月，秦始皇祈盼永生心切，第三次来到山东半岛的成山角，令弓箭手架起连弩，并亲自守候在旁。由于徐福说蓬莱仙岛的海域有大鲛鱼阻碍，无法得到长生草，于是秦始皇决心射杀大鲛。将士们一连陪等了三天三夜，果真射杀了1条大鲛鱼。大鲛，就是现在所说的鲨鱼。可是没有人会想到，历经2000多年后的今天，当时被射杀的大鲛鱼，竟然与防癌保健、延年益寿如此紧密地联系在一起，

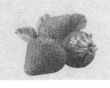

防癌抗癌宜吃的食物

人们把注意力倾注于自然界中能繁衍亿万年的动植物,对鲨鱼之研究尤为重视。

据近代营养学家测定,鲨鱼肉含蛋白质 21.29%,脂肪 0.66%,无机盐 0.96%。其皮含有大量胶体蛋白、黏液质和脂肪;脑和卵巢含脑磷脂、卵磷脂、神经磷脂及胆固醇。鲨鱼翅(鳍)每 100 克含蛋白质 41.8 克,脂肪 1.5 克,其中含钙 730 毫克,磷 970 毫克,铁 76 毫克。鲨鱼全身都是宝,富含多种营养素,尤以蛋白质含量最高,是滋补佳品。我国古代劳动人民早就认识到鲨鱼的补养功效和药用价值,中医典籍中多有记载。《食疗本草》成书于唐,认为鲨鱼味甘咸,性平,能补五脏,健脾胃,益气血。明代《本草纲目》中称鲨鱼为鲛鱼,记载有"其内补五脏,甚益人。其皮可疗心气鬼疰、吐血等多种恶病"。此处所述病症,相似于现代医学所称的胃癌。鲨鱼具有抗癌作用,已为现代医学研究证实,动物药理实验进一步肯定了这一点。

(1)20 世纪 60 年代,世界海洋生物学家发现,鲨鱼不会患癌症。国外有位叫玛特的科学家,用 25 年时间,观察解剖了 5 000 多条鲨鱼,仅发现 5 条长有肿瘤,经病理检查属良性。鲨鱼是地球上为数极少的不得癌症的运物之一。

(2)美国佛罗里达州的卡尔·柳尔博士把鲨鱼放置在含有高浓度致癌物质黄曲霉毒素的水族箱内饲养了 8 年,结果没有 1 条鲨鱼患癌症。另据报道,有的学者给鲨鱼喂食含大量致癌物质——黄曲霉毒素 B_1 的食物,实验结果没有发现 1 条鲨鱼患有癌症。

(3)据英国《新科学家》杂志报道,鲨鱼是世界上唯一不易患癌症的动物,其原因在于它的体内含有一种鱼鲨烯具有抗癌性。

(4)据报道,还有学者做过这样的实验,将一条怀孕的角鲨剖开腹部后,用充满致病细菌的海水冲洗其内脏,然后放归海水池中饲养,1 个月后捞出来观察,结果角鲨安然无恙,没有一点感染或坏死的迹象。研究中发现，角鲨体内可生成一种快速杀菌的化学物质，其结构属甾族类化合物，该物质可抑制肿瘤细胞生长。

（5）日本德岛大学研究室从鲨鱼翅中提取出一种可以预防肿瘤发生的物质（成分尚不知，与牛软骨组织中含有的一种物质相类似）。他们先给实验小白鼠喂饲该物质，再接种癌细胞，实验组仅有 3 只小白鼠患移植性癌，而对照组（不喂饲该物质）接种癌细胞的 60 只小鼠竟全部发生了移植性癌。

（6）国外科学家在研究中发现，鲨鱼肝脏内含有一种可增强抗癌能力的脂类。美国医学科学家从鲨鱼肝脏中提取出一种名为辅酶 Q_{10} 的物质，试用于癌症临床观察。新英格兰研究院院长约翰·海勒博士介绍说，他们用提取的辅酶 Q_{10} 治疗一些老年癌症患者，使病情有了明显好转。

（7）日本有人利用鲨鱼肝制成一种鱼肝油萜胶囊，可治疗包括癌症在内的多种疾病。

（8）有人还从鲨鱼肝中分离出了网状内皮系统刺激剂，当把这种物质给予荷瘤小鸡时，小鸡肿瘤发生率可降低 50％。此外，有的报道说幼鲨的血清甚至不用纯化处理就能直接抑制小鸡劳斯（Rous）肉瘤的生长。

我国科学工作者对鲨鱼制品的抗癌作用进行了大量的、有成效的研究和探讨，并研制成功了具有抗癌活性的鲨鱼软骨粉。据有关资料称，采用国产的鲨鱼软骨粉（精制），在不同剂量下可获得50％～66.3％的抑瘤率，没有化疗药物所伴有的不良反应。鲨鱼软骨是当今最有效地阻止癌细胞血管生长的天然物质，不仅可以用于癌症患者，还可以用于健康人的饮食，发挥其防癌保健、延年益寿的作用。

选用鲨鱼时，应以体色新鲜、光泽反射良好、鳃孔黏液滑且透明无异味的为优。在多数情况下，使用干品者较多，食用鲨鱼前要先用开水烫洗，除去怪味，然后刮沙或去皮，剖腹开膛，去内脏，洗

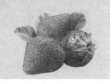

净,再进行烹饪,制成各具特色的菜肴。

(九)牡　蛎

　　牡蛎是软体动物门瓣腮纲牡蛎科诸种的总称,又称海蛎子、蚝、蛎黄。产于我国沿海的约有 20 种,常见的有近江牡蛎、褶牡蛎、大连湾牡蛎、密鳞牡蛎、长牡蛎等。现在也有人工养殖的牡蛎。牡蛎壳形不规则,壳两瓣大小不等,壳面呈铅灰色,内面瓷白色,而内深陷的肉痕则为紫褐色。牡蛎肉又称蚝肉,色呈洁白,鳃边黑色。选择生蚝以柔软隆胀,黑白分明的最新鲜,且以大型的最好。蚝常附着固定物生活,并终身不迁移。每年 4～10 月份产量最大,初冬时则最肥美。生蚝去壳后加工晒干,就是"蚝豉"。蚝的肉质黏滑,味道鲜美,蛋白质含量 50％左右,富有营养,所以有"海中牛奶"的美称。

　　牡蛎肉营养丰富,每 100 克鲜牡蛎中含有蛋白质 5.3 克,脂肪 2.1 克,糖类 8.2 克,钙 82 毫克,磷 413 毫克,铁 23.9 毫克;也含有一定量的钾、锌等人体必需的无机盐。此外,还含有维生素 A 27 微克,维生素 B_1 0.02 毫克,维生素 B_2 0.05 毫克,烟酸 3.6 毫克,维生素 E 6.73 毫克,以及牛磺酸、谷胱甘肽、5-羟色胺、碘等成分。目前,对牡蛎防癌抗癌的研究正在深入进行。

　　(1)国内外专家一致认为,牡蛎肉所以能防癌抗癌,是因为它含有一种重要的抗癌成分——鲍灵。鲍灵是一种糖蛋白,对各种癌细胞都有抑制作用。牡蛎肉和壳一起磨碎后的提取物,对小鼠肉瘤 S-180 和仙台(SV)病毒诱发的田鼠肿瘤均有治疗作用。

　　(2)有的学者做动物实验,发现牡蛎肉提取物对癌细胞有抑制作用,可延长荷瘤鼠的存活时间,对照组的小鼠 1 个月后全部死亡,而食用牡蛎肉提取物的小鼠,存活率 35％。牡蛎肉还能增强自然杀伤细胞的活性,可更有效的直接杀伤癌细胞。

　　(3)有学者采用江苏兴化古生物牡蛎和新鲜牡蛎贝壳做动物

实验,证实有增强小鼠细胞免疫的功能,提高抗癌能力的作用。

(4)有的专家实验发现,牡蛎肉的无菌水提取液对小鼠肉瘤有抑制作用。经临床应用,全牡蛎 100 克,石决明、海浮石、海蒿子、昆布粉、紫菜各 15 克,水煎服,对早期胃癌有一定的防治作用。

(5)据报道,临床上用牡蛎与其他药物配伍,治疗胃癌、肺癌、乳腺癌、食管癌、甲状腺癌、恶性淋巴瘤等,均收到一定的效果。

牡蛎肉可炸、蒸、煮着吃,还有人喜欢吃生蚝,但生蚝容易感染细菌,对肠胃功能较弱的人不大适宜。牡蛎干体形完整、结实、光滑、肥壮,肉饱满,表面无沙和碎壳,肉色金黄,质干、淡口的为上品;体形基本完整,较瘦小,色赤黄略带黑的次之。

(十)海 参

海参是指棘皮动物门海参纲刺参科动物刺参或其他海参的全体,又名刺参、海黄瓜、海老鼠。海参体嫩有弹性,种类繁多。我国常用海参中,品质较好的有刺参、棉花参、方刺参、大乌参、克参、乌虫参、白石参、黄玉参、赤白瓜参等。海参的身体略呈现圆柱状,体壁多肌肉,口和肛门在两端,口的周围有触手。海参以肥壮、饱满、顺挺,肉质厚实体粗长,体内无沙者为佳品;体细小,肉质薄,腹内有沙者较差。

海参属高蛋白质,低脂肪食品,每 100 克海参干品中含有蛋白质 50.2 克,脂肪 4.8 克,糖类 4.5 克,钙 240 毫克,磷 94 毫克,铁 9 毫克,硒 206 微克。此外,还含有维生素 A 39 微克、维生素 B_1 0.04 毫克,维生素 B_2 0.13 毫克,烟酸 1.3 毫克。海参味道鲜美,营养丰富。不但是名贵菜肴,而且是滋补佳品。海参是海中八珍之一,有"海中人参"的美誉。海参味咸,性平,具有补肾益精、养血润燥的功效。适用于勃起功能障碍、遗精、肠燥便秘等。近代研究有降血压、抗动脉硬化、抗冠心病、抗肝炎等功效。目前,海参的防癌抗癌作用正日益引起人们的重视。

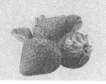

(1)海参的抗癌作用是因为它含有黏多糖。黏多糖是易溶于水的细微纤维,容易在水中扩散,具有黏性,能吸附致癌物质并将之排出体外,具有制止癌细胞生长和转移的作用。

(2)每 100 克海参含硒 206 微克,比鸡肉的含量高 11 倍,比鲤鱼高 22 倍。大量研究证实,硒摄取量越低的人群,癌症的发病率越高。据报道,日本海喧居民每日硒的摄取量高达 500 微克,他们癌症的发病率很低。

(3)海参含钙较高,钙不但能预防骨质疏松症,而且有防癌作用。据报道,美国学者曾对 1 500 名男子进行长达 15 年的观察研究,结果发现,每日摄入 1 200 毫克钙者,结肠癌的发病率下降了 75%。钙所以能防癌,专家认为是因为它能控制细胞异常增生,抑制结肠内促癌酶的活性。

(4)近代研究证实,海参中所含的海参素是一种抗毒剂,能抑制某些癌细胞的生长。

(5)最近有的研究报道,从海参中提取出一种皂苷,能使体内的癌细胞明显缩小,对小鼠腹水癌疗效显著。最引人注意的是这种物质对人类口腔癌也有良好的疗效。

(6)有的学者发现,海参提取物中的酸性糖蛋白有直接抑制癌细胞生长与繁殖的作用。

商品海参多为干制品。食用部分是它的体壁,内脏部分不能食用。选购时以体形粗长、质重、皮薄、肉壁肥厚、水发胀性大、性糯而爽滑、富有弹性、无沙粒者为好。凡肉壁瘦薄、水发涨性不大、做成菜肴入口粳韧、味同嚼蜡,或松泡酥烂、淡而无味,或沙粒未尽者为次。家庭食用少量海参时可将其置于冷水中浸泡 24 小时,再用刀剖开去内脏,洗净,置保温瓶中,倒入开水,盖紧瓶盖,发 10 小时左右。中途可倒出来检查一次,挑出部分已发透的嫩小海参,泡在冷水中备用。油发时将海参洗净、晾干,放入温油锅中用小火加热,待油温升高发出响声时,边离火源边翻炒海参,油冷却后再上火慢炸、翻炒,直至炸透,捞出后沥干油,用碱水冲洗,再用凉水浸泡。使用的容器切勿沾染油腻、碱和盐分。开腹去腔内韧带后要保持原样,每次加热时要重新换水。如果时间短,需要当天涨发时,可将用一般水发方法涨发到一半程度的海参放深盘内,加葱、生姜、料酒、花椒、酱油、鸡架(或鸭架)和多量的水煮开后离火闷5小时,捞出后将其腹部划开朝下放在筛上晾透。这种方法涨发的海参质量高,但涨发率低。脾弱不运、痰多泻痢者不宜多食海参,以免加重病情。

(十一)螃 蟹

螃蟹,即河蟹,又称毛蟹、绒螯蟹、大闸蟹、稻蟹、清水蟹等。为方蟹科动物中华绒螯蟹,归属水生节足动物甲壳类,其壳所含活性物质有重要的药物价值。河蟹常穴居于江河湖荡的泥岸中,每年秋末冬初,成熟个体迁移到浅海中交配繁殖,雌蟹潜居海底泥沙内排卵。卵于次年3～5月孵化,发育有变态,经蚤状幼体与大眼体两个发育阶段。大眼幼体即蟹苗,又从海中迁入淡水,发育而成幼蟹。我国南北各地都产河蟹,为我国主要经济蟹类,长江流域产量尤其高,江苏的阳澄湖、太湖、洪泽湖、高邮湖、长荡湖、固城湖等为长江河蟹主要产区。俗话说:"秋高气爽,菊黄蟹肥。"农历九月是吃蟹的最好时节,因为这时河蟹已长成,正由内河向浅海进发产卵,雄蟹脂膏浓郁,雌蟹体壮肥满,食之尤佳。

螃蟹,被人误解为"横行公子",其实螃蟹的祖先并不横行。据科学家研究发现,螃蟹的第一对触角有几颗用于定向的小磁粒,就像是几只小指南针。亿万年前,螃蟹的祖先靠这种"指南针"前进后退,行走自如。后来,由于地球的磁场发生多次剧烈的倒转,使螃蟹体内的小磁粒失去了原来的定向作用,于是成了现在这个样子,这是生物特性所决定的。

营养成分测定,每100克螃蟹可食部分含有蛋白质14克,脂

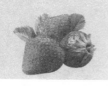

肪 5.9 克,糖类 7 克,以及钙、磷、铁等无机盐。螃蟹所含的维生素A、维生素 B_1、维生素 B_2、烟酸都相当高,肌肉中含有 10 多种游离氨基酸,其中谷氨酸、甘氨酸、脯氨酸、组氨酸的含量尤多。

螃解不仅好吃,还能医治多种疾病。中医学认为,蟹壳可清热解毒,破瘀消积,活血止痛。其中所论,有不少与近代所说的防癌抗癌作用相一致,并且为动物药理实验所证实。

(1)日本科学研究人员发现,蟹壳中含有一种叫"甲壳质基多酸(Kichin Kitosan)"的物质,这种物质有增强机体免疫能力,抑制癌细胞生长的特殊功效。他们将这种物质注射到患癌症的实验鼠和家兔体内,结果癌细胞生长被抑制,肿块迅速缩小。

(2)有人将提取出的"甲壳质(Kichin)"经浓碱、光、热处理后,转化为"基多酸(Kitosan)"。这两种物质结构基本相同,都是食物纤维,很容易溶于水和酸,也易被酸分解,所以极易被机体吸收,发挥抑癌作用。

(3)螃蟹每 100 克可食部分含维生素 A 230 国际单位,维生素 B_2 的含量比一般肉类多 5~6 倍,比鱼类多 6~10 倍,比蛋类多 2~3 倍;铁的含量也很高,要比一般鱼类高出 5~10 倍。螃蟹所含的以上成分,均有不同程度的抗癌作用,综合在一起,相辅相成,其抗癌保健作用更加突出。

由于科学技术的不断进步,人工养殖螃蟹已广为开展,这种美味佳肴离普通百姓的餐桌越来越近,也给癌症患者带来令人欣慰的福音。以往有个说法,"大蟹主要供食用,药用多为河蟹",所指的大蟹如阳澄湖的清水大闸蟹和嘉兴南湖所产的大蟹,所指的河蟹为一般的小蟹。实际上,现在上市的蟹都较大,药食可兼用之。

选择河蟹用以治病时,要注意质量第一的原则,尤以肚脐色白而凸出,蟹螯夹力大,毛顺、腿完整、饱满,动作活跃爬得快,且蟹壳青绿色有光泽,不断吐泡有声响的为好。由于河蟹是生长在淤泥中,它以动物尸体或腐烂植物为食,因而蟹的体表、鳃及胃肠道中布满了各类细菌和污泥。食用前应先将蟹体表、鳃、脐洗刷干净，蒸熟煮透后再食用，未蒸熟的蟹是不卫生的，有感染肺吸虫病的可能。蟹死后体内的细菌会迅速繁殖并扩散到蟹肉中，所以死蟹不宜食用。蟹与柿子不宜同食，以免腹泻。蟹可引起过敏反应，过敏体质者不宜吃蟹，患有皮肤湿疹、癣症、皮炎、疮毒、皮肤瘙痒者也应忌食。蟹肉中胆固醇含量较高，患有冠心病、血脂异常、高血压、动脉硬化症者应当少吃或不吃蟹。此外，慢性胃炎、十二指肠溃疡、胆囊炎、胆结石症、肝炎活动期、伤风发热、胃痛及腹泻患者慎食蟹肉。中医学认为，脾胃虚寒，外邪未清者不宜食蟹，且有蟹柿不可同食之说。因此，螃蟹要鲜吃，现蒸现吃，而且必须炼透蒸透。

（十二）田　螺

田螺，又称大田螺，为田螺科动物中圆田螺或其同属动物的全体。我国大部分地区均有田螺分布，它栖息于湖泊、池塘、水利和缓流的沟溪河水中。田螺雌雄异体，雄性右触角变粗开成交接器，卵生；一般在春夏之间交配怀仔，6月后产仔期过，田螺就肥大起来，人们在中秋前后都要争相品尝别有风味的田螺肉。俗话说："三月田螺满肚仔，秋后鲜香肉肥美。"田螺在我国南方是很有名气的小吃，在广州等城市，包括星级宾馆、旅店在内的许多餐饮服务场所，都有炒田螺。田螺不仅肉质细嫩肥人，还能医治许多病症。中医学认为，田螺味甘性寒，可清热利水，解毒消肿，治热结小便不通、水肿、便血、黄疸等病症。

据测定，每100克田螺肉含蛋白质10.7克，含有人体必需的8种氨基酸，而其脂肪含量仅为1.2～1.5克，远远低于猪瘦肉和牛肉。每100克田螺肉含钙高达1357毫克，仅次于虾皮，牛、羊、猪肉均不能与其相比，在各类动植物食品中名列第二。此外，田螺还含糖类、无机盐及维生素A、维生素B_1、维生素B_2、维生素D和烟酸等营养成分。其糖类、磷、铁、钙和维生素类的含量均高于蛋

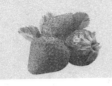

类和黄鳝。

我国古籍医案中,有用田螺为主药治疗"肠风下血"症者,肠风下血与大肠癌(结肠癌、直肠癌等恶性肿瘤)的临床症状相类似。近代研究资料显示,田螺具有一定的防癌抗癌作用。

(1)田螺含钙量极为丰富,钙磷比例大于2,已引起研究人员的关注。近年来研究发现,患结肠癌与吃了含大量脂肪的食物有关。多伦多大学路德维格癌症研究所科研人员通过对人类的粪便检查,发现了每日大约有0.7克脂肪以脂肪酸和游离胆酸的形式进入结肠,这些脂质大部分来自食物中的脂肪。当脂质的浓度增高时,可刺激并损害结肠的上皮细胞,引起癌变。研究中还发现,食物中的钙能与脂质相结合,产生一种无害的结合态钙皂,而钙皂可从粪便中排出,从而防止了脂质对结肠的刺激。经常适量吃些如田螺、虾皮、贝类、海带等含钙量丰富的食品,有预防结肠癌发生的作用。

(2)田螺含有的多种维生素,如维生素 A、维生素 B_1、维生素 B_2、维生素 D 及烟酸等,均有不同程度的防癌抗癌作用,有的不仅可直接阻断细胞癌变,还能为人体制造一类调节代谢、防止癌症伤害的关键酶,从而有效地发挥其防癌抗癌作用。

在应用田螺防治癌症中,如何选择田螺也很重要。田螺上市购买时,要挑选个大、体圆、壳薄者,其厣角质泛光泽、完整收缩,螺壳呈青淡色,耳壳处无破损,掂之有沉重感的。同时,最好选择头部的左右触角大小相同,且向前方伸展,其末端不弯曲的雌田螺。雄田螺特征前面已有介绍,不再赘述。市场上出售的田螺,常混有死螺,挑选时可用指尖往厣盖(田螺肉上的膜片)上轻压一下,有弹性的是活螺;若没有弹性感,且有水泡冒出者,就是死螺。由于田螺肉性寒,不反复地嚼食不易被消化,所以食用时应细嚼慢咽。过食田螺容易引起腹痛、泄泻。

三、防治癌症的食物

(十三)泥 鳅

　　泥鳅,亦称鳅、鳅鱼,为鳅科动物泥鳅的肉或全体。泥鳅栖息泥底,水干枯时,常钻入泥中,以甲壳类动物和昆虫等为食。离水时能进行肠呼吸。我国除青藏高原外,各地淡水中均产,泥鳅是我国人民非常喜爱食用的小型鱼类,肉质细嫩,营养价值很高。

　　以往泥鳅似乎登不得大雅之堂,实际上并非如此。我国民间素有"天上斑鸠,河里泥鳅"的美谚。如今,小小的泥鳅在国际市场上成了十分畅销的水产品。在日本,泥鳅备受青睐,人们认为它是高蛋白、低脂肪的营养滋补品,被誉为"水中人参"。

　　泥鳅的营养很丰富,据测定,每 100 克泥鳅中含蛋白质18.4～22.6 克,脂肪 2.9～3.7 克,糖类 2.5 克;还含有钙、磷、铁及维生素 A、维生素 B_1、维生素 B_2、烟酸等。其中,维生素 B_1 的含量比鲫鱼、黄鱼、虾类高 3～4 倍,维生素 A 的含量也较其他鱼类高。泥鳅所含的脂肪成分较低,胆固醇含量更少,值得一提的是所含脂肪中有类似二十碳五烯酸的不饱和脂肪酸,其抗氧化能力强,有助于人体抗衰老。泥鳅既是滋养补品,又具有相当高的药用价值。

　　中医学认为,泥鳅性平味甘,可暖中益气,解毒祛湿,其滑黏液有解毒消肿作用。近代医学研究认为,泥鳅也是防癌抗癌食品。近年来,人们对泥鳅又有了新的发现,认为能治疗癌症。日本民间使用泥鳅制品治疗乳腺癌,有一定疗效。

　　(1)泥鳅富含维生素 A、维生素 B_1、维生素 B_2 等,现代医学研究表明,其所含维生素综合作用于人体,有较好的防癌抗癌,保健强身的功效,是一味上好的抗癌佳品。

　　(2)泥鳅身上的滑黏液,临床应用中称其为"泥鳅滑液",具有特殊的药用价值,可用来治疗排尿不畅,疮疖痈肿等症;临床用其与生鹅血、韭菜汁等饮服,可治疗食管癌、贲门癌、胃癌。

　　(3)临床研究中,泥鳅能明显促进黄疸消退及转氨酶下降,可

73

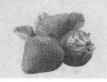

治疗急性肝炎;对肝功能的恢复和防止迁延性肝炎及慢性肝炎恶变有明显的作用,进一步提示泥鳅具有明显的保肝防癌功效。

泥鳅的吃法颇多,既可煮可烧,又可炖可炒。泥鳅肉质细嫩,松软可口,进食后又易于人体消化吸收,对肿瘤患者特别是中老年人作为防癌保健食疗尤为适宜。

(十四)乌 龟

乌龟,又名水龟、元绪、金龟等,为龟科动物,乌龟科动物。乌龟的腹甲,俗称龟甲,中医典籍中入药,现背甲也入药。乌龟常栖于川泽、河湖、池沼等水区或阴湿处,分布于长江流域及许多省、市、自治区,主要产于浙江、湖北、湖南、安徽、江苏等地。全年均可捕捉。杀死后,可取其筋肉制作珍膳佳肴食用。另取其甲壳,洗净晒干,谓为"血板";如煮死后取出的甲壳,称为"烫板",以沙炒后醋淬供入药用。我国最早的药学专著《神农本草经》首先介绍了龟甲,把它列为上品,并说:"久服,轻身不饥。"《名医别录》认为:"久服,益气资智,使人能食。"金元滋阴派鼻祖朱丹溪称龟甲"大有补阴之功"。明代李时珍也说:"龟,能通任脉,故取其甲以补心、补肾、补血,皆以养阴也。"

在民间有这样的俗话,"千年王八万年龟",讲的是乌龟比鳖活得更长久,乌龟能活100～300年或以上,经历史考证和科学验证,最长寿的是乌龟。在现代研究中,发现龟细胞的增殖分裂可传110代,而人的细胞只能传50代。一些学者认为,乌龟体内没有致癌因素,是不会生癌的。乌龟的寿命较长是不难理解的。乌龟确有很强的生命力,几个月甚至几年不吃不喝也不会死。有报道乌龟是地球上最古老的动物之一,已有2亿年的历史。

乌龟营养丰富、味道鲜美,是现代宴席上的珍品。"龟身五味肉"(即含有牛、羊、猪、鸡、鱼五种肉)的营养和味道。乌龟的药用价值,早已被我们祖先所认识,《山海经》《神农本草经》《本草纲目》

等都有详细记载。每 100 克龟肉含粗蛋白高达 16.7%，十二碳五烯酸(EPA)占脂肪酸 1.55%，二十二碳六烯酸(DHA)占 1.56%，其含量远比海产品、贝类含量高。

龟肉确是营养价值很高的滋补品，含有蛋白质、脂肪、无机盐等；龟甲也有相当好的补益作用，它含有动物胶(或称骨胶原)、角质、脂肪、蛋白质、钙、磷等营养物质。龟甲经过熬煮而成的龟甲胶，其滋补力比龟甲好，可止血补血，适用于肾亏所致的贫血、子宫出血、身体虚弱等病症。乌龟及其制品具有防癌抗癌作用，并为基础实验研究所证实。

(1)现代医学研究证实，乌龟所含有的龟蛋白有一定的抗癌作用，能抑制肿瘤细胞。龟蛋白对小鼠肉瘤 S-180、艾氏腹水癌细胞有抑制作用。

(2)近年来，国内有些科研单位在研究中发现，龟甲对肿瘤的治疗有一定价值。

(3)现代分子水平的实验研究提示，龟甲胶能调节机体功能，激发机体自身调节机制，增强机体自稳状态，改善机体的代谢状况，提高机体的免疫功能，这与中医所认为的扶正祛邪、延年益寿功效是一致的。

对消耗性很大的癌症患者来说，适量、经常食用龟肉及其龟类制品，是大有裨益的。有的学者还明确地指出，不论是龟肉、龟甲还是龟甲胶，都具有滋阴养血的功能。肿瘤患者只要阴血不足，出现诸如低热、潮热、咯血、心烦、失眠、手足掌心热、口干咽燥、舌红少苔等症状，皆可食用乌龟。健康人经常食用乌龟，也能祛病强身，延年益寿。

(十五)蛇　肉

我国蛇的种类很多，均属爬行纲，所涉科目也多，如眼镜蛇科的金环蛇、银环蛇、眼镜王蛇；蝮蛇科(响尾蛇科)的蝮蛇、竹叶青、

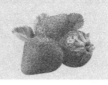

响尾蛇;游蛇科的乌梢蛇、乌游蛇、水蛇等。蛇肉可供食,其全身皆可入药。药用研究得较多,使用较广的是蝮蛇。蛇是保护动物,不应乱捕滥食,食用应选择人工养殖的蛇。

蝮蛇,别名土公蛇、草上飞,为蝮蛇属蝰蛇科动物蝮蛇的(或除去内脏的)全体。有毒蛇头呈三角形,颈细;背灰褐色,两侧各有一行黑褐色圆斑;腹灰褐具黑白斑点;一般长 60～70 厘米,大者可达90 厘米以上。生活在平原及海拔较低的山区,以鼠、鸟、蛙、蜥蜴等为食,卵胎生。我国除西藏、云南、广东、广西尚未发现(或极罕见)外,其他各地均有分布,也产于朝鲜、日本和俄罗斯东部。大连近海的小龙山岛,盛产此蛇,有"蛇岛"的美称。有人认为分布在蛇岛的蛇不是蝮蛇,是一个新种,定名为"蛇岛蝮"。

蛇肉含人体必需的多种氨基酸,其中有增强脑细胞活力的谷氨酸,还有能够解除人体疲劳的天门冬氨酸等营养成分,是脑力劳动者的良好食物。蛇肉具有强壮神经、延年益寿之功效。其蛋白质中含人体必需的 8 种氨基酸,而胆固醇含量很低,对防治血管硬化有一定的作用,同时有滋肤养颜、调节人体新陈代谢的功能。蛇肉中所含有的钙、镁等元素,是以蛋白质融合形式存在的,因而更便于人体的吸收利用,所以对预防心血管疾病和骨质疏松症、炎症或结核是十分必要的。

蛇体主要含蛋白质、脂肪、多种氨基酸、无机盐和维生素等成分,不但营养丰富,而且具有很高的药用价值。中医学认为,蝮蛇属甘温有毒之品。蛇类药性皆走窜,有搜风通络之功,病久邪深者宜之。按照国家卫生部有关规定,蝮蛇与乌梢蛇一样同被列入第一批既是食品又是药品的名单之中。近代医学研究证实,蝮蛇肉有活血祛风、补中益气等功效,还有抗癌作用。

(1)蝮蛇含有丰富的蛋白质和蝮蛇毒等活性成分,动物药理研究表明,蝮蛇毒对小白鼠肉瘤-37、肉瘤-180、肝肉瘤、网状细胞肉瘤、艾氏腹水癌等均有不同程度的抑制作用。

（2）现代药理研究中还进一步证实，蝮蛇毒中可分离出多种酶，如精氨酸酯酶、精氨酸酰酶、蛋白质酶B、缓激肽释放酶及破坏酶等，其中精氨酸酶对癌症转移在血管壁上形成的斑块有消除作用，可防止癌症的转移。

蛇肉的烹饪方法很多，有烤、煎、炸、蒸、炖、烧、炒、氽、煲、羹等10多种；将蛇用于防癌抗癌药膳食疗，可选择既简便又有效的食用方法。有一点特别要引起重视，凡名菜用的毒蛇或普通菜用的无毒蛇，入馔前破下的蛇头要严密处理好毒牙。毒牙若碰伤或扎破皮肤也会中毒，严重者甚至危及生命，这一点是绝对马虎不得的。所以，知情人总是说，食蛇者痛快，而宰蛇人却非常辛苦，且相当危险。

（十六）茶　叶

茶叶，又称茶、茗等，为山茶科常绿灌木或乔木茶树之芽叶。茶叶作为我国人民日常生活中的大众饮料，举世共知，并有"国饮"之誉。我国是茶叶的故乡，是世界上最早种茶和饮茶的国家，茶树原产我国的青藏高原，公元前1世纪初期，四川成都附近茶叶就流传到日本。公元8世纪，蒙古人把自己的名马赶到中原来换取茶叶。

根据史籍记载，我国茶叶生产的发展和饮茶风尚的形成，经历了漫长的岁月。古代曾流传有"神农与茶"的动人故事：大约在公元前2730年，人们生吃野果和花草，经常有人误食有毒的东西而生病，甚至夭折。有位叫神农的人，为了解救黎民百姓，亲自尝试百草，后来他尝到一种长在树上的碧色嫩叶，泡在沸水中清香沁人，喝了爽口，且在肚子里上下流动，好似在肚子检查什么，把肠胃洗得干干净净，他把这种绿叶称为"查"，后人改称为"茶"。神农在尝百草中，每日要中毒数次，每次都靠茶来解救，所以又有"神农尝百草，日遇七十二毒，得茶而解"的传说。由此可见，我国人民发现茶可以作为饮料，至今已有4 000多年的历史了。民间谚语说得

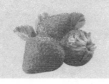

好:"开门七件事,柴米油盐酱醋茶。"在新疆、青海、甘肃一带以肉食为主的地方,有"宁断三天粮,不缺一顿茶"的民谣,充分说明了茶已根植于人们的日常餐饮生活之中。有的资料记载,我国的饮茶风在公元 729 年传入日本,1600 年传到俄国,1636 年传到法国,1684 年传到印度尼西亚。现在,茶已是世界"三大饮料"之一,不仅为中国人喜爱,也是最受欢迎、最便宜的一种世界性保健饮料。

茶叶含有人体所必需的蛋白质、氨基酸、脂肪、无机盐和维生素,特别值得一提的是茶叶中含有 10 多种维生素。100 克普通茶叶中,维生素 C 含量可高达 180 毫克以上,仅次于酸枣和红枣,高于一般的蔬菜、水果;B 族维生素和维生素 A、维生素 D、维生素 E、维生素 K 及维生素 P 等含量也相当丰富;茶叶含有钾、钠、磷、钙、镁、铁等无机盐,所含的微量元素氟、锰、钼、锌、硒、锗也不少。19 世纪以来,人们不断对茶叶进行分析,发现茶叶含有 400 多种化学成分,如含有茶多酚类(茶单宁)、麦角甾醇、芳香油化合物、三萜皂苷、脂多糖、茶鞣质、咖啡碱、茶碱等药效成分。

人们之所以喜欢喝茶,不仅因为茶叶清香滑润,爽口舒心,更重要的是由于茶具有多种医疗保健作用。茶除具有提神醒脑,止渴生津,利尿降压,祛脂解毒等作用外,近年来的医学研究表明,茶叶所含的许多生物活性成分具有明显的抗癌作用,可预防某些癌症的发生。

(1)茶叶可通过直接杀伤癌细胞和提高带瘤机体免疫功能的双重作用而发挥防癌作用。

(2)一定浓度的绿茶提取物对体外培养的人胃腺癌细胞克隆生长具有明显的细胞毒作用,其杀伤作用与药物浓度和作用时间呈正相关。

(3)细胞动力学效应实验证明,茶叶提取物对 L-1210 白血病细胞由 G_1 期向 S 期合成前阶段有抑制作用,这一结果为早期肿瘤的防治提供了重要依据。

（4）对浙江、安徽、福建等七省 145 种茶叶进行的研究发现，所有的茶叶品种均有不同程度阻断 N-亚硝基化合物在体外形成的作用。其中以绿茶作用为最强，阻断率高达 90% 以上，其次为砖茶、花茶、乌龙茶和红茶。取 3～5 克茶泡 2 次，每次泡 150 毫升水，饮服后就可阻止甚至完全阻断亚硝胺在人体内的合成。

（5）中国预防医学院科学院营养与食品卫生研究所以甲基苄基亚硝胺作致癌物进行了动物实验。经 3 个月观察，饮用茶叶同时给予致癌物的大白鼠，食管癌发生率为 42%～67%，患癌鼠平均瘤数为 2.2%～3%；未饮茶叶的对照组，食管癌发生率为 90%，患癌鼠平均瘤数为 5.2%。与此同时，他们还使用亚硝酸钠和甲苯苄胺作致癌物，结果饮茶组的大白鼠没有 1 只发生食管癌，而未饮茶组食管癌发生率为 100%。从而证实，茶叶可全部阻断亚硝胺在体内生成。实验中使用的 5 种茶叶，抑癌效果以福建铁观音和福建花茶为最好，杭州绿茶、海南红茶和绿茶次之。

（6）乌龙茶对汽车废气中致癌物环状碳化氢和二硝基芘有抑制作用，抑制率可达 70% 以上。

（7）用色谱方法从绿茶中分离出的成分抗氧化作用很强，能抑制黄曲霉毒素 B_1 的致突变作用，其效果与茶叶中的咖啡碱、茶单宁和黄酮类含量有关。

（8）茶单宁、鞣酸是亚硝胺类合成的抑制剂。茶叶可阻断人体 N-亚硝基化合物的内源性合成，特别以餐后饮绿茶的作用更显著。

（9）饮茶能对抗烟、酒的危害。茶叶中咖啡碱对烟中所含的各种有害物均有对抗作用，且能促使经常饮酒者从尿中排出酒精，抑制烟、酒的致癌作用。

（10）茶叶含一种芳香油，能刺激胃液的分泌，清除胃内积垢，减少胃肠肿瘤的发生。

（11）以低纯度（化学纯）醇提取绿茶有效成分，75 克绿茶中可

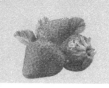

获得 2.3 克固体物,该物质对小鼠肉瘤-180 抑制率为 54.2%。

最近科学家们还发现,茶叶可抑制癌细胞的产生。他们把茶叶掺在饲料中喂植入癌细胞的小白鼠,3 周后,鼠体内癌细胞明显减少或受到抑制。日本科学家认为,未发酵的绿茶能抑制癌生长。他们发现茶叶所含的单宁成分中,有一种称为儿茶素没食子酸酯(EGCG)的物质,用小鼠做了抗癌实验,发现用儿茶素组小鼠细胞得到保护,且能抑制肿瘤细胞的生长,尤其是食管癌、胃癌和肠癌。这一研究成果已在国际上引起广泛关注。据称,一个人如果每日喝茶 10 杯以上,与不喝茶的相比,胃癌发病率降低一半。

我国学者和专家对茶叶的抗肿瘤作用作了深入的研究,发现茶叶中含有较多的维生素 C 和维生素 E,以及含有硒和锌等多种微量元素,其提取物能抑制 DNA 合成,具有明显抗癌作用,能抑制人体喉头癌、胃腺癌细胞的生长,对动物移植性肿瘤、艾氏腹水癌、肉瘤-180 的生长均有明显的抑制作用。体外实验表明,在茶精作用 12~24 小时,癌细胞便出现细胞壁破裂、细胞核萎缩等现象;动物体内给以茶精 10 日后,肿瘤明显缩小,抑瘤率约 40%。

在 1989 年汉城(现首尔)举办的第一届国际绿茶研讨会上提供的大量研究资料表明,茶叶有抑制癌症发生的作用,其主要功效为:茶叶有抑制细胞癌变、染色体畸变的作用;茶可抑制某些动物肿瘤,如皮肤乳头癌、肝癌、胃癌、食管癌、肺腺癌的发生,其中以绿茶最为明显。

有的学者指出:茶叶种类繁多,品种不同,作用各异,不可不知。红茶暖胃,绿茶止痢,花茶止渴,砖茶除腻,苦丁茶降火,菊花茶清肝,乌龙茶健身。此外,民间饮茶经验为:早茶提神,午茶消食,晚茶影响睡眠;凉茶伤胃,饱茶胀肚,久饮浓茶伤身。切不可因为饮茶有助于防癌抗癌便大饮特饮,而应注意科学饮茶,餐后饮茶,饮淡茶,最好不饮浓茶和劣质茶,以达到真正的防癌治癌、强身健体的目的。这些知识对人们正确饮茶有一定指导意义。

(十七)牛　奶

　　牛奶为牛科动物黄牛或水牛的乳汁。牛奶营养极为丰富,且饮用方便,易于吸收,常作为营养补品食用,小儿、老人更为合适,久食有延年益寿之功。牛奶除鲜食外,还可制成干粉或作为多种食品的原料。

　　牛奶的营养价值为世人所公认,牛奶的蛋白质以酪蛋白为主,占 86%,其次是乳白蛋白,占 9%,乳球蛋白占 3%;牛奶中还有人血白蛋白、乳铁蛋白、乳清蛋白酶、溶菌酶等。酪蛋白与钙、磷等结合形成酪蛋白胶粒存在于牛奶中。这样可提高天然钙的吸收率。酪蛋白中含有人体必需的 8 种氨基酸,而且各种氨基酸之间的比例较好,吸收率高达 87%～89%,属优质蛋白。牛奶中的蛋白质能和谷类中的蛋白质发生互补作用,提高谷类蛋白质的利用率。乳铁蛋白除能抵抗多种病菌外,也有提高人体免疫功能的作用。存在于牛奶中的天然成分还有表皮生长因子、胰岛素样生长因子、胃肠调节肽等。牛奶所含的脂肪熔点低,颗粒小,很容易被人体消化吸收,其消化率达 97%。牛奶中的糖类主要是乳糖,甜度只有蔗糖的 1/6,可促进胃肠蠕动和消化腺分泌。由于牛奶含有丰富的钙质,牛奶中的钙与磷比例合理,在体内极易吸收,远比其他各类食物中的钙吸收率高,所以牛奶是促进儿童及青少年骨骼、牙齿发育和中老年人补钙的理想营养食品。牛奶中几乎含所有已知的维生素,如 100 克牛奶中含维生素 A 24 微克,维生素 C 1 毫克及 B 族维生素 4 微克等。牛奶中含有钾,可使动脉血管壁在血压高时保持稳定,使脑卒中的危险减少一半。牛奶还可阻止人体吸收食物中的有毒金属铜和镉等有害物质。牛奶能全面供给人体各种营养素,提高免疫功能,是预防癌症,降低癌症发病率的理想饮品。

　　(1)资料证实,牛奶脂肪中含有一些天然的抗癌物质,包括共轭亚油酸、神经鞘磷脂、丁酸、醚酯等,还含有微量类胡萝卜素。其

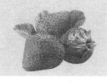

防癌抗癌宜吃的食物

中研究最深入的抗癌成分是共轭亚油酸,共轭亚油酸是由亚油酸转变而成的,牛奶脂肪是其最丰富的来源,牛羊肉和内脏脂肪中也含有少量共轭亚油酸。动物实验证明,只要在动物饲料中添加0.5%~1%的共轭亚油酸,给动物喂饲或注射强致癌物质之后,这些动物患上皮细胞癌、乳腺癌、结肠癌等概率就会大大下降。在人体内共轭亚油酸同样具有预防和抑制癌症的作用,尤其是乳腺癌。在癌变发生前后,摄入共轭亚油酸对人体具有保护作用。有的专家认为,每日饮 3 杯以上牛奶的女性,患乳腺癌的概率可减少一半。还有的专家认为,妇女多吃乳制品可以提高共轭亚油酸在母乳中的含量,降低婴幼儿将来患乳腺癌的危险性。专家研究还证实,共轭亚油酸作用的妙处是,如果在幼年的时候经常摄入共轭亚油酸,可以起到终身保护作用。而在已经接触了致癌物质之后再摄入共轭亚油酸,就需要不间断地补充,才能发挥防癌作用。可见,从小喝牛奶是何等重要。

(2)幽门螺杆菌是导致消化性溃疡、胃炎甚至胃癌的一个重要原因。台北荣民总医院最近研究了一种喝牛奶消除幽门螺杆菌的办法,这将对预防胃癌有一定的作用。该项研究体外试验已有初步成效,证实每日喝牛奶可减少胃癌的发病率。

(3)多吃牛奶或钙质含量高的饮食,将每日钙的摄取量由 600 毫克提高到 1 500 毫克,能够降低大肠癌发生的机会。美国夏威夷大学的研究人员发现,摄取足量钙的妇女得卵巢癌的概率要比较少摄取钙的妇女少 54%。

(4)牛奶中含有免疫球蛋白(Ig)等人体多种保护因子及增强人体免疫系统功能的乳铁蛋白等物质。目前,国内外都在研制"免疫奶",将某些疫苗注射到奶牛身上,让奶牛产生相应的抗体,分泌到牛奶中。幼儿和体弱的人喝了这种牛奶,能增强防癌抗癌力。

(5)营养学家认为,牛奶中的酪蛋白经过消化酶的作用,可分解成免疫活性肽,这些活性肽能调节免疫系统功能,提高人体抵抗

力,减少胃癌等多种癌症的发病率。

(十八)酸 奶

酸奶是以新鲜牛奶(或羊奶)为原料,加入一定比例的蔗糖,经高温灭菌、冷却后,再加入标化的纯乳酸菌种,经发酵而制成的乳制品。根据文献记载,在 5 000 年前,我们祖先已能种植多种谷物和驯养多种家畜。蒙古族早在汉代之前,已掌握了制乳技术;公元641 年,唐朝文成公主进藏时,已有"酸奶"的记载。在青藏高原,游牧者为了食用方便,常常把灌满羊奶的皮囊背在身上。由于体温等作用,使得羊奶变酸并呈乳渣状,这种发酵的奶吃起来别有滋味。把少量发酸的奶倒入煮过的奶中,隔一定的时间,煮过的奶就全部变酸,这就是最早的酸奶生产方式。

1857 年,法国微生物学家巴斯德在研究酒变醋的原因时,发现了具有酸化能力的乳酸菌。此后,科学家们又发现具有同样作用的乳球菌、乳杆菌、双歧杆菌等。当今,乳酸菌发酵乳及酸奶已盛行于世界许多国家,其发展速度之快令人震惊,我国城乡食用酸奶也很风行。

乳酸菌发酵乳及酸奶不但营养非常丰富,而且有很高的药用和保健价值。发酵乳及酸奶除了保持有原奶(牛奶或羊奶)主要营养和药用成分外,在许多方面均优于原奶。以常吃的酸牛奶为例,与鲜牛奶或各种类型的奶粉相比,酸奶含有大量的乳酸,不但味道醇厚,而且酸甜芳香,受到人们的宠爱。更为突出的是,乳酸进入人体,能抑制有害菌群,促进胃内容物的排泄,减轻胃酸分泌,提高钙、磷、铁的利用率。一般发酵乳中的脂肪酸比原奶增加 2 倍,成熟奶酪比原奶增加 6 倍。资料报道,酸羊奶的营养保健和药用价值比酸牛奶高,因此有人说:"若要不长癌,劝君多喝山羊奶。"

近代医学研究发现,无论是用牛奶还是用羊奶所制成的酸奶,都有防癌抗癌作用,而且为实验研究所证实。

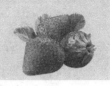

（1）酸奶含有多种维生素（A、D、E、B₁、B₂、B₁₂、叶酸、烟酸等），还含有大量乳酸、乳酸钙等保护因子，其抗癌作用表现为所含各种活性物质的协同作用。乳酸可促进肠道内正常菌群的增殖，抑制腐败菌的生长，有效地减少了腐败菌蛋白质分解后所产生毒素的堆积，从而起到防癌抗癌的效果。

（2）资料报道，美国科学家在实验中发现，将接种感染移植癌的实验鼠分作两组，一组用酸奶喂养，另一组喂一般饲料。结果喂酸奶一组的鼠肿瘤明显受到抑制，癌细胞增长较另一组降低30％～50％。

（3）还有的学者将酸奶及乳酪提取物——乳酸杆菌喂给预先植入癌细胞的小鼠，结果有50％的小鼠保持不长癌。

酸奶具有防癌抗癌作用，已愈来愈为人们所熟知，无论老、弱、病者、妇女及青少年、婴幼儿，还有肿瘤患者、正常健康者，都可以饮用，一年四季，每日1～2次，常量食用100～200毫升（婴幼儿减半），大有裨益。

有一点要注意，空腹不宜饮酸奶。要知道，酸奶中含有对人体有保健作用的乳酸杆菌，其存活与胃肠道内的 pH 值密切相关。乳酸杆菌在 pH 值5.4 以上的环境中生长繁殖良好，而在 pH 值2以下的环境中则难以存活。由于人在空腹时胃酸含量较高，pH值多在2以下，饭后才维持 pH 值3～5 以上的状态。因此，饮用酸奶的最佳时间，一般在饭后1～2小时之内，这样可以最大限度地发挥其滋养补益和防癌抗癌的功效。

（十九）猕 猴 桃

猕猴桃又名藤梨、仙桃、葡萄梨等，为猕猴桃科多年生藤本植物猕猴桃的成熟果实。猕猴桃原产于我国，至少有1 200多年的历史，分布很广，其中以河南、陕西、湖南、湖北、福建等省较多，陕西秦巴山区有年产几千万千克猕猴桃的资源。然而，千余年来人们对猕猴桃未予重视,使其始终处于野果地位,直至 20 世纪 70 年代末及 80 年代初,才步入新的发展时期。

猕猴桃的品种不多,据有关报道,全世界共有 54 种,我国就有 52 种,其中最为名贵的要数中华猕猴桃,它在清代《花镜》中被描述为"其花小而淡红,实形似鸡卵,十日烂熟,色绿而甘。猕猴喜食之"。由于它清香多汁,酸甜可口,风味独特,营养丰富,受到世界各国的重视,猕猴桃被誉为"品质超群的水果"。猕猴桃外观平常,貌不惊人,因其所含的特殊营养成分而具有极高的经济和医疗价值。目前,猕猴桃已成为我国登山队员的特种食品,我国登山队员攀登珠穆朗玛峰的时候,就使用了猕猴的加工食品。参加 1984 年美国洛杉矶奥运会的中国健儿,几乎每日都饮用猕猴桃鲜果制备的饮料。

据分析测定,猕猴桃含有丰富的蛋白质、维生素和无机盐(钙、磷、钾、铁、硫、钠、镁、氯)。每 100 克猕猴桃鲜果肉中,含维生素 C 100～420 毫克,最高可达 930 毫克,比柑橘类高 6～8 倍,比苹果高 20～83 倍,比梨高 32～139 倍。维生素 C 含量这样高的水果是很少见的,而且在人体可达 94% 的吸收率。特别令人惊叹的是,猕猴桃所含的猕猴桃素,是一种蛋白分解酶,可抑制蛋白质成为胶体状,有溶解动物死亡细胞及保持其柔软的作用。若将猕猴桃汁放在较硬的牛肉、排骨或肉片上 15 分钟左右,能使骨肉变软。日本人喜用猕猴桃与肉食搭配起来吃,以增加肉食风味,并易于肠胃消化。猕猴桃可溶性固形物含量为 12%～20%,其中糖占 70%,主要是容易被人体吸收的葡萄糖和果糖,有机酸含量 1.4%～2.0%;还含有维生素 P、维生素 B_1、类胡萝卜素、粗纤维、解朊酶,以及甘氨酸、酪氨酸等 17 中氨基酸。20 世纪 60 年代初期,猕猴桃在国际市场上崭露头角,至今以 10 倍于苹果的价格而"独占鳌头"。

中医学认为,猕猴桃性味甘酸而寒,入肾胃膀胱经,有清热生

85

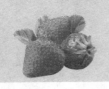

津、和胃消食,利尿通淋之功效。猕猴桃的保健抗癌功效已为现代实验研究所证实,而且为临床研究报告所推崇。

(1)北京医科大学圃菊教授以鼠伤寒沙门菌致突变实验证明,猕猴桃汁可阻断亚硝胺的合成,显示有预防胃癌的作用。动物实验将猕猴桃汁与柠檬汁进行对比,结果表明,猕猴桃汁是最有效的亚硝胺合成阻断剂,阻断率高达98%。当把猕猴桃汁中的维生素C、维生素E破坏后,阻断率仍可达79.8%,而把柠檬汁中的维生素C、维生素E破坏后,阻断率却降至不到20%。这说明猕猴桃的抗癌物质不是单一的,除维生素C、维生素E外,还含有其他可以阻断亚硝胺生成的活性物质。

(2)药理研究表明,猕猴桃根的乙醇提取物腹腔注射给药,对实验小白鼠肉瘤-180及宫颈癌均有较强的抑制作用。

(3)据报道,北京大学生物系陈德明等人在实验中发现,猕猴桃存在可杀伤离体癌细胞的"多肽"。

(4)日本科学家本桥登对猕桃的抗癌机制进行了探讨,发现氧化型维生素C可与自由基发生反应,成为原型维生素C,减少了自由基,而自由基产生过多则被认为是致癌原因之一。大量的维生素C还可阻止已知致癌物N-亚硝酸化合物的生成。

(5)猕猴桃果汁中含有丰富的半胱氨酸蛋白酶,可使食入的动物蛋白完全水解成易于消化吸收的形式,从而减轻消化道的负担,增强细胞的抗癌能力。

(6)有的学者认为,猕猴桃含维生素极为丰富,大量的维生素C可促进干扰素的产生,并可升高环一磷酸腺苷和环二磷酸腺苷的水平,有利于增强机体免疫功能,增强对癌症的抵抗力。

(7)临床观察发现,猕猴桃对防治胃癌、大肠癌、食管癌、肺癌、肝癌、乳腺癌等有一定效果。将新鲜猕猴桃去皮、洗净、剥开、捣至稀糊状,加冷开水搅拌成黏稠汁液,加入蜂蜜适量,再加入凉开水至300毫升,混合均匀,分早晚2次饮用。有清热解毒,抗癌消肿

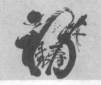

之效,适用于癌症患者的辅助治疗。将猕猴桃榨汁、制酒、制成糕点食用,均有防癌抗癌作用。

(8)猕猴桃还可以降低血胆固醇和三酰甘油水平。因而,人们誉称猕猴桃为"长生不老果",赐给它"仙桃"的美名。并且,猕猴桃根与果实一样,均可入药,都有明显抗癌保健作用。

有临床报道,湖南省肿瘤医院的研究人员给接受治疗的肿瘤患者服用猕猴桃果汁,并与不做此项治疗的患者对比,前者血红蛋白(Hb)和白细胞减少的反应明显减轻,消化道的不良反应也明显减弱。有人用猕猴桃狗肉汤食疗方治疗眼部黑色素恶性瘤,取得了明显效果。具体做法为:猕猴桃果实250克,狗肉500~700克,共炖汤服。每日再用猕猴桃根120克,鸡蛋2枚(或猪肉适量)炖服,30日为1个疗程。简便实用,深受欢迎。

杭州肿瘤医院报道,采用猕猴桃根2 000克,制成1 000毫升糖水,分2周食用完。先后用于食管癌、胃癌患者74例,获得了明显效果。浙江镇海医疗单位以此方为主治疗一位姓周的成年患者,病理检查为胃癌,已转移至小网膜淋巴结,手术后不能进食,排尿黄赤、疼痛欲绝。经连用45日,临床症状全部消失,生活已能自理。猕猴桃性寒,不宜多食,否则致脾胃虚寒、泄泻。凡脾胃虚寒者应慎食,先兆性流产、月经过多和尿频者忌食。

(二十)罗 汉 果

罗汉果又称"长寿果",假苦瓜、拉汉果、汉果、罗晃子等,为葫芦科多年生宿根草质藤本植物罗汉果的果实。根呈块状,夏季开花,果实圆形或长圆形,有黄色及黑色柔毛,因形似罗汉的肚子而得名。罗汉果产于我国广西、广东、海南、贵州等地一些阴湿地区,原为野生,早在200多年前,广西桂北山区已开始人工种植。罗汉果性喜阴凉、潮湿,生长在日照短、昼夜温差大的地方。由于罗汉果难作鲜食,因而一直无人问津。直到18世纪初,广西北部山区

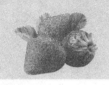

少数民族首先发现成熟的罗汉果可煎汤饮服,甜美可口,还意外地收到了润喉开音、止咳定喘、清热抗疲劳之效,从此开始了人工栽培。罗汉果多作烘干保存,甜度风味均不受影响。除干果外,还可加工成中成药,除供应国内应用,还远销日本、东南亚、加拿大和美国等地。罗汉果通常干制以后销售,以个大干爽、体轻皮薄、色泽黄褐、不破不裂、味甜不苦、摇撼无声者为上品。罗汉果有长果和圆果两种。长果形似鹅蛋,果形较大,皮薄光滑,品质优于圆果形罗汉果。

罗汉果是广西等地一种稀有水果,既可食用,又可用来治病。罗汉果原是一种无名野果,相传在几百年前,有一位姓罗名汉的乡土医生,用这种野果子治好了许多人患有的喉炎、咳嗽、咳痰等病症。后来他去世了,人们十分怀念他,便将这种果子取名为"汉果"。这种罗汉果,干果皮薄而脆,肉质黄白色,疏松而柔绵,甜润得像蜜一样。在广西桂林一带,民间用这种栽培驯化的罗汉果治病已有 200 多年的历史了。光绪十三年(1905 年),广西临县县志有"罗汉果大如柿,椭圆中空,味甜性凉,治劳嗽"的记载。

罗汉果的营养物质十分丰富,含有还原糖、果糖、葡萄糖,总量达 38.3%;含有丰富的蛋白质,以及油脂和多种维生素、氨基酸、亚油酸和三萜类化合物等。罗汉果中维生素 C 的含量每 100 克鲜果中含 400 毫克左右,最高达 510 毫克以上,比鲜枣略少,高于其他一般水果和蔬菜,可防治坏血病、癌症及抗衰老和增强免疫力等。目前,罗汉果所具有的清肺止咳、防癌抗衰老作用,已经引起国内外医学专家的高度重视。

(1)1975 年,美国研究人员 Lee 从罗汉果中分离出一种甜度相当于蔗糖 300 倍的非糖成分。日本的竹本常松说,罗汉果对各种疾病都有效的主要成分可能就是这种比蔗糖甜 300 倍的新物质。据国外资料报道,近年来发现这种甜味物质就是三萜类化合物,可能具有防癌作用,已引起了世界医药界的关注。

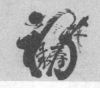

（2）罗汉果含有十分丰富的维生素C，具有良好的防癌抗癌作用。经常食用罗汉果及其制剂，能有效地阻止体内致癌物亚硝胺的形成；能巩固和加强机体的防御力，使癌细胞丧失活动能力。实验研究证明，维生素C是合成玻璃酸酶阻遏物（PHI）过程必不可少的物质。玻璃酸酶阻遏物可使玻璃酸酶丧失活性，从而抑制癌细胞的增殖。

（3）罗汉果结合中草药或协同其他抗癌药物治疗，可收到辅助效果，能减轻毒性较强的抗癌药物的不良反应。

有学者报道，在中医临床防治肿瘤的实践中，以开水泡罗汉果当茶饮，每日1个，治疗鼻咽癌、喉癌、肺癌等，收到了较好的清肺止咳，润肺化痰，养阴生津，利咽开音的效果，对上述几种癌症的放疗反应（如咽干、烦渴、干咳、身热等）也有缓解作用。若无罗汉果正品，可以用罗汉果糖浆、罗汉果冲剂，以及罗汉果晶、罗汉果果露等代用。临床观察结果表明，以罗汉果泡茶饮用疗效较高。

罗汉果性偏凉，体质虚寒者不宜多吃。随着当今世界的科学发展，人们认识到天然的罗汉果内含大量甜味物质具有抗癌作用后，不但为进一步开发、应用罗汉果展示了美好的前景，而且也为癌症患者带来了福音。

（二十一）无 花 果

无花果，俗称奶浆果、蜜果，异名天生子、映日果、文仙果、品仙果、隐花果，古称阿驵，为桑科榕属落叶灌木或小乔木植物无花果的果实（花序托）。无花果原产于东南亚和地中海的东部地区，圣经和其他古代文献中都曾提到过这种奶浆果。我国大约从唐代开始栽种，到现在已有1000多年的栽培历史，全国各地均的栽培，尤以福建、广东、广西等南方地区为多。每年初秋，果实由绿变为紫红，软似烘柿而无核，甜润可口，带有香蕉味道，不仅可食，也有很高的药用价值。《本草纲目》记载，无花果的根、茎、叶、果均可

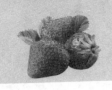

入药。

　　这种多肉质的水果在古文化中被称为无花的果实,人们对它的形成感到很神秘,中国有人甚至称其为"天生子"(《滇南本草》)。实际上无花果还是有花的,其花单性,隐于囊状花序托内,即隐藏在无花果中心的空室处。无花果顶端处有一个开口不与树连接,这是所有水果都不具备的。这个小"眼"孔使花与外部的空气、阳光相通,所以外观不见其花而只见其果。加上引种无花果时多用扦插和压条繁殖,并由此流传有"无花果无花"的误解。无花果从夏到秋,陆续开花结果,果实幼嫩时青翠可爱,成熟时黄橙泛红,甚至呈紫光色泽,十分诱人。

　　无花果营养丰富每 100 克可食部中含蛋白质 247 克,脂肪 1.5 克,糖类 0.1 克,维生素 A 1.1 毫克,维生素 B_2 0.03 毫克,维生素 C 0.1 毫克,维生素 E 2 毫克,磷 67 毫克,锌 0.1 毫克,硒 1.42 微克。无花果是一种纯天然功能性食品,现已从无花果中提取"补骨脂素"等多种抗癌、抗衰花活性物质。

　　无花果有"果中美珠"的美誉。夏末秋初之时,无花果由绿变紫,渐趋成熟,完全成熟的软烂而无核、多汁而味甘。它营养丰富,鲜果含糖量高达 28%,且主要为果糖和葡萄糖,容易被人体所吸收和利用,还含有蔗糖等多种糖类成分。无花果果实含柠檬酸、延胡索酸、琥珀酸、丙二酸、吡咯烷羧酸、草酸、苹果酸、奎宁酸、莽草酸及植物生长激素(茁长素)等,果汁沿含淀粉糖化酶、酯酶、脂肪酶、蛋白酶等。此外,还含有人体保健所必需的维生素 A、维生素 D、维生素 C 及 β-葡聚糖等活性物质。以上这些是临床治病的物质基础,能补脾健胃,润肺利咽,润肠通便,清热解毒,驱虫止泻等,确实是难得的药食两用佳果。目前,世界各国医药界对无花果的防癌抗癌作用产生了浓厚兴趣。

　　(1)法国、巴西等国科学家发现,在种植和食用无花果的地区,人们很少患癌症。经研究,认为无花果中的维生素 A、维生素 D、

90

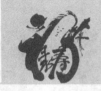

三、防治癌症的食物

维生素 C 和 β-葡聚糖等具有抗癌作用。维生素 A 能阻止致癌物质亚硝胺的形成;维生素 D 能分解人体内已形成的亚硝胺;维生素 C 可抑制癌细胞的发展,β-葡聚糖可以帮助消灭已形成的癌细胞。科学家认为,无花果的抗癌功能可能来自各种内含物质的综合作用。

(2)无花果干果的水提取物,药用炭、丙酮处理后所得活性物质有抗艾氏肉瘤的作用。

(3)从未成熟无花果中所得到的果汁能抑制大鼠移植性肉瘤及小鼠自发性乳癌,致使肿瘤坏死;同时又能延缓移植性腺癌、骨髓性白血病、淋巴肉瘤的发展,并使其退化。

(4)国外科学家认为,无花果含有一种防癌因子,能防止早期癌症的形成。

(5)江苏省肿瘤防治研究所和南京农业大学完成的一项研究成果表明,无花果具有明显的抗癌、防癌,增强人体免疫功能的作用。

(6)有的专家发现,在无花果树乳胶和干果的提取物及鲜果的白色果汁中,含有一种能够抑制肿瘤的有效成分,对乳腺癌、骨癌、骨髓性白血病等恶性肿瘤具有明显的抑制作用,可控制肿瘤恶化。

(7)实验研究表明,无花果对小鼠腹水癌、肉瘤、肝癌及肺癌的抑瘤率分别为 53.81%,41.82%,44.44% 和 48.52%。

(8)日本专家从无花果提取出一种成分,可阻止癌细胞的生长,能治疗多种早、中期癌症。

(9)法国科学家也从无花果中发现了能够抵抗人体细胞癌变的"微小放射体",这是很有意义的。

由此可见,无花果不但是保健妙品,而且在防癌抗癌方面具有特殊的功效,经常食用大有裨益。现在,已有许多医院在肿瘤防治中重视无花果的临床应用。例如,浙江中医药大学肿瘤研究室以无花果为主药治疗大肠癌;有人用鲜无花果 500 克,瘦肉 100 克,

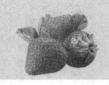

煨炖半小时,饮汤食肉,治疗食管癌;有人用无花果30克,木通15克,煎服,每日1剂,治疗膀胱癌等,均取得一定疗效。目前,临床上因木通对肾脏有毒性作用,建议用黄柏5克代替。

四川省简阳市人民医院将无花果制成片剂、冲剂,用于治疗胃癌等恶性肿瘤,使部分患者病情得到了缓解,延长了生存期。例如,1例纵隔瘤患者,术后肿瘤扩散,姑息治疗中经服用无花果制剂3年多,病情得到控制,全身状况改善,能料理家务及从事轻微劳动。

据《医学参考资料》报告,国外用无花果提取液治疗5例胃癌晚期患者,采用静脉注射给药,每日3次,每次10~40毫升,30~50日肿块全部消失,其中2例胃幽门癌患者疗效更为显著。无花果防癌已得到普遍认可,美国和日本将无花果罐头贴上"防癌食品"标签在市场上出售。

我国学者也认为,无花果具有广泛抗癌作用,可用于治疗多种恶性肿瘤,且无不良反应,并能补脾健胃,又可作水果生食,是肿瘤患者辅助治疗的好蜜果。

(二十二)山 楂

山楂,俗称胭脂果,异名山里红果、猴楂、鼠楂等,为蔷薇科落叶灌木或小乔木植物山里红或山楂的成熟果实。秋季果实成熟时采收,切片,干燥。主要产于我国北方山东、河南、辽宁等地,习称"北山楂";产于江苏、浙江、云南、四川等地者,统称"南山楂"。山楂不仅是人们喜爱的水果,也是常用的中药。作水果食用以云南、广西的粗叶山楂为优,入药则以北山楂为好。

山楂味酸、甘,性微温,具有消积食、散瘀血、驱绦虫、止痢疾、化痰浊、解毒活血、提神醒脑、清胃等功效。适用于肉积、痰饮、泻痢、肠风、腰痛、疝气、产后恶露不尽、小儿乳食停滞等。近代研究发现,山楂中含有的三萜类和黄酮类成分,具有扩张冠状动脉、增

三、防治癌症的食物

加心肌收缩力、减慢心率和改善血液循环的功能,并具有降低血清胆固醇、降低血压、利尿、镇静等作用。牡荆素是山楂所含有的黄酮类化合物,是一种具有抗癌作用的药物成分。山楂中的槲皮黄苷具有扩张气管、促进气管纤毛运动、排痰平喘之效,有利于气管炎患者的治疗。焦山楂及生山楂均有很强的抑制福氏痢疾杆菌、志贺痢疾杆菌、变形杆菌、大肠埃希菌、铜绿假单胞菌、金黄色葡萄球菌的作用。

山楂中营养物质丰富,是重要的药食果品。据分析测定,山楂的主要成分有酒石酸、柠檬酸、山楂酸、黄酮类、维生素C、苹果酸、皂苷、果糖、蛋白质、脂肪、鞣质、多种萜类化合物、脂肪酶等,还含微量元素铜、锌、铁,以及磷、钠、钙等无机盐,山楂核中含有苦杏仁苷。每 100 克山楂含维生素 C 89 毫克,其含量相当于橙汁的1/3,多于苹果、桃子、樱桃及梅子,所含维生素 A 和维生素 B_2 等也很可观。现代科学研究发现,山楂具有防癌抗癌等功效。

(1)山楂中维生素 C 的含量较高,由于维生素 C 具有防治肿瘤作用,所以山楂在防癌膳食中处于重要地位。

(2)山楂中所含黄酮类药效成分中,有一种叫牡荆素的化合物(即牡荆碱),具有抗癌作用,经常食用山楂,对防治癌症有一定的意义。

(3)在胃液 pH 值条件下,山楂提取液能够消除合成亚硝胺的前体物质,即能阻断亚硝胺的合成,对防治消化道癌有重要作用。

(4)山楂的丙酮提取液经对致癌剂黄曲霉毒素 B_1 诱导 TA98 移码型、TA100 碱基置换突变株回复突变抑制作用实验表明,山楂对黄曲霉毒素 B_1 的致突变作用有显著抑制效果。也就是说,山楂对预防肝癌有意义。

(5)动物实验表明,山楂片水煎液可以延长生瘤动物的寿命,山楂煎提液有抑制小鼠艾氏腹水癌细胞的作用,可延长带瘤动物的存活时间,其作用机制是抑制了癌细胞 DNA 的合成。

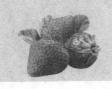

（6）山楂核水煎液对人宫颈癌 JTC-26 有明显的抑制作用，其抑制率高达 70%。

（7）生山楂具有抗噬菌体的功能，提示山楂生用就有一定的抗癌活性。

（8）经常食用山楂及其制品可以防治消化系统肿瘤，如食管癌、胃癌、肝癌，对年龄偏大者更有效。目前，中医临床用山楂防治萎缩性胃炎并取得了显著的效果，而萎缩性胃炎可视为胃癌的前期病变，其转化癌症率较高。有效地抑制萎缩性胃炎的发展，即能从一个方面控制胃癌的发生。

人体癌多为实体肿块，临床上癌症患者多有瘀血征象，由于山楂能消食除积、化瘀祛滞，且能抑制癌细胞的生长，因而适用于多种实体瘤的治疗。目前，常用于消化道及妇女生殖系统恶性肿瘤，对癌症患者出现食欲缺乏、消化不良者使用山楂及山楂制品的药膳食疗尤为适合，可发挥较好的辅助治疗作用。

山楂虽是佳果良药，但不宜过多食用。《随息居饮食谱》中记载："多食耗气、损齿、易饥，空腹及及赢弱人或虚病后忌之。"有几种人不宜多食山楂：一是孕妇，山楂有破血散瘀的作用，能加速子宫的收缩，孕妇过食山楂易导致流产。二是儿童，因脾胃较弱，过食山楂会损伤脾胃，降低消化功能，导致消化不良而引起消瘦等。三是胃溃疡患者，因胃中经常保持较高的酸度，会损伤胃黏膜，不利于溃疡的修复。四是低脂肪者，因为山楂具有降血脂作用，血脂过低的人多食山楂会影响健康。五是服用人参等补品时不宜吃山楂及其制品，以防止其抵消人参的补气作用。山楂治疗癌症的临床应用较广，包括食管癌、胃癌、大肠癌、宫颈癌、肝癌，以及其他中老年人癌症。

（二十三）草　莓

草莓为蔷薇科多年生草本植物草莓的果实，又称洋莓果、凤梨草莓等。草莓的品种有 2 000 多种,其果实鲜红艳丽,柔嫩多汁,酸甜宜人,浓郁芳香,有"水果皇后"的美誉。草莓原产于南美洲,是世界上七大水果之一,现美国的产量居世界第一位,全年产量约在 22 万吨以上,波兰、日本、墨西哥等国年产量都在 10 万吨以上。20 世纪初,我国开始引种草莓,但较长时期未受重视。草莓在我国成为后起之秀的水果是近 30 多年的事。现在,草莓栽培遍布全国,草莓资源十分丰富。近年来,又从国外引进了一些新品种,草莓在我国已经成为老幼皆宜,喜食乐道的风行果品。

草莓的营养很丰富。据测定,每 100 克鲜果肉中含维生素 C 60 毫克,比苹果、葡萄、西红柿高 3～10 倍,果肉还含有蛋白质(1 克/100 克)、糖类(7.1 克/100 克)、脂肪(0.2 克/100 克)、纤维素(1.1 克/100 克)有机酸和果胶等营养物质。草莓还含有维生素 B_1、维生素 B_2、维生素 C、维生素 PP,以及钙、磷、铁、钾和锌、铬等人体必需的无机盐(包括部分微量元素)。而且,草莓是人体必需的纤维素、钾、铁、维生素 C 和黄酮类成分的上等来源。草莓的药用价值也相当高,中医学认为,草莓味甘、性凉,具有清热止咳,利咽生津,健脾和胃,滋养补血,解酒等功效。适用于便秘、痔疮、贫血、高血压病、血脂异常、冠心病、脑卒中、牙龈炎、厌食症、胃炎、胃酸缺乏症等。草莓中的营养物质易为人体吸收,是老幼病弱皆宜的滋补果品。草莓对肠胃道疾病和贫血等具有一定的滋补调理作用,草莓除了可以预防坏血病外,对防治动脉硬化、冠心病、脑出血等病均有较好的功效。草莓中的维生素及果胶对改善便秘和治疗痔疮、高血压病、高胆固醇等均有一定效果。草莓中含有胺类物质,对治疗白血病、再生障碍性贫血等血液病亦有辅助治疗作用。目前,草莓所含的活性物质具有较高的抗癌作用,这一发现引起了人们的高度关注。

(1)据《商业周刊》报道,美国俄亥俄医学院病理学家加里·斯托纳和农业研究所植物遗传学家约翰·马斯在研究中发现,草莓

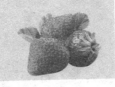

的根、叶和果实中都含有丰富的抗癌活性颇高的鞣花酸,这种物质能保护人体组织不受致癌物的伤害,从而减少癌症的发生。他们说,除了草莓外,越橘、覆盆子和苹果中也含有鞣花酸。美国俄亥俄医学院也证实,草莓的根、叶和果实中都含鞣花酸,这种物质能保护人体组织不受致癌物的伤害。

（2）鞣花酸可防止致癌前体物质的形成,对致癌代谢物起到遮护剂的作用。

（3）鞣花酸对致癌化合物多环芳香烃、亚硝酸盐、黄曲霉毒素、芳香胺均有较好的抑制作用。

（4）动物实验表明,鞣花酸可使致癌物诱发的大鼠食管癌发病概率明显降低。人体实验表明,鞣花酸可防止食管细胞基因受到破坏,预防食管癌的发生。

（5）动物研究资料显示,草莓所含的维生素 C 在体内可阻断强致癌物质亚硝胺的生成,破坏癌细胞增生时产生的特异酶活性,可使已开始“癌变”的细胞逆转为正常细胞。

（6）草莓提取物可抑制因烟草烃类所诱发的小鼠皮肤癌和肺癌,并可抑制黄曲霉毒素对小鼠诱发的肝癌。

鞣花酸抗癌活性是在 20 世纪 80 年代末被发现的。这种物质在活体植物中甚为少见,主要是在提取和浓缩植物提取物中的鞣花鞣质时水解而产生的。像草莓这样天然存在的鞣花酸,其水解后的药理活性更高,在防癌抗癌方面有更重要的意义,目前成为科学家们研究的热门课题。

当今,草莓中提取到的鞣花酸对治疗白血病、再生障碍性贫血等血液病有奇特的功效。在国外,草莓被人们推崇为防治心血管疾病和癌症的“灵丹妙药”“癌症的克星”,大量研究表明,鞣花酸对多种癌变有明显的抑制作用,具有抵抗肺癌、食管癌和抗氧化等作用。应用新鲜草莓及草莓加工制品,如糖腌草莓、草莓酱、草莓酒等来防癌保健是很有价值的。

(二十四)乌 梅

乌梅,俗称酸梅,异名梅实、熏梅、橘梅肉等,为蔷薇科落叶乔木植物梅的成熟果实。其未成熟果实(青梅)或成熟果实(黄梅)经烟火熏制而成,称乌梅。乌梅的根(梅根)、枝(梅梗)、花蕾(白梅花)、叶(梅叶),以及未成熟果实的盐渍品(白梅)、种仁(梅核仁)均可药用。乌梅是我国特有的果品之一,分布于长江以南各省,主产于四川、浙江、福建、湖南、贵州等地,至今世界少有,仅朝鲜、日本、越南有引种栽培。

乌梅味酸性平,入肝、脾、肺和大肠经,有敛肺、涩肠、生津、安蛔的功效。适用于慢性腹泻,肺虚久咳,自汗气喘,虚热口渴和肠道蛔虫引起的腹痛、呕吐等症。用乌梅治病的机制之一是取其酸味,酸可开胃,刺激胃液分泌,有生津的作用。名著《三国演义》中描述曹操率大军行进途中,天气炎热,没水喝,将士口干舌燥,军心躁动不安。曹操思忖后笑说,前边不远就有梅林,众人听后,为之振奋,想起梅酸,口中不觉涌出水来。此即著名的典故"望梅止渴"。

现代研究表明,乌梅不仅营养丰富,还有很高的药物价值。乌梅含柠檬酸19％,苹果酸辣15％,含琥珀酸、糖类、谷甾醇、蜡样物质及齐墩果酸样物质,在成熟时期,其果实含有氢氰酸。乌梅还含有多糖、钙、磷、铁、锌等人体必需的营养素。

明代李时珍在《本草纲目》称,乌梅"性暖味酸,无毒,敛肺涩肠,治久嗽,泻痢,反胃噎嗝,蛔厥吐利。"其中,"反胃噎嗝"包括现代认识的食管癌、贲门癌、胃癌等消化道癌症,可用乌梅治疗。动物实验研究证实,乌梅有很好的抗癌防衰老功能。

(1)乌梅热水浸出液对多种肿瘤细胞都有极强的抑制活性,体外试验对人宫颈癌 JTC-26 株抑制率90％以上。

(2)体内试验表明,乌梅煎剂对小鼠肉瘤 S-180 有一定的抑制

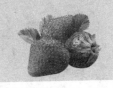

效果。

(3)腹水癌细胞平板法体外试验证实乌梅对其有抑制作用。

(4)小鼠特异玫瑰花斑实验证实,乌梅可增强机体的免疫功能,增强白细胞或网织细胞的吞噬功能,具有提高身体对癌的免疫作用。

(5)乌梅可促进口腔唾液分泌,进而使唾液腺分泌的腮腺素增加,使全身组织趋于年轻化,保持正常代谢规律,对肿瘤患者的康复有重要意义。

乌梅防癌抗癌、强身延年的特殊作用,拓展了肿瘤临床治疗的研究和应用,使治疗食管癌、胃癌、大肠癌、宫颈癌、膀胱癌、皮肤癌、阴茎癌等方面,有了更多的选择。在中医内科临床中,常以乌梅为主配伍其他健脾和胃的中草药治疗癌前期病变——萎缩性胃炎,有促进胃液、胃酸分泌,帮助消化,开胃消胀等功效。据报道,有的学者在10多年中,以乌梅配以有关中药治疗100余例萎缩性胃炎患者,在服用50剂以后做胃镜复查,胃炎多有不同程度的好转,对抑制癌变有积极意义。

据《中医药研究资料》报道,日本民间以新鲜乌梅的果肉制成果酱,每日少量食用,持之以恒,可以治疗肿瘤。日本是当今世界长寿国之一,这与食用多种乌梅膳食有一定关系。日本《家之光》介绍了一系列乌梅健康膳食,这些食疗汤羹和菜肴,都可以用于肿瘤患者的康复综合治疗,如乌梅酱、梅杂烩、梅茶饭、梅乌贼、梅虾段、梅鱼汤、梅咸菜、梅饮料等。

(二十五)橄　榄

橄榄为橄榄科落叶乔木橄榄树的成熟果实,是我国特有的珍贵水果,又名青果、青子、青橄榄、橄榄子、谏果、忠果、山榄、白榄、黄榄、甘榄、黄榔果等。橄榄主要产于福建、广东两省,并有白榄和乌榄之分。白榄果皮黄绿色,可供鲜食与加工;乌榄果实较白榄

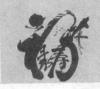

大,果皮紫黑色,味涩,不能鲜食,主要用于加工,果肉和核仁是制取橄榄油的主要原料。鲜食橄榄的品种有:福建的檀香榄、广州的猪腰榄和花溶榄、汕头白榄等。鲜食橄榄,果粒越小者,质量越好。因为果粒越小,肉质越细嫩松脆,口感越好。此外,还要求颗粒均匀,果皮青绿而有光泽,皮纹细致,肉质细嫩松脆,回味甘甜,富有香气,无烂粒。橄榄自古入药,中医学认为,橄榄味甘酸,性平,可清热解毒,利咽化痰,生津止渴,开胃降气,除烦醒酒。适用于治疗咽喉肿痛、烦热干渴、呕血、菌痢等。现代研究发现,橄榄和橄榄油具有防治心脏病、胃溃疡和保护胆囊的功能。

只要品尝过橄榄,就永远忘不掉它。与其他水果不同的是,橄榄从结果到成熟一直是青青可爱的颜色,而且泛有光泽。更具有特色的是,橄榄在每年冬季成熟,岁末年初正是品尝橄榄的好时节,我国南方民间流传有以元宝茶(即橄榄泡茶)敬客的风俗,吉祥温馨。尤其是青果两头尖类,吃起来显得很粗硬,苦中带涩,而细嚼后却香中出甜,回味无穷。

橄榄不但好吃,而且营养也很丰富,除含有一定量的蛋白质、脂肪、糖类外,含钙量也很高,每 100 克鲜橄榄含钙 204 毫克。据分析,每 100 克果肉含维生素 C 达 167.2～200 毫克,这在一般水果是很少见的。橄榄还含有粗纤维、钾、铁、磷等无机盐,并且含有机酸、果胶等成分。值得一提的是,橄榄油不但内含多种维生素,而且所含的不饱和脂肪酸(亚油酸)占 80% 左右,人体消化吸收率可高达 99% 左右。所以,橄榄油具有很高的医疗保健价值。近代医学研究发现,橄榄具有一定的防癌抗癌作用。

(1)研究发现,摄入钙含量丰富的物质,可减少患结肠癌和直肠癌的危险性,橄榄含钙量相当高,钙/磷比值远大于 2,经常食用,人体中有足量的钙可以与脂肪酸、胆汁酸结合形成不溶性化合物排出体外,减少了对肠道的致癌作用。

(2)橄榄含有丰富的维生素 C。维生素 C 能阻断 N-亚硝基

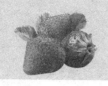

化合物的形成。实验研究已证明,N-亚硝基化合物与癌症特别是消化道癌症的发生有密切关系。

(3)有的学者认为,多吃橄榄油可降低患乳腺癌的风险。橄榄油中的油酸可大幅度减少乳腺癌致癌基因的作用。

近年来,有人将橄榄及其制品用于咽喉癌及其他肿瘤的治疗,取得一定的疗效。在对咽喉癌、鼻咽癌、肺癌、食管癌、大肠癌、宫颈癌等肿瘤患者实行放射治疗中或在治疗后,出现口干心烦、咽喉疼痛、声音嘶哑、咳嗽咯血等症状时,选用橄榄食疗是很适宜的。

(二十六)木 瓜

木瓜,别名贴梗海棠、宣木瓜等,为蔷薇科落叶乔木植物贴梗海棠或木瓜的果实。前者药材称"皱皮木瓜",主要产于安徽、四川、湖北、浙江等地;后者药材称"光皮木瓜",主要产于江苏、安徽、浙江、山东等地。春末夏初开花,秋季成熟,果实长椭圆形,结实如桃,亦似小瓜,皮黄而红,味酸涩,有香气,须经蒸煮或蜜饯后供食用。或收获后纵剖晒干,也可置沸水中烫至外皮灰白色,取出,对半纵剖,晒干,生用入药。

中医学认为,木瓜性味酸、涩、温。可舒筋活络,养胃化湿。为临床吐泻、转筋、湿痹、水肿、痢疾、腹痛等症的常用要药。远在3 000多年前,我国就已有木瓜种植的历史记载,它是我国的特产。全世界木瓜属植物共有5种,我国原产的就有4种。木瓜可闻其清香阵阵但不可生食。完好的果实可以久藏,置于室内或案首,或床头,或置木箱内,依旧芬芳沁人。在我国古代,木瓜被作为男女间矢志不渝的"爱情信物",人们多把它佩戴在身上。中医历来把木瓜当作通经活络、舒筋活血的要药。我国的传统保健药酒——"木瓜酒"因其特殊的功效誉满海内外。

木瓜含有大量的皂苷、黄酮类、维生素C、苹果酸、酒石酸、枸橼酸等,尚含过氧化氢酶、过氧化物酶、酚氧化酶、氧化酶、鞣质、果胶等。种子含氢氰酸。现代医学认为，木瓜含有一种酵素（消化酶），能消化蛋白质，可助消化、利吸收，消化不良和胃肠疾病患者食之大有裨益。近年来，许多研究资料表明，木瓜具有一定的防癌抗癌作用。

（1）实验研究证明，木瓜提取物对试管内培养的动物肿瘤细胞有明显抑制作用。

（2）木瓜对艾氏腹水癌细胞、肉瘤-180 及人体宫颈癌细胞JTC-26 有抑制作用。

（3）从木瓜对小鼠不同瘤谱的抑瘤作用实验中发现，以 25%木瓜水浸液 0.5 毫升，腹腔注射给艾氏腹水癌小鼠，7 日后，给药组小鼠的腹水量明显少于对照组，且对小鼠肉瘤（腹水型）的腹水生长也有显著抑制作用。以同等剂量腹腔注射给肉瘤-180 小鼠，10 日后，其瘤重抑制率约为 30%。将艾氏腹水癌细胞接种于腹股沟皮下呈实体型，腹腔注射给药 10～14 日，其瘤重抑制率在 30%以上。

（4）实验研究中发现，木瓜的抑癌作用虽不如化学抗癌药 5-氟尿嘧啶，但毒性远较 5-氟尿嘧啶为轻。其抗癌有效成分比较稳定，有关单位已研制出有明显抑癌作用的木瓜晶。

目前，木瓜及木瓜制剂主要用于乳腺癌、肺癌、食管癌、宫颈癌、大肠癌及癌症术后肠粘连等病的治疗。临床常用木瓜注射液肌内注射，每日 2 次，每次 50 毫克。以木瓜 30 克，当归 20 克，加水 400 毫升，煎至 200 毫升，去渣，每日 3 次，用稍加热的料酒服下；或用木瓜煎汤熏洗，治胃癌患者因贫血而致腓肠肌痉挛，效果良好。

（二十七）番 木 瓜

番木瓜，又名万寿果、乳瓜等，为番木瓜科小乔木多年生植物番木瓜的成熟果实。原产美洲热带，广植于世界热带地区，我国广

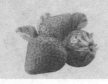
东、广西、福建和云南南部均有栽培。番木瓜全年开花,四季结果,是有名的花果俱佳的观赏树。番木瓜的花单性,黄色,雌雄异株,雌花无柄,单数或数朵排成伞房花序;雄花也无柄,聚生,排列于长达10米而下垂的圆锥花序上,相当好看。其浆果肉质,长椭圆形或至近球形,如木瓜大,肉质厚,呈软膏状,微香,味甜,内有大量黑褐色种子。

番木瓜有很强的消食作用,传说是哥伦布发现的。那时候,哥伦布航海到西印度群岛,见到当地人饭量都相当大,有的大到使他感到吃惊,可是却没有见到当地人有闹肠胃病的。这究竟是什么原因呢?经过仔细观察,发现他们饭后都吃一些番木瓜。经现代科学研究证实,番木瓜的消食作用与其所含的助消化酶类有关。

番木瓜果实中含有丰富的糖类、蛋白质、脂肪、有机酸,以及多种无机盐和维生素等。未熟果实的乳汁相当多,不但营养价值很高,而且有很强的药用功效。汁液中含有大量的番木瓜蛋白酶,与人体胃液中含有的胃蛋白酶作用相似,能够分解蛋白质为氨基酸,以利于人体的消化吸收;还可以溶解寄生虫之外皮而有驱虫之功效。这种蛋白酶还有一种特殊的功能,就是可以溶解坏死组织,这一点在临床上作用十分大,常用以治疗创伤、烧伤、中耳炎及清洗小血块和脓液等。汁液中还含一种脂肪酶,与人体胰腺所分泌的胰蛋白酶作用相似,可分解脂肪为脂肪酸和甘油,有利于人体对食物的消化和吸收。值得一提的是番木瓜酶与化学药品不同,它对正常有活性的组织没有丝毫损害,只消化那些坏死组织。现在医学界和产业界都出现了利用番木瓜酶的新动向。

中医学认为,番木瓜性味甘平,无毒,可消食健胃,滋补强身,解毒除腐,舒筋活络,治疗胃痛,消化不良,大小便不畅,虚热烦闷,还可驱除肠道寄生虫。国内外科学研究表明,番木瓜还具有防癌抗癌作用。

(1)从番木瓜中提取的一种活性成分——番木瓜碱类物质,具

三、防治癌症的食物

有抗癌作用,对淋巴性白血病细胞(L1210)有"强烈抗癌活性";对淋巴性白血病 P388 细胞株和艾氏腹水癌细胞也有较明显的抑制活性。

(2)实验研究发现,将番木瓜中的蛋白酶注射到肿瘤组织中,可使肿瘤组织缩小甚至消失。

番木瓜不仅可作蔬菜食用,清炒或与多种肉食炖汤,还可以当水果生吃,香甜宜人。在我国广东、广西一带,番木瓜赢得了"岭南果王"的美称。

(二十八)杏 仁

杏仁为蔷薇科落叶乔木植物山杏、西伯利亚杏、东北杏或杏的干燥成熟种子。夏季采收成熟果实,除去果肉,敲碎果核,取出种子,晒干。杏在我国栽培历史悠久,许多历史文献和考古资料证明,杏是我国原产的古老果树之一。在湖北江陵和江苏徐州的西汉墓葬中,就曾经发现过杏核。

103

杏是人们十分喜爱的果品。我国最早的医学名著《黄帝内经》就把杏称为五果之一,为滋养人体的佳品。我国杏有 1 500 多种,仅河北遵化一带就有 300 多个品种。自古以来,杏和医药密切联系在一起,流传有许多动人的故事。据《列仙传》记载,三国时期,吴国有位叫董奉的名医,为人敦厚,医道精湛,乐善好施,看病不收钱。由于他酷爱杏树,每当他治好的患者来感谢时,只让重病治愈者种杏五株,轻病愈者种杏一株,若干年后,董奉的房前屋后的山地植满了杏树,蔚然成林,当地人尊称"董仙杏林"。初夏杏熟时,董奉将卖杏的钱,除了买药材之外,还换来米面等接济贫苦人。因此当地的患者和穷人都很感激他,送他"杏林春暖"的匾额,以表心意。所以,后人常以"杏林"作为医生的吉祥颂词。

现代营养测定分析,杏的果实含柠檬酸、苹果酸、β-胡萝卜素,还含少量 γ-胡萝卜素和番茄烃;果实的挥发油成分有月桂烯、柠

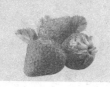

檬烯、异松油烯、α-松油醇、牛儿醛、牛儿醇、乙酸、芒樟醇、橙花醛；未熟果实含绿原酸类、黄酮类、焦性儿茶酚类等成分。杏及杏仁还含有蛋白质和氨基酸,经脱脂后的杏仁粉中含有 15 种氨基酸,总含量占 13.03%,其中谷氨酸的含量最高。杏仁含油量为 50.1%,经鉴定含有 8 种脂肪酸,其中油酸、亚油酸含量最高。杏仁还含有维生素 A、维生素 B_1、维生素 B_2、维生素 B_6、维生素 C,以及钙、磷、铁、锌等多种人体必需的无机盐。研究证实,杏仁不但营养丰富,而且有很高的药用价值,尽管有北杏、甜的区别,却都有生津止咳,润肺通便的功效。北杏(包括苦杏仁)偏于润肺定喘,甜杏(包括甜杏仁)则偏于补虚润肺,临床运用中,也常可替代或互补配伍。21 世纪以来,在动物实验中发现并证明了杏仁具有防癌作用以后,对于杏的认识和应用出现了新局面。

到目前为止,世界上所知道的癌症发病率低的地区确有不少,但完全无癌症的地区却只有一个。据报道,在 1922 年,美国著名医学家罗伯特和麦卡利桑等人,探察到了喜马拉雅山麓一个遍布杏林仅有 5 万人的芬乍王国,当地人寿命很长,平均在 90～100 岁,他们几乎与癌绝缘。分析研究认为,这与芬乍人用杏干和大杏仁为主食有关,他们常年以杏子和杏仁充饥,因而不得癌症。有人用该地区含有杏仁的山区杂食和欧美的细糖分别长期饲养两组白鼠,结果发现,喂含杏仁的杂食组动物无癌症,也无其他疾病,而喂饲欧美粮组的动物却出现癌症和各种相关病症。后来又研究该山区民族所用的含有杏仁的抗流感药,经比较发现了杏仁抗癌的作用。药学博士库勒普斯等致力于杏仁的研究,于 1950 年提取到有效成分,到 1952 年确定了它的结构,并命名为维生素 B_{17}(或称苦杏仁苷)。维生素 B_{17} 的抗癌作用非常复杂,它并不直接作用于癌细胞,而是通过改变其代谢过程或通过增强白细胞吞噬功能间接地达到破坏癌细胞的目的。维生素 B_{17} 与一般抗癌药不同,它在杀伤甚至杀灭癌细胞的同时,并不损伤正常细胞。库勒普斯通过动物实验、毒性试验和自身静脉注射的人体试验,证实了其理论和实践正确之后,逐渐广泛应用于对癌症的治疗。杏仁(包括杏)具有抗癌功效,引起医学界的极大重视,在实验研究和临床研究等方面,都有较大的进展。

(1)据报道,美国的某科研机构用维生素 B_{17} 对 250 名癌症患者进行治疗,竟有 248 人获愈。这一奇迹曾引起世界各国的关注。

(2)日本学者认为,苦杏仁对小鼠肉瘤-180 有抑制作用。

(3)体外实验证明,杏仁热水提取物粗制剂对人宫颈癌JTC-26 株的抑制率为 50%～70%。

(4)杏仁的干燥粉末能 100% 地抑制强致癌性真菌——黄曲霉菌和杂色曲霉菌的生长。经分离发现其有效成分为苯甲醛。杏仁所含的氢氰酸、苯甲醛、苦杏仁苷经体外实验证明,均有微弱的抗癌作用;若氢氰酸加苯甲醛、苦杏仁苷加 β-葡萄糖苷酶,均能明显提高抗癌效力。

(5)大鼠接种 W256 癌肉瘤 5 日后,用苦杏仁苷等进行治疗。结果:对照组平均生存期为 23 日,苦杏仁苷组为 33 日,苦杏仁苷加 β-葡萄糖苷酶组为 41 日。

(6)给小鼠自由摄食苦杏仁,可抑制艾氏腹水癌的生长,并使生存期延长。

(7)苦杏仁苷也可预防,治疗二甲基亚硝胺诱导的肝癌,使肿瘤病灶缩小。

(8)美国芝加哥洛约拉大学生物系主任曼纳用 105 只自然患乳腺癌的鼠做实验,其中 21 只不给任何药物,84 只使用苦杏仁苷混合维生素 A 和酵素喂饲。结果,没吃药的实验鼠乳房肿瘤继续增大,而给药治疗的 84 只实验鼠中有 75 只症状(包括肿瘤)完全消失,另 9 只也有所改善,肿瘤局部消散。美国学者认为:"尽管杏仁制剂不能为这个世界荡涤全部癌症,但至少可以帮助一些人免遭这种恶疾的蹂躏。"

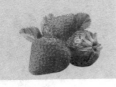

防癌抗癌宜吃的食物

(9)我国几家医院对苦杏仁苷进行了临床研究,结果表明该药具有较好的疗效,是值得推广的新抗肿瘤药物。近年来,还有人用于缓解食管癌放疗期的疼痛和肺癌咳嗽。浙江中医药大学肿瘤研究室把杏仁作为治疗肺癌或绒毛膜上皮癌转移、乳腺癌转移的一味主药,收效良好。

杏仁作为癌症的对症治疗药物,在中医学中早有记载和研究。清代鲍相璈以杏仁、粳米、乳饼各适量煮粥,日食3次的食疗方治蛟龙症(即如现在说的"腹腔肿瘤");七世祖传的上海中医王佑民以杏仁霜(去油后的杏仁,研成末)和蜂蜜调成糊状用于放疗期的食管癌患者,20例中有16例疼痛明显改善;《本草纲目拾遗》中有一寒食粥,即用杏仁酥(即杏仁霜)、玫瑰花调入粥内制成的。

需要特别指出的是,食杏一次不宜食之过多,俗话说:"桃饱人,杏伤人",鲜果吃得过多,会伤脾胃。中医学认为,大便溏薄者忌服杏仁。苦杏仁中含有2%~3%的苦杏仁苷,内服后被酶水解产生氢氰酸(有毒),因而应用时不可不慎,不可生食或一次不宜大量煎煮食。据测定,小孩一次食用20粒苦杏仁,成人食用40~50粒,即可中毒。中医临床应用杏仁,是将干品用沸水浸泡,剥去皮尖,用麸子炒黄使用。只要适量(一般每次用量15克以下)且加热处理,毒性会大大减低,在食疗药膳中使用苦杏仁必须充分重视这一点。

杏仁对人体具有各种直接或间接的防癌抗癌功能,经常适量吃点杏、杏干或杏仁,对正常人特别是对癌症患者是大有好处的。目前,在欧美、日本等国家,杏及杏仁膳食和饮料已成为数以百万计肿瘤患者的抗癌武器之一。

(二十九)菱 角

菱角,俗称水栗,古称"芰",为菱科1年生浮水草本植物菱的果实。菱角原产自我国,大约在1万年以前,长江流域就有野生

三、防治癌症的食物

种,人工栽培已有 3 000 多年的历史。我国各地河沼池塘中均有种植,但以长江中下游,特别是华东、华南一带出产为多。

菱角是果、粮、蔬兼用的水生果实,历来受到重视。传说春秋时期有一位楚王特别爱吃菱角,临终时嘱咐家人将来用菱角来祭他,以后逐渐形成了以菱角祭祀的风俗。我国菱角的品种相当多,其中著名的有嘉兴南湖菱、苏州白旱菱、温州三角菱、杭州大弯菱等。独具特色的要数苏州馄饨青了,该品四角退化,果大壳薄,一咬即可吃到肉,熟食味道醇美,是菱角中上品。民间流传乾隆皇帝多次下江南,吃到菱角总是十分开心,回官后时常要嚼食点菱角。有一次,他想换换口味,不愿吃尖尖长角的菱角,于是下旨命人到江南水乡找没角的菱角。有人还真找到了苏州的馄饨青进献朝廷,乾隆皇帝见到了喜形于色,吃得很满意,并口谕地方官把它作为珍品栽培。

菱角的营养价值很高。据营养学测定,菱角实含蛋白质、脂肪、糖类及多种维生素(A、B_1、B_2、B_6、C 等)、多种人体必需的无机盐(如钙、磷、铁、铜、锌)等营养素,所含直链淀粉达 15％ 以上,还有葡萄糖和多糖类物质。菱角的药用保健价值也早为先人所重视,中医学认为,菱角味甘,性甘,可健脾止泻。《齐民要术》说,菱角的功用为安神补脏,养神强志,除百病,益精气,耳聪目明,轻身耐老。近代医学研究发现并证明,菱角还具有一定的防癌抗癌作用。

(1)在以艾氏腹水癌作体内抗癌的筛选试验中,发现菱角的醇浸液有抗癌作用。

(2)药理实验,菱角对抑制癌细胞的变性及组织增生均有效果,菱角所含活性抗癌物质对小鼠腹水型肝癌有明显的抑制作用。

(3)日本东京药科大学的一项实验指出,两角菱和四角菱的抗癌活性有很大差异。四角菱的热水浸出物对小鼠肉瘤 S-180 抑制率为 60％,50％乙醇浸出物对小鼠肉瘤的抑制率为 38.8％。而两

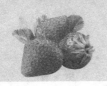

角菱的热水浸出物和乙醇浸出物在同样条件下,似乎未见有任何作用。

以菱角为主治疗癌症在日本应用很广泛。WTTC疗法是20世纪50年代在日本推行,至今已流传至欧美的抗癌食疗法。有报道,该方组成为,菱角30克,薏苡仁、紫藤瘤、诃子各10克,水煎服。由于该方所列为多食品,含淀粉高,故可在充饥的同时发挥抗癌、防癌作用。

据《汉方研究》报道,近藤繁子治疗某女,59岁,肝癌转移至宫颈,以菱角15克,莴苣12克,紫藤瘤5克,决明子20克。水煎代茶,配合桂枝茯苓丸,连用6年,肿瘤病灶消失,精神状态极佳。

江苏省名医叶橘泉老先生生前曾用带壳的菱角切碎,放砂锅内加水小火久煎,煎成藕粉糊状,频频饮食,治疗慢性胃溃疡并可疑胃癌的病例,食用后饮食增进,症状改善。另有一名逾七旬的老妇,患幽门癌,食物不能通过,朝食暮吐,骨瘦如柴,大便燥如羊粪,卧床不起,奄奄一息。叶老先生以菱角、薏苡仁加旋覆代赭汤煎食,竟获得意外效果。患者饮食渐进,能起床行动,继续存活近1年。

以菱角粥来辅助治疗胃癌、食管癌、直肠癌和膀胱癌等,收到益肠胃,解内热,使部分患者临床症状减轻,病情明显改善的效果。

(三十)向 日 葵

向日葵,又称向阳花、葵花,为菊科一年生植物,我国各地广为栽培,其秆蕊、花盘、花、仁均可入药。其中葵花子直接炒食,香脆诱人,男女老幼十分喜爱。向日葵的种子葵花子及其秆芯,不仅营养价值较高,连同其葵花和葵花盘,经研究发现都具有防癌抗癌作用,已受到各国医药学界的高度重视。

据测定,向日葵子含脂肪达50%,其中主要成分为亚油酸,占2/3以上,其他为磷脂、β-谷甾醇等,同时含有优质蛋白质及钾、磷、铁、钙、镁等元素,维生素 E、维生素 A、维生素 B_1、维生素 B_2、维生素 P 的含量也相当丰富,如每 100 克葵花子含钾 920 毫克,维生素 E 207 毫克。种仁所含糖类大部分是可溶性的单糖、双糖和三糖。

向日葵秆芯主要含多糖,约占 53%,尚含绿原酸、新绿原酸、4-O-咖啡奎宁酸、东莨菪苷等。向日葵花含槲皮黄苷、三萜皂苷 A、三萜皂苷 B、三萜皂苷 C 等,其苷元是齐墩果酸和刺囊酸。花粉所含甾醇,主要为 β-谷甾醇。葵花盘含挥发油、生物碱、黄酮、香豆精及其苷、多糖等成分。目前,向日葵的防癌抗癌作用与其所含成分密切相关,这已为许多实验研究和临床应用所证实。

(1)葵花子油中含有丰富的胡萝卜素,在人体内可转化为维生素 A。当维生素 A 充足时,细胞膜上黏多糖的合成增加,细胞膜外壁增厚,从而封闭了能与促癌物结合的受体,使其无法发挥致癌物增加细胞癌变的作用,从而防止癌症发生。

(2)葵花子油中含有的维生素 E 也具有较好的防癌作用。维生素 E 具有阻断致癌性亚硝基化合物生成的能力,这种能力还优于维生素 C,因为它在脂溶液和水溶液中都有这种阻断作用,从而抑制细胞的癌变。

(3)研究发现,向日葵子、向日葵秆芯含有绿原酸。动物实验表明,该活性成分对亚硝胺诱发的大鼠肝癌癌前病变有良好的预防作用。因而向日葵子也是一种品质优良的防癌抗癌食品。向日葵秆芯性味平淡,有的学者验证无毒、可食,可用于药膳食疗防癌抗癌。

(4)向日葵秆芯煎液能破坏与消化系统肿瘤有密切关系的亚硝胺,体外实验表明,其秆芯煎液能增强白细胞的吞噬能力。

(5)抗癌药理研究证明,葵花盘中提取的半纤维素,对小鼠肉瘤-180 和艾氏腹水癌实体型有抑制作用;从葵花茎髓中提取的半纤维素对上 2 种癌瘤细胞均有抑制作用。

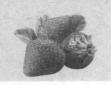

（6）葵花子油含丰富的亚油酸，约占55％，寒冷地区出产的向日葵油亚油酸的含量竟高达70％。亚油酸是人体内不能合成的必需不饱和脂肪酸，它参与和修补细胞膜，对细胞具有特殊的保护功能。如果体内缺乏亚油酸，则细胞膜容易遭到破坏，若不能得到及时修补，某些化学致癌物就会侵入细胞内，使致癌作用增强，导致细胞发生突变而形成癌细胞。经常适量摄入富含亚油酸的食物，有益于增强预防癌症的功能。

向日葵治疗癌症，主要适用于胃癌、食管癌、恶性葡萄胎、绒毛膜上皮癌等。治疗胃癌用向日葵秆芯配野艾、猴头菇等；治疗食管癌可配用冬凌草、黄药子；治疗恶性葡萄胎、绒毛膜上皮癌可用向日葵花盘配凤尾草、水杨梅等。

杭州市第二人民医院用向日葵秆芯治疗胃癌10例（其中单用者4例，复合其他药用者4例）均有效，缓解4年以上者5例。有临床报道，用向日葵秆芯每日6克煎汤当茶饮，治1例晚期胃癌伴转移患者，连续饮服此方剂，6年后获临床痊愈。北京协和医院曾宪九医师曾调查记录以下病例。

例1，彭某，男，48岁，农民。1972年7月因幽门梗阻伴有腹水在江西宜春地区医院手术，发现胃癌广泛转移，肝脏也有转移，未切除。病理切片检查，胃小弯腺癌已侵入肌层。术后服用向日葵秆芯汤，每日60克，连续服用，获得缓解。至调查时已存活4年余，能正常劳动。

例2，程某，女，48岁，农民。1963年患病住院，剖腹探查发现胃癌已广泛转移，未能切除。大网膜转移病灶病理检查为腺癌转移。后服向日葵秆芯汤1年，诸症缓解，1970、1975年钡剂透视随访复查，均未见明显器质性病变，10多年后仍健在。

文成县南田区卫生院曾用向日葵秆芯、藤梨根、凤尾蕨、半边莲等配伍的复方，每日煎汁饮服，连续服用一段时间，共治2例子宫癌，观察2～3年，均愈。典型病例游某，女，21岁，1970年9月

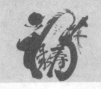

初自感乏力,停经 60 日,阴道出血,并有葡萄样组织流出,经文成县医院诊断为葡萄胎,做刮宫术。3 个月后左下腹有碗大肿块,并见形瘦、神疲、乏力等症状,妇科检查确诊子宫癌,后送温州某医院做剖腹探查术,术中发现癌已向直肠及膀胱转移,大片粘连,无法切除,关腹,出院,病情急剧恶化。经用向日葵秆芯复方治疗,3 日即见有瘦肉样组织从阴道排出,患者精神及全身状况也大有好转,二便通畅,食欲日增。连续服用 1 个月后,经妇科及 X 线检查均未见异常,观察将近 2 年,健康状况良好,月经正常,可参加重体力劳动。

健康者和肿瘤患者常嗑葵花子和常食葵花子油,对增进营养、健身防病、防癌抗癌是大有裨益的。动物实验表明,饲料中加入向日葵油,可增加免疫功效,这对其所具有的强身抗癌作用是有力的佐证。

中医学认为,葵茎性甘寒滑,无毒。除了用量过大可能会出现便秘、腹胀,间有便溏之外,几乎没有不良反应。临床验证,对胃癌等消化道肿瘤有一定疗效,考虑到部分患者伴幽门梗阻或胃张力减退,因此宜多次少量当茶饮用较好。

(三十一)薏苡仁

薏苡仁又称苡仁、薏仁、苡米、米仁,为禾本科一年或多年生草本植物薏苡的种仁。全国大部分地区均产,主产自福建、河北、辽宁等地。每年秋季果实成熟时采割全株,脱粒,晒干,除去果壳及种皮,扬净,生用或炒用。

薏苡仁可利湿健脾,清热排脓,舒筋除痹,我国古代《神农本草经》中将其列为上品,其性微寒而不伤胃,益脾而滋腻,是一味清补利湿之佳品。对久病体虚者更为适宜,因其药性平和,效力缓发,需多服久服方显其防病治病的功效。

薏苡仁含蛋白质 16.2%,脂肪 4.65%,蛋白质、脂肪含量为大

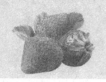

防癌抗癌宜吃的食物

米的 2～3 倍；糖类 79.17%，其含量略低于大米；还含有 B 族维生
素、钙、磷、铁等无机盐及薏苡素、薏苡酯、三萜类化合物等。实验
研究证实，本品含脂肪和薏苡仁酯及薏苡内酯。薏仁油能抑制青
蛙骨骼肌之收缩，并认为与其中所含的饱和脂肪酸有关；对离体兔
肠，低浓度时呈兴奋，高浓度则先兴奋而后抑制；对离体子宫亦有
兴奋作用。薏仁油还有轻度降低血糖及血钙作用。历代医家以本
品与粳米煮粥或做羹，常食可健脾益胃，用于脾虚水肿或风湿久痹
者，以利湿除痹。薏苡仁是传统的食药两用品，1988 年我国卫生
部、国家中医药管理局等单位联合发文，正式把薏苡仁列入既是食
品又是药品的品种之中，从而有利于薏苡仁系列保健食品的开发。

　　近代对薏苡仁的研究有了新的突破和发展，发现并证明薏苡
仁有明显的防癌抗癌功效，薏苡仁醇提取物在动物实验中有抗癌
作用，薏苡脂被认为是抗癌的有效成分。

　　(1)薏苡仁有抗癌作用。薏苡仁醇提取物腹腔注射对艾氏腹
水癌有抑制作用；薏苡仁提取物对艾氏腹水癌小鼠每日腹腔给药
10.3 毫克，连续 7 日，可明显延长小鼠生存期；若在皮下注射，24
小时内小鼠腹水变透明，肿瘤细胞几乎完全消失。

　　(2)薏苡仁浸膏对吉田肉瘤具有杀灭作用，并能使瘤细胞核分
裂停止于中期。

　　(3)动物实验证实，薏苡仁煎剂对癌细胞和小鼠肉瘤-180 均
有抑制作用。其中某些成分使肿瘤细胞质产生变性。

　　(4)薏苡仁丙酮提取物也有抗癌作用。据日本《现代东洋医
学》报道，薏苡仁脂对小鼠宫颈癌-14 及小鼠艾氏腹水癌(ECA)均
有明显抑制效果。

　　(5)对癌性腹膜炎患者使用薏苡仁浸膏制剂(腹腔注入)，24
小时后抽取腹水检查发现癌细胞的原生质显著变性，患者症状逐
渐改善。

　　(6)薏苡仁的丙酮提取液对致癌剂黄曲霉毒素 B_1（AFB_1）诱

112

导 TA98 移位型,TA100 碱基置换型突变株回复突变抑制作用实验证明,对 AFB1 致突变作用有显著的抑制效果,提示其对预防肝癌有意义。

日本千叶大学医学部第二外科中山恒明先生取薏苡仁、菱角、诃子、紫藤瘤各 20 克,每日 1 剂,水煎服,治疗胃癌、食管癌、直肠癌、膀胱癌,疗程 1~2 个月,有一定疗效。572 例食管癌与胃癌患者中,230 例用本方,另 342 例作对照。结果用本方的 230 例中,显效者 49 例(占 21.3%),食欲增进者 35 例,体重增加者 23 例,腹痛消失者 12 例,全部病例未出现不良反应。病例观察中发现,服本方者复发率 20%,不服本方者复发率为 37%。说明本方对防治食管癌、胃癌及其复发均有一定效果。

日本伊藤尚贤博士报告说:"吃薏米能使子宫癌痊愈。"日本东京医科大学药学博士石馆守三也说:"薏米能抑制癌细胞,对肿疡也有效。"日本人本村康一报道,薏苡仁可治癌症。据报道,薏苡仁浸膏对吉田肉瘤有效,治疗宫颈癌有获得治愈的病例。

江苏著名老中医叶橘泉对一例曾拒绝手术治疗的喉癌患者施以食用薏苡仁煎剂,6 个月而愈。

有的学者在长期中医肿瘤防治临床实践中,常以薏苡仁 60 克,糯米 60 克,或薏苡仁 60 克,红枣 10 枚,共煮稀饭作癌症患者的早晚餐食用,对抑制肿瘤生长,缓解放疗、化疗的毒副作用,升高白细胞,减少癌症胸腹水,改善消化吸收功能等都收到了一定的疗效。

薏苡仁为广谱防癌抗癌药食两用佳品,主要适用于肺癌、食管癌、胃癌、肝癌、胰腺癌、结肠癌、宫颈癌、绒毛膜上皮癌、膀胱癌、血管肉瘤、横纹肌肉瘤、恶性网状细胞增多症等。本品也可用于癌症手术后防止转移,可与放疗、化疗并用,既可补充营养,又有预防之功。薏苡仁作为防治癌症的食物或药物可以单用,也可以和其他药物联合应用。薏苡仁是一种平稳可靠的治癌中药,还具有利尿、

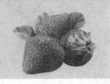

消炎、镇痛等作用,在治疗癌性腹水时,方中薏苡仁一般为 30 克,适当增加用量也可提高利水功效。

(三十二)米皮糠

米皮糠俗称米糠、杵头糠,为禾本科一年生草本植物稻的种皮,有谷白皮的称谓。主要产于我国长江以南地区,世界许多国家也都有出产。对于米皮糠的营养和药用价值,在中医学中早有记载,认为米皮糠性平,味甘辛无毒,可通肠、开胃、下气、磨积块、主卒噎、治噎膈、脚气。

米皮糠是稻米加工时扬筛下来的米皮和胚芽的混合物,稻米加工越精细(或者说加工后的米粒越白、越纯),米皮糠的量就越多。

20 世纪 90 年代以后,由于生活条件的改善,人们对粮食的要求过于精细,因而无谓地丢弃了许多营养成分和防癌抗癌物质,造成了消化道癌症、肥胖症、心脑血管病的发病增多,因此应予以纠正。

米皮糠中含有油脂、蛋白质、糖类、纤维素、胆碱及维生素 A、维生素 B_1、维生素 B_2、维生素 B_6、维生素 E 等,还含有人体必需的铬、锰、铁、钴、铜、锌、钼、硒等微量元素,以及钙、磷、镁等无机盐。粮食过于精细加工带来的严重后果是人们的营养失衡。由于膳食过于精细,动物脂肪摄入过多,长期缺乏食物纤维,因而大肠癌发病率逐年增高。为了防止消化道肿瘤的发生,人们需要摄入一定量的食物纤维,应更好地利用米皮糠的保健价值。

糙米就是稻谷只除去稻壳留下的部分,精米、白米是除去稻壳和胚芽后只留下的胚乳部分。如果通过特殊的碾制方法只除去稻壳及部分糠层而留下部分米皮糠胚芽和胚乳部分,就成为带胚芽、带皮糠的大米。研究人员发现,稻米含有的一种天然物质能够抑制癌细胞繁殖并使肿瘤缩小,尤其是糙米中含有较多的抗癌物质,

三、防治癌症的食物

如植酸、酚硒、维生素 E 等。植酸的抗癌作用是通过与铁或铅的结合而使细胞免受氧化，进而对癌具有抑制作用。糙米及米皮糠中含有的酚、硒等成分能防止细胞发生氧化从而抑制癌变。其中硒与具有相同抗氧化作用的维生素 E 共同作用，其效果会成倍增加。糙米中就含有丰富的维生素 E，所以抗癌效果更明显。

国内有的学者建议，为防治消化道肿瘤的发生，肿瘤患者及正常人都以食糙米及粗粮为好；食品加工部门最好将米糠制成食品投放市场，以供群众购食；稻谷在碾米加工时不宜过于精白，以保存一定的米糠；淘米时也不宜反复搓揉，以免损失过多的食物纤维和 B 族维生素。近年来，国内外大量研究成果表明，米皮糠具有良好的防癌抗癌功效。

（1）据报道，联合国世界卫生组织（WHO）对 23 个国家的调查结果证明，食物纤维的摄入量与大肠癌的患病率呈负相关，而米皮糠所含的食物纤维对预防大肠癌、胃癌等消化道癌症有显著作用。

（2）日本有关专家把含有有害物质的溶液与几种食物混合在一起，在 7℃温度下静置 30 分钟，然后再测定溶液中有害物质的含量，以观察各种食物吸收有害物质的能力。结果表明，米皮糠吸收有害物质的效果，比已知吸收毒物较强的牛蒡子、羊栖茶等其他 8 种食物好，且吸附在米皮糠上的有害物质不容易脱落重新进入溶液中。而人体缺乏消化米皮糠纤维的酶，不能消化吸收米皮糠，因此米皮糠只能以粪便的形式排出体外。所以，被吸附在米皮糠纤维上的有害物质也就随粪便而排出，避免了有害物质对消化道（包括结肠、直肠等）的致癌作用。据日本《油脂》杂志报道，米皮糠中所含的食物纤维是吸附致癌物的主要成分，日本科学家预计米皮糠纤维可望成为一种排除消化道致癌物，减少癌症发生的保健食品。

实验研究表明，米皮糠中含有一种多糠类化合物，能溶于水，

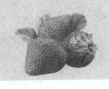

不溶于一般有机溶剂,该活性成分含量为 23.6％克/千克时,对小鼠移植癌艾氏腹水及肉瘤-180 有效,具有明显的抗癌作用。

(3)米皮糠中所含的 B 族维生素及维生素 A、维生素 E 和镁、钼、硒、锌等元素,在人体代谢过程中具有一定的防癌抗癌作用。

中医典籍、医案中早就有用杵头糠治疗噎膈症(包括食管癌、贲门癌、胃癌)的记载,"启膈散"是中医治膈症的名方,所用药中第一位要药就是杵头糠。宋代医书《太平圣惠方》有载:"治膈气,咽喉噎塞,饮食不下,礁咀上细糠,蜜丸如弹子大,不计时候,含 1 丸,细细咽津。"《圣济总录》载:"治咽喉妨碍如有物、吞吐不下:杵头糠、人参、炒石莲肉各 3 克,水煎服,每日 3 次。"清代《验方新编》中有一治疗"蛇龙症"方,以"糯米糠时时肥之"。

清代著名书法家郑燮(字板桥),享年 72 岁,在当时称得上是长寿者了,他对吃"糙米饭"养生是由衷的喜爱。这位"扬州八怪"在自家的厨房门上书了一幅门联:"青菜萝卜糙米饭,瓦壶天水菊花茶。"他认为饮食清淡有益于健康,因而常吃粗粮。

(三十三)小 麦 麸

小麦为禾本科 1 年生或越年生草本植物小麦的颖果,又称麦米、淮小麦。小麦适应性强,分布广,用途多,是世界上最重要的粮食作物,我国南北各地均产。小麦是新石器时代人类对其野生植物驯化的产物,它起源于亚洲西部、西亚和西南亚,公元前 2 000 年前的中国,已开始种植小麦,并由黄河中游逐渐扩展到长江以南各地,以后传入朝鲜、日本。

小麦营养丰富,其种子含淀粉 53％～70％,蛋白质 10.7％,糖类 2％～7％,糊精 2％～10％,脂肪约 1.6％,粗纤维约 2％。其脂肪主要为油酸、亚油酸、棕榈酸、硬脂酸和甘油酯。还含有维生素(B_1、B_2、E)、谷甾醇、卵磷脂、尿囊素、精氨酸、淀粉酶、蛋白分解酶、麦芽糖酶,以及微量元素铬、锰、铁、钴、铜、锌、钼和镁等。如以

三、防治癌症的食物

每人每日 500 克粮食计算,吃大米者可获得蛋白质 36.5 克,而吃小麦面粉者可获得蛋白质 53.5 克。正如古人所说:"小麦秋种冬长,春季夏实,具四时中和之气,故为五谷之贵。"小麦给人以热能和多种营养素,成为人们日常生活中"须臾不可离"的食物。小麦中有一种未成熟的颖果,干瘪轻浮,入水中淘麦时漂于水面,群众称为"麦鱼",中医学称之为"浮小麦",最初为宋代京城名医王怀隐所发现,与小麦一样具有很好的药用价值,后载入《太平圣惠方》,为历代医家沿用。小麦和浮小麦及加工后的面粉、淀粉、麦麸等,都可药用,有养心益肾,除热止渴,健脾和胃,补虚强身等功效。目前,实验研究证实,小麦、浮小麦加工中产生的麦麸具有防癌抗癌功效。

(1)据《美国新闻与世界报道》评述,每日吞服麦麸 15 克,可以有效地预防结肠癌的发生。

(2)实验研究发现,以每千克体重给予 100～200 毫克剂量麦秆中的多糖物质(β-半纤维素),对小鼠肉瘤-180 抑制率可达 85%～100%。

(3)麦麸中提取的麦麸多糖,以每千克体重 250 毫克剂量腹腔注射于小白鼠,连续 10 日,结果对小白鼠肉瘤-180 抑制率为 61.9%。

(4)小麦叶和根的水提取物在 Ames 实验中,能选择性抑制致癌物的致突变性。

(5)从麦芽中提取的植物性血细胞凝集素(PHA),可使淋巴瘤细胞直接凝集,对艾氏腹水癌细胞可直接凝集,提示有直接杀伤癌细胞的作用。

(6)实验研究证实,麦麸、麦秆中提取的多糖体可非特异性地刺激网状内皮系统,从而提高了宿主对癌细胞特异性抗原的免疫反应能力而发挥抗癌效能。

(7)意大利研究人员对实验鼠喂面食后所产生的影响进行了

117

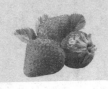

研究。他们将注入致癌物质后的小鼠分为 4 组,以不同食物喂养。其结果是:喂面食的小鼠中肠道肿瘤发病率为 30.8%,喂蔗糖类食物的肠道肿瘤发病率为 63.2%,喂药丸的发病率为 45.8%,喂葡萄糖的发病率为 36.8%。以喂面食者癌发病率最低。

(8)美国科学家施罗德在报告中大声疾呼,少吃精白面粉,多吃粗面粉。与全麦相比较,精白面粉丢失了大量生命必需的微量元素和维生素。以百分率计,精白面粉丢失了 87% 的铬,91% 的锰,81% 的铁,70% 的钴,68% 的铜,83% 的锌,50% 的钼及 83% 的镁;还丢失了许多具有抗癌活性的维生素,维生素 B_1 仅为全麦中原含量的 23%,维生素 B_2 只有 20%,维生素 B_3 为 19%,维生素 B_6 为 29%,泛酸为 50%,叶酸为 33%,维生素 E 为 14%。这些丢失的成分多在麦麸中,而麦麸却被用作饲料。澳大利亚一位医学教授指出,适量食用麦麸糠,不但可以防治痔疮,还可防治直肠癌。

(9)1983—1996 年,科学家对意大利北部的 1.8 万名住院患者进行了调查,其中 10 000 人是癌症患者,8 000 人是非癌症患者。调查结果显示,不吃或少吃麦麸的人比多吃这类食品的人患癌症的比例高出许多。研究表明,多吃全谷物食品不仅可以降低消化系统癌症如胃癌、结肠癌、直肠癌、肝癌、胰腺癌和胆囊癌的发病率,还可以降低其他癌症的发病率。

(10)日本山口县古矶面粉加工公司最近将向广大消费者销售从小麦中提炼出来的食物纤维。这种用特殊方法加工而成的食物中含纤维素达 40% 以上,若放入各种菜肴中,可以充分地弥补膳食纤维不足的缺陷,是一种新型保健食品。

近年来的医学研究还表明,麦麸对防止大肠癌的发生有重要作用。资料报道,美国亚利桑那大学的科学家发现,食用麦麸含量丰富的食品可使结肠癌、直肠癌生长变缓,从而降低结肠癌、直肠癌的发病率。据美国国家癌症研究所报道,研究人员对 17 名患者做了试验,在 2 个月内,让他们每日食用半杯麦麸含量丰富的谷

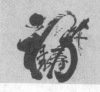

物。这些患者中或患结肠癌,或患过直肠癌,手术后仍有复发的潜在危险。在食物疗法前后,研究人员以直肠黏膜的活组织病理检查观察结肠癌、直肠癌细胞的繁殖速度。试验结果表明,随着麦麸的逐日食用,癌细胞的生长受到明显的抑制,其生长速率下降了22%。

研究结果表明,经常食用麦麸能降低大肠息肉的发生率,而大肠息肉往往是罹患结肠癌、直肠癌的癌前病变信号之一。科奈尔大学的研究者杰罗姆将58名良性大肠息肉病例分为高食物纤维组和低食物纤维组,经过4年的比较观察,结果显示,每日给予22.4克含有高食物纤维组病例获得了良好的效果。在试验的4年间连续2年都食用麦麸纤维的病例,其疗效最好。这一结果提示了小麦麸具有抑制腺瘤样息肉癌变的作用。

在以面食为主的地区,特别是以食用粗面粉为主的人群中,由于小麦的功劳,使千百万人免遭癌症的折磨。小麦麸家庭易得,作为食疗食品的制作方法也极简单。

(三十四)玉 米

玉米,又名玉蜀黍,还有苞米、棒子、珍珠米等俗称,为禾本科1年生草本植物玉蜀黍的种子。古今中外玉米的名称多达50余个,这在植物界是少有的。玉米原产于中南美洲的墨西哥和秘鲁,当地人在4 000~5 000年前已种植玉米,约在16世纪初传入我国。当时,外国人把玉米作为晋见皇帝的礼物,因此有御麦之称。据研究考证,我国玉米栽培历史最先见于明正德年间(颍州志),至今已有480多年历史。目前,我国北自黑龙江,南至海南岛,由东及西遍布各省区,成为重要的粮食。还有一种说法,将其与稻、麦、稷、黍、菽并列,合称"六谷"。

在国外,玉米的名气很大。根据考古学家考证,玉米的祖先野生玉米在中南美洲生长已有8万多年的历史。在阿茨契克人和印

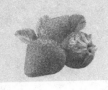

加人居住过的地方,发掘到大量"玉米神"的神像,这种神像是用黄金、泥土和玉米穗做成的。原来,过去玉米是这些民族最基本的主食,玉米收成的好坏,直接关系到他们的生存。在墨西哥,就有一位女神名"玉蜀黍神",直到今天,墨西哥南部印第安族人每年都隆重祭祀玉蜀黍女神,印第安人中还流传有许多关于玉米神的故事。在尼加拉瓜,把每年 9 月 26~28 日定为"玉米节",庆祝玉米对人类做出的贡献,并且在 100 多种以玉米为原料的食品供节日食用。

玉米粒不仅是重要的粮食作物,还是多种轻工业产品的原料。玉米淀粉既可直接食用,还可深加工成各种糖类(如葡萄糖、高粱糖浆等),醋酸,丙酮等多种医药、化工产品,还可用于纺织、造纸等工业。玉米的茎、叶、穗和籽粒又是农副畜牧水产业不可缺少的优质饲料。玉米在世界上被誉为"黄金食品",近年来,许多国家的人们在认识了食物过分精细的危害后,玉米又成了一种热门保健食品。

玉米营养十分丰富,含蛋白质、淀粉、葡萄糖、烟酸、泛酸、生物素、胡萝卜素、维生素 E、维生素 B_1、维生素 B_2、维生素 B_3,以及钙、镁、铁等无机盐,还含有硒、锌、铬等微量元素。玉米胚中的脂肪含量约占 52%,在粮食作物中是名列前茅的。玉米的麸质含量占 40%,玉米所特有的胶蛋白占 30%。墨西哥科学家成功培育出"高蛋白玉米",这种玉米比一般玉米的赖氨酸含量高 70%。目前,我国已开始推广引种。玉米所含的蛋白质主要为玉米醇溶蛋白,所含脂肪主要为不饱和脂肪酸,其营养价值相当高,有人通过实验发现,我们日常食用的大米中蛋白质的利用率仅为 58% 左右,如果以 2/3 大米加入 1/3 玉米,其蛋白质利用率可提高到 71%。若将玉米粉、大豆粉、小麦面各以 1/3 比例配制成混合食品,其营养价值可提高 8 倍。玉米中还含硫脂,主要为 6-硫酸奎诺糖酰甘油二酯,分离得到的玉蜀黍嘌呤,有促进植物细胞分裂的作用。大量资料表明,玉米具有抗癌活性因子,有防癌抗癌作用。

三、防治癌症的食物

（1）近代医学研究发现，玉米中含有丰富的赖氨酸，对治疗癌症有明显的作用。随着当今高赖氨酸玉米新品种的推广，玉米缺乏赖氨酸的观点应重新认识。动物实验证明，赖氨酸和抗癌的药物同时使用，可减少肠胃不适反应，避免白细胞、红细胞明显下降。赖氨酸可阻碍细胞摄取其他营养物质，从而限制了肿瘤细胞的繁殖。有的报道说，匈牙利一位叫林彼期的医生用植入肿瘤的实验鼠进行研究，将患癌症的白鼠分为两组，均进行化学疗法，其中一组加赖氨酸作辅助治疗，另一组仅作化疗用作对照组。经观察，加用赖氨酸治疗组实验鼠存活时间比对照组长，而且其中一部分竟活了下来。实验结果表明，赖氨酸不但能抑制和减轻抗癌药物的毒性作用，同时还有抑制癌细胞生长的作用。

（2）药理研究表明，玉米中含有丰富的维生素 C 和胡萝卜素，对化学致癌物有抑制作用。

（3）在非洲、意大利、巴西等以玉米为主食的国家，癌症的发病率明显低于其他国家。研究发现，玉米中含有一种抗癌因子——谷胱甘肽，这种物质中含有抗氧化作用的微量元素硒，硒的抗氧化能力要比维生素 E 大 500 倍，因而玉米可以防止致癌物质在体内的形成。它能用自身的化学"手铐"铐住致癌物质，使致癌物失去毒性，然后再通过消化道把它排出体外。

（4）玉米的麸质中含有大量的纤维素，可以在肠中吸收水分，使自身体积膨胀，粪便量增加；还能刺激肠壁蠕动，加速粪便的排泄，使粪便中的致癌物和其他毒物及时排出体外，从而减少大肠癌发生的可能。

（5）玉米中含有大量镁元素。研究表明，镁可抑制癌细胞的形成和发展，并能促使体内废物排出体外，这对防治癌症具有重要意义。加拿大博士伊斯报告说，大鼠的饮食中若 2 个月不含镁，可使这些大鼠罹患肿瘤。体内缺镁会导致染色体突变，而这种突变是诱发肿瘤的基础。

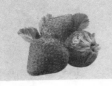

防癌抗癌宜吃的食物

（6）玉米中含有多种 B 族维生素活性成分，包括维生素 B_2、维生素 B_3、维生素 B_6、烟酸、泛酸、生物素等，均显示有抗癌作用。早在 20 世纪 50 年代，美国两位医师意外地观察到，啤酒酵母和动物肝等高 B 族维生素食物能遏止癌发展。日本的金松浦博士也证实 B 族维生素确能抗癌。两次荣获诺贝尔奖的活伯格博士尤其强调，维生素 B_2、烟酸和泛酸这 3 种 B 族维生素，能为人体制造一种调节生命代谢、防止癌症伤害的关键酶，从而发挥防癌抗癌作用。

长期食用玉米，有补益身体，延年益寿，防癌抗癌的明显功效。例如，对我国长寿之乡——广西巴马县的调查发现，老人们的主粮就是玉米；在秘鲁山区和苏联的格鲁吉亚这些世界闻名的长寿地区，人们都把玉米作为日常主要食品。据国外科技资料证实，在非洲的一些国家和意大利、西班牙、巴西等国，癌症发病率比其他国家低，其主要原因之一是他们都以玉米为主食。

对于多种癌症患者来说，也可以用玉米粥食疗，可得到一定的调养治疗效果。国外报道，美国前总统里根在任期内就患有癌症，除了手术、化疗等现代医疗措施外，他每日早餐都要进食玉米片粥作为抗癌药膳食疗之一，一直维持较好的健康状态。有资料记载，清朝慈禧出于养生的目的，在吃遍了山珍海味之后，每日必喝 1 碗玉米粥。人们愈来愈多地发现玉米对人体健康的重大作用，特别是在防癌抗癌方面尤其突出，玉米也因而受到世界医学界的极大重视和关注。目前，欧美许多国家正在兴起发展玉米食品的热潮。玉米不宜长期单独食用，因本品缺少一些人体必需的氨基酸，可与其他谷物、豆类混合食用，但必须同时进食，可发挥食物的营养互补作用。玉米性味偏温，不宜大量食用。爆玉米花含铅量大，成人与儿童均不宜食用。

应用玉米及玉米食品强身抗癌时，必须注意玉米受潮后容易发霉，霉变的玉米中感染有黄曲霉菌，它能产生黄曲霉毒素，具有

122

很强的致癌活性。因此,必须注意勿食霉变的玉米或玉米粉。

(三十五)红 薯

红薯的学名叫甘薯,俗称山芋、地瓜、番薯、白薯、红苕等,为旋花科一年生或多年生草本植物甘薯的块根。红薯起源于美洲中部和南美洲西北部的热带地区。据考古鉴定,在美洲发现的野生红薯化石,距今已有 8 万多年。16 世纪后由海、陆两路引入中国。将红薯引入中国在当时真不容易,其中最富传奇色彩的要数陈振龙了。相传在明朝万历年间,福建长县华侨陈振龙在菲律宾经商,发现当地红薯产量很高,又很好吃,萌生要带回家乡的念头。可是统治菲律宾的西班牙当局,禁止红薯外传,违者杀头。陈振龙认真向当地农民学习红薯的种植方法,之后又用重金购买了几根红薯藤,巧妙地藏在航船上缠绕着的湿润缆绳里,躲过了关卡盘查,终于在万历二十一年由菲律宾带回国内,并在福州近郊引种,获得很好的收成。数年后,适值福建大旱歉收,其子陈经纶向当时的福建总督上书,建议并推广了红薯的大量种植,使福建顺利度过了荒年,至今在福建红薯仍有"金薯"的雅称。

明代末年,著名农学家徐光启摸索了一套红薯栽培技术,并写出了有关科学专著。从此,红薯在长江下游得到广泛栽培。经过长期选择和培育,红薯具备了适应性强、耐旱耐瘠、抗风抗雹、高产稳产等优点,在不到 200 年的时间,红薯已遍及我国南北东西。红薯被公认为是价廉味美、粮菜兼用、老少皆宜的健身长寿食品。

红薯不仅生吃脆嫩可口,熟食软甜宜人,还可制成淀粉、粉条、饴糖、食醋、白酒等。红薯的营养很丰富,据科学分析,红薯含有人体必需的 8 种氨基酸,所含蛋白质超过大米、面粉、小米等;红薯所含的维生素 A、维生素 B_1、维生素 B_2、维生素 C 和烟酸等均比其他粮食作物高,甚至高出 4～7 倍,还含有钙、磷、铁等无机盐和微量元素。经测试证实,每 500 克红薯含糖类 145 克,蛋白质 10 克,脂

123

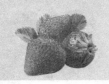

肪 1 克,所含的纤维素高达 7%~8%。红薯内还含有一种含胶原和黏多糖的物质,这种多糖蛋白质复合物具有特殊的保健功能。

对于红薯的保健药用价值,著名医学家李时珍将红薯列为长寿食品。《本草纲目》中就提到,它具有"补虚乏、益气力、健脾胃、强肾阴"功效,"蒸、切、晒、收,充作粮食,使人长寿"。近年来,人们在研究中发现红薯有防癌的功效。在国外,红薯被当作保健食品,认为它能抗癌延年,减肥益寿,所以备受青睐。在美国、日本、西欧等国相继出现了吃红薯热。美国和日本的科学家还联合研究,拟将红薯作为未来的太空作物,引种在航天器中,供太空人员食用。目前,许多研究报告证实了红薯的防癌抗癌作用。

(1)据报道,法国科学家阿瑟·施瓦茨研究发现,红薯中含有一种可防止癌症和使人长寿的物质。这种被提取的甾类化合物,拟名为脱氢表雄甾酮,它存在于人体内,且随着人的年龄增长而减少,实验研究表明,该活性物质可延缓衰老,能抑制腺癌的发生,是一种与哺乳动物体内肾上腺分泌的激素相类似的类固醇。用于移植癌细胞动物实验,当注射了该活性物质后,动物均未患癌症,且其寿命由 24 个月延长至 36 个月。

(2)另据《科学报》转载美国《癌》杂志的研究报道,美国费城医学院生物化学家柯塞维兹教授,从红薯中分离出一种被称为脱氢表雄酮(DHEA)的活性物质,也提到这种物质与肾上腺素和类固醇的化学结构相类似。动物实验表明,对正常小白鼠注射 DHEA 后,可使其寿命延长 1/3;在注射 DHEA 后又接种了癌细胞的小白鼠不再患乳腺癌和结肠癌。

(3)红薯为高纤维素食物,且含有较多淀粉,吃了以后能在肠内大量吸收水分,增加粪便体积,刺激肠管蠕动,缩短粪便在肠道里的停留时间,对结肠癌、直肠癌等癌症的防治有显著功效。所以民间有"一斤红薯二斤屎,回头望望还不止"的俗语。维生素 A 可以有效地防止化学致癌物的致癌作用,对大肠癌也具有阻断作用。

三、防治癌症的食物

在红薯中能转化为维生素 A 的胡萝卜素,其含量在块根类食物中名列前茅,除稍低于胡萝卜外,比马铃薯、山药、芋头要高 50～100 倍。β-胡萝卜素可抑制癌细胞的繁殖,推迟癌细胞的恶化。红薯的黄色越深,β-胡萝卜素的含量越大,红皮红薯的含量是其他品种的 5 倍。

(4)据《文汇报》报道,我国的研究工作者在国内首次研制出红薯的抑癌活性提取物,并成功地进行了动物实验研究,结果证明该活性物质对癌症、白血病等均有抑制作用。有关专家认为,这项研究表明了红薯将成为防治癌症的食药兼用食品。

(5)人体所产生的活性氧通过侵害(氧化)正常细胞进而生成癌细胞,而红薯中所含的维生素 C 具有防止细胞受活性氧氧化的作用,能抑制细胞发生癌变。维生素 C 及维生素 E 通过自身承受活性氧的攻击而使细胞免受侵害。

日本国立癌症预防研究所最近公布的一项研究结果指出,红薯是超级抗癌食物。这主要归功于红薯含有的一种特殊成分"脱氢表雄酮",这种激素可以防癌并且延缓衰老。

美国科学家的研究发现,红薯中含有的特殊成分脱氢表雄酮对于预防乳腺癌和结肠癌尤其有效。同时,红薯中的胡萝卜素含量毫不比胡萝卜逊色,而 β-胡萝卜素有帮助身体抵抗辐的作用,从而也具有防癌作用。此外,红薯富含膳食纤维,可以通宿便,改善便秘,也能预防大肠癌。

日本医学家调查表明,日本长寿区的农村,红薯也是常年不缺的食品。日本癌症预防研究所曾对 26 万人的饮食习惯进行问卷调查,结果表明红薯是一种有效的防癌抗癌食品,经常吃红薯的人很少患癌症。

巴西科学家还专门培育出一种用来治病的红薯,称为"西蒙 2 号",具有止血功效,对鼻出血、眼底出血、牙龈出血、胃肠出血、外伤出血等,均有明显止血作用。我国江苏省徐州市人民医院用"西

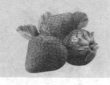

防癌抗癌宜吃的食物

蒙 2 号"红薯对数例白血病和原发性血小板减少性紫癜患者进行治疗观察,获得较好的效果。

有一点要特别引起注意的是,红薯里含有一种叫"气化酶"的成分,生吃或一次食入较多时,会产生胃脘部嘈杂胀满,甚至出现反酸水、矢气多等现象。食用时应采用蒸熟煮透的方法,将气化酶尽量地破坏;或者将洗净的红薯切片或切块后放在淡盐水中,浸泡15～30分钟,捞出洗净后再蒸煮食用。

患有消化道溃疡、胃酸过多和消化不良的人,应少食红薯。生了黑斑病的红薯或腐坏的红薯有毒,不可食用。红薯藤、红薯茎叶与红薯有同样的功效,也可在抗癌强身的药膳食疗中配合使用。

四、防癌抗癌食疗验方

(一)防癌抗癌汁饮验方

1. 包心菜汁

【精心备料】 鲜包心菜1000克。

【照谱掌勺】 将鲜包心菜洗净,放入冷开水中浸泡片刻,取出后切成段或碎片,在榨汁机中压榨鲜汁,用干净纱布过滤取汁即成。每日早晚分饮。

【专家点评】 具有益肾填髓,强体抗癌的功效。适用于胃癌等多种消化道癌症。

2. 包心菜苹果汁

【精心备料】 包心菜500克,苹果1个,芹菜5根,柠檬汁适量。

【照谱掌勺】 将苹果、包心菜、芹菜洗净,切成碎块,分别放入果汁机中榨汁,然后将3汁混匀,调入少许柠檬汁即成。随量饮用,当日饮完。

【专家点评】 具有防癌抗癌,降血压功效。适用于食管癌、胃癌及放化疗食欲缺乏者,对伴有高血压病者尤为适宜。

3. 西红柿汁

【精心备料】 新鲜西红柿300克,白糖10克。

【照谱掌勺】 将新鲜、成熟的西红柿洗净,用开水烫软去皮,然后切碎,用清洁的双层纱布包好,将番茄汁挤入碗内,加入白糖调味,用温开水冲调即成。每日上下午分饮。

【专家点评】 具有防癌抗癌,生津止渴等功效。适用于胃癌、

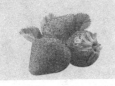

前列腺癌等癌症的防治及高血压病、动脉硬化症、眼底出血等病症。

4. 胡萝卜山楂汁

【精心备料】 胡萝卜50克,新鲜山楂30克,红糖15克,蜂蜜10克。

【照谱掌勺】 将根头整齐、心柱细小、色泽鲜艳且无病虫及冻害的胡萝卜,择洗干净,晾干,切成片或切碎,放入凉开水中浸泡片刻,连浸泡水一起入锅,加热煮沸20分钟,备用。新鲜完好的山楂择洗干净,切碎,不去核,放入砂锅,加水煎煮5分钟,待凉,与胡萝卜及煎煮液汁同放入家用果汁机中,搅打成浆汁,用洁净纱布过滤,所取滤汁放入容器,加适量温开水,并加入红糖、蜂蜜,搅拌混合均匀即成。每日早晚分饮。

【专家点评】 具有防癌抗癌,降压强心的功效。适用于肺癌、宫颈癌等癌症及高血压病、冠心病等病症。

5. 萝卜蜂蜜汁

【精心备料】 萝卜500克,蜂蜜30克。

【照谱掌勺】 将萝卜放入清水中,刷洗干净,用温开水冲洗3次,切碎,压榨后用洁净纱布过滤,取其滤汁与蜂蜜拌和均匀即成。每日早晚分饮。

【专家点评】 具有化痰顺气,生津止渴,防癌抗癌的功效。适用于慢性气管炎、肺结核、便秘及胃癌、乳腺癌等多种癌症的防治。

6. 大白菜汁

【精心备料】 大白菜500克。

【照谱掌勺】 将大白菜洗净,切碎,用榨汁机榨汁即成。早晚2次分饮。

【专家点评】 具有防癌抗癌,养胃清热等功效。适用于肠癌、乳腺癌等癌症的防治及慢性胃炎、暑热症等病症。

7. 大蒜萝卜汁

【精心备料】 生大蒜头1个(30克),生萝卜30克。

【照谱掌勺】 将大蒜去皮,萝卜洗净后切碎,加少量凉开水,捣烂取汁,加入冰糖少许溶化即成。早晚分2次饮用。

【专家点评】 具有杀菌、消炎、防癌抗癌等功效。适用于各种癌症,对消化道肿瘤尤为适合。

8. 牛奶蜂蜜生姜汁

【精心备料】 牛奶250毫升,蜂蜜30克,鲜生姜50克。

【照谱掌勺】 将鲜生姜洗净,放开水中浸泡30分钟取出后,连皮拍碎,入锅,加水适量,煎取浓汁100毫升,加入牛奶中,小火煮沸生姜汁牛奶,停火时立即调入蜂蜜,拌匀即成。早晚2次分饮,当日饮完。

【专家点评】 具有温中止呕,益脾抗癌等功效。适用于食管癌、肝癌等病症。

9. 酸奶蜂蜜生姜汁

【精心备料】 酸奶250毫升,蜂蜜30克,鲜生姜50克。

【照谱掌勺】 将鲜生姜洗净,凉开水浸泡30分钟,取出后连皮拍碎,入锅加水适量,煎取浓汁100毫升,加入酸奶中,小火煮沸生姜汁酸奶,停火时立即调入蜂蜜,拌匀即成。早晚2次分饮,当日饮完,经常饮用。

【专家点评】 具有温中止呕,益脾抗癌等功效。适用于食管癌、肝癌等癌症的防治。

10. 草莓鲜汁

【精心备料】 鲜草莓500克,白糖适量。

【照谱掌勺】 将鲜草莓择洗干净,放入容器内捣汁,放入小锅中用中火煮开,加入白糖拌匀即成。上下午分饮。

【专家点评】 具有防癌抗癌,生津开胃等功效。适用于多种

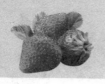

癌症的防治及慢性气管炎、慢性胃炎等。

11. 橄榄蜜汁

【精心备料】 鲜橄榄 150 克,蜂蜜 100 克,红糖 50 克。

【照谱掌勺】 将鲜橄榄用清水洗净,放入淡盐开水中浸泡 30 分钟,取出用刀剔去核。橄榄肉放入家用果汁机中,捣绞出汁,滤过后的残渣,加凉开水适量,搅匀,再次捣绞出汁。合并 2 次汁液,调入蜂蜜、红糖,拌匀即成。每日 2 次,每次取 20 毫升原汁,以温开水送饮。

【专家点评】 具有清热解毒,补虚润肺,扶正抗癌的功效。适用于咽喉癌、食管癌、胃癌的防治。

12. 番木瓜蜜汁

【精心备料】 番木瓜 500 克,蜂蜜 20 克。

【照谱掌勺】 将番木瓜洗净,去皮、子,取果肉切碎,放入果汁机内压榨取汁,盛入杯内,加入蜂蜜搅匀即成。早晚 2 次分饮。

【专家点评】 具有消食健胃,解毒除腐,滋补抗癌的功效。适用于食管癌、胃癌、消化道癌症的防治。

13. 鲜菱荸荠藕汁

【精心备料】 去壳新鲜菱角 50 克,荸荠 100 克,藕 50 克。

【照谱掌勺】 将荸荠、鲜菱角、藕洗净,放入淡盐开水中浸泡片刻,取出用凉开水冲洗,均连皮切碎并捣烂,放入果汁机内榨取汁。取汁后加水 500 毫升,入锅,煮沸即离火,晾凉即成。当饮料,早晚 2 次分饮。

【专家点评】 具有生津止渴,清热解毒,消积防癌的功效。适用于各类癌症的防治。

14. 西红柿蜂蜜饮

【精心备料】 成熟西红柿 500 克,蜂蜜 30 克。

【照谱掌勺】 将西红柿去杂,去蒂,洗净后,用沸水冲烫片刻,连皮切成小块,放入家用果汁机中,快速绞打成浆汁,用洁净纱布过滤收取汁液,倒入杯中,调入蜂蜜,拌匀即成。每日早晚 2 次分饮。

【专家点评】 具有防癌抗癌,补血降压等功效。适用于胃癌、大肠癌等癌症的防治及贫血、高血压病等疾病。

15. 莼菜饮

【精心备料】 鲜嫩莼菜 300 克。

【照谱掌勺】 将采收的鲜嫩莼菜用清水轻轻漂洗后,切碎,捣烂成糊状,入锅,加水适量,小火煨煮成黏稠液,收汁至 1 000 毫升即成。当饮料,每日 2 次,每次 250 毫升。

【专家点评】 具有逐水消肿,解毒抗癌的功效。适用于胃癌等癌症。

16. 刀豆蜜饮

【精心备料】 刀豆 20 克,红枣 15 枚,蜂蜜 30 克。

【照谱掌勺】 将刀豆、红枣洗净,入锅,加水适量,浓煎 2 次,每次 30 分钟,取汁留渣;将 2 次浓煎汁液合并,加清水后继续煨煮至 300 毫升,趁热调入蜂蜜,拌匀即成。当茶频饮,早晚 2 次分饮,嚼食刀豆、红枣。

【专家点评】 具有温中下气,解毒抗癌等功效。适用于消化道癌症患者的辅助食疗,对晚期肿瘤患者出现脾胃虚寒,嗳气呃逆等症尤为适宜。

17. 南瓜蒂蜜饮

【精心备料】 南瓜蒂 4 个,蜂蜜 30 克。

【照谱掌勺】 将南瓜蒂洗净,晒干或烘干,研成细末,以蜂蜜调和拌匀即成。早晚 2 次,用温开水送饮,当日饮完。

【专家点评】 具有消炎止痛,解毒抗癌等功效。适用于乳腺癌、大肠癌等。

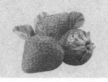

18. 洋葱蜂蜜饮

【精心备料】 洋葱 100 克,蜂蜜 20 克。

【照谱掌勺】 将洋葱洗净,切成细丝,放入砂锅,加水煎煮 10 分钟,停火后趁温调入蜂蜜,拌匀即成。每日早晚 2 次分饮。

【专家点评】 具有防癌抗癌,滋阴祛痰,解毒降压等功效。适用于多种癌症的防治及高血压病、高脂血症。

19. 生姜饴糖饮

【精心备料】 生姜 30 克,饴糖 50 克。

【照谱掌勺】 将生姜洗净,切片,与饴糖同入锅中,加水浓煎 2 次,每次 45 分钟,过滤取汁即成。早晚 2 次温饮。

【专家点评】 具有散寒止吐,补血抗癌等功效。适用于肺癌、消化道癌症、胃癌患者肺脾胃虚出现的虚寒咳嗽,恶心呕吐,有一定的辅助食疗效果。

20. 姜汁半夏金橘饮

【精心备料】 鲜生姜 30 克,制半夏 10 克,金橘 30 克。

【照谱掌勺】 将鲜生姜洗净,凉开水中浸泡 30 分钟,切碎捣烂绞取浓汁;制半夏洗净,切片,装入纱布袋中,扎紧袋口,与洗净、切片的金橘同置锅内,加水适量,煎煮 2 次,每次 30 分钟,合并 2 次煎液,小火浓缩至 300 毫升,加入姜汁,拌匀即成。每日 2 次,每次 150 毫升,温热饮用。

【专家点评】 具有消痞散结,解痉止呕,调理脾胃,防癌抗癌等功效。适用于宫颈癌等妇科癌症,对宫颈癌术后放疗、化疗中出现恶心呕吐,食欲缺乏等消化道反应者尤为适宜。

21. 萝卜生姜饮

【精心备料】 萝卜 250 克,生姜汁 10 毫升。

【照谱掌勺】 将萝卜洗净,捣烂取汁,加入生姜汁,搅匀即成。代茶饮。

【专家点评】 具有防癌抗癌,发散表邪,化痰止嗽等功效。适用于食管癌、胃癌等癌症的防治及外寒内饮型慢性支气管炎,对痰多色白者尤为适宜。

22. 二香饮

【精心备料】 小茴香 10 克,大茴香 10 克。

【照谱掌勺】 将大、小茴香同置锅中,加水适量,浓煎 2 次,每次 30 分钟,合并 2 次煎液,加入少量清水,小火煨至 300 毫升即成。每日 2 次,每次 150 毫升,温热饮用。

【专家点评】 具有温肾散寒,健脾止痛,解毒抗癌等功效。适用于食管癌、胃癌、大肠癌、肾癌、膀胱癌的防治,对肾癌、膀胱癌术后放疗、化疗后出现脾肾两虚证者尤为适宜,有改善临床症状,延缓病情发展,减轻抗癌药物副作用等效果。

23. 香菇红枣奶饮

【精心备料】 香菇 25 克,陈皮 10 克,红枣 10 枚,牛奶 50 毫升。

【照谱掌勺】 将香菇用温水泡发,洗净切碎,与洗净的红枣、陈皮一同放入锅中,加清水煎取汁液,再与牛奶混匀即成。早餐随点心一起饮用。

【专家点评】 具有补气健脾,提高免疫功能,防癌抗癌等功效。适用于鼻咽癌等手术后体质虚弱,免疫功能低下者。

24. 黑木耳红枣饮

【精心备料】 黑木耳 30 克,红枣、红糖各 20 克。

【照谱掌勺】 将上述 3 味洗净,入锅中,水煎取汁即成。早晚 2 次分饮。

【专家点评】 具有防癌抗癌,凉血止血和血,益气润肺等功效。适用于宫颈癌、肠癌等癌症的防治及月经过多。

25. 酸奶饮

【精心备料】 酸奶 250 毫升。

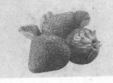

【照谱掌勺】 将优质新鲜牛奶(或羊奶)加入标化的乳酸菌、白糖,经发酵,凝固,冷冻工序后制成即成。每日早餐随早点一起饮用。

【专家点评】 具有强身抗衰,防癌延年等功效。适用于胃癌等消化道癌症。

26. 猕猴桃奶饮

【精心备料】 猕猴桃 2 个,酸牛奶 200 毫升。

【照谱掌勺】 将猕猴桃择洗干净,剥去外皮,将猕猴桃肉放入搅汁机中,快速搅打成浆汁,倒入容器,加入酸牛奶,拌匀即成。早晚 2 次分饮,或当饮料,分次饮用,当日饮完。

【专家点评】 具有补气养阴,防癌抗癌等功效。适用于鼻咽癌等癌症的防治。

27. 复方山楂饮

【精心备料】 干山楂片 60 克,红枣 15 枚,红糖 20 克。

【照谱掌勺】 将山楂片与红枣洗净,同入锅中,加水适量,煎煮 2 次,每次 30 分钟,取汁合并后调入红糖,拌匀即成。早晚 2 次分饮,嚼食山楂片和红枣。

【专家点评】 具有行气消积,祛瘀抗癌等功效。适用于各类癌症的防治。肝癌高发区人群,经常饮用复方山楂饮尤为适宜,有一定的防癌抗癌作用。

28. 木瓜蜜饮

【精心备料】 木瓜 2 个,蜂蜜 200 毫升,姜 30 克。

【照谱掌勺】 将木瓜洗净,去皮、核,切片;生姜洗净后切片,与木瓜同入锅内,加水适量浓煎 2 次,每次 30 分钟,合并 2 次煎液,过滤,以小火熬至稀稠状,调入蜂蜜,稍熬即成。每日 2 次,每次 1 小盅(约 15 毫升),用温开水送饮。

【专家点评】 具有健脾和胃,强身抗癌的功效。适用于乳腺癌、消化道癌症的防治。

29. 菱角红枣饮

【精心备料】 老菱角外壳 20 克,红枣 15 枚,蜂蜜 30 克。

【照谱掌勺】 将老菱角外壳洗净,入锅,加水适量,煎煮 2 次,每次 20 分钟,合并 2 次煎液,去渣后与洗净的红枣共煮 30 分钟,趁热调入蜂蜜,拌匀即成。当茶饮,早晚 2 次分饮,温热饮用,嚼食红枣。

【专家点评】 具有健脾和胃,养血抗癌的功效。适用于胃癌、食管癌等癌症的防治。

30. 菱粉二豆糊

【精心备料】 老菱粉、赤小豆各 50 克,绿豆 30 克,红糖 20 克。

【照谱掌勺】 将赤小豆、绿豆淘洗净,同入锅中,加水适量,先以大火煮沸,改用小火煨煮 1～2 小时,至赤小豆、绿豆呈烂花稀糊状,调入老菱粉、红糖,搅匀,继续煨煮 30 分钟即成。早晚 2 次分饮,温热饮用。

【专家点评】 具有清热养胃,健脾益气,解毒抗癌的功效。适用于消化道癌症和宫颈癌的防治。

31. 葵花子冰糖饮

【精心备料】 向日葵子 50 克,冰糖 20 克。

【照谱掌勺】 将向日葵子去壳,冰糖敲碎,一同入锅,加水适量,炖 15 分钟取汁即成。当茶频饮。

【专家点评】 具有防癌抗癌,补脾润肠的功效。适用于消化道癌症的防治及习惯性便秘。

32. 葵花秆芯绿茶

【精心备料】 向日葵秆芯 30 克,绿茶 10 克。

【照谱掌勺】 将向日葵秆外皮剥去,取秆芯(色白者)切碎,与绿茶同入锅中,加水适量浓煎 2 次,每次 30 分钟,去渣取汁,合并

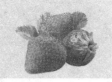

2 次煎液即成。早晚 2 次温饮,或分早晚 2 次,每次以沸水冲淡,当茶频饮,经常饮用。

【专家点评】 具有和胃利湿,消积抗癌的功效。适用于胃贲门癌、肠癌的防治。

33. 葵花秆芯冬瓜饮

【精心备料】 向日葵秆芯 30 克,冬瓜仁 5 克。

【照谱掌勺】 将向日葵秆外皮剥去,取白色秆芯,切碎;冬瓜子去果壳,留仁,与葵秆芯同入锅中,加水适量浓煎 45 分钟,去渣取汁即成。早晚 2 次温饮。

【专家点评】 具有补益脾胃,消痈抗癌的功效。适用于消化道癌症,对晚期胰腺癌、膀胱癌出现严重腹水患者,有明显利水作用。

34. 薏苡仁饮

【精心备料】 薏苡仁 300 克。

【照谱掌勺】 将薏苡仁杵破,加水 3 000 毫升,煎煮至 1 000 毫升即成。每日 3 次,每次 50 毫升温饮。

【专家点评】 具有清热排毒,防癌治癌等功效。适用于肺癌、肠癌等癌症的防治。

35. 薏苡仁菱诃饮

【精心备料】 薏苡仁 10 克,菱角 10 克,诃子 10 克。

【照谱掌勺】 将上述 3 味同入砂锅内,加水煎汤即成。每日 1 剂,分 2 次饮完。

【专家点评】 具有清热解毒,防癌抗癌等功效。适用于肠癌等消化道癌症的防治。

36. 扁豆木瓜饮

【精心备料】 白扁豆 50 克,木瓜 30 克。

【照谱掌勺】 将白扁豆洗净,用温开水泡发;木瓜洗净后,切片,与泡发捞出的扁豆同入砂锅,加水浓煎 2 次,每次 45 分钟,合并 2 次滤液,白扁豆及木瓜片留取即成。早晚 2 次分饮浓煎汁液,并可温热嚼食白扁豆及木瓜片。

【专家点评】 具有健脾祛湿,解毒抗癌等功效。适用于胃癌、大肠癌患者及术后放疗、化疗中出现脾胃虚弱,肠炎腹泻等病症。

(二)防癌抗癌茶剂验方

1. 西红柿酸奶茶

【精心备料】 成熟西红柿 200 克,酸牛奶 200 毫升。

【照谱掌勺】 将西红柿外表皮用温水浸泡片刻,反复洗净,连皮切碎,放入捣汁机中,快速捣 1 分钟,加酸牛奶拌匀,取番茄酸奶汁即成。每日早晚分饮。

【专家点评】 具有防癌抗癌、降压降脂的功效。适用于胃癌、食管癌等癌症的防治及高血压病、高脂血症等。

2. 白萝卜豆奶茶

【精心备料】 新鲜白萝卜 250 克,豆奶 250 毫升。

【照谱掌勺】 将新鲜白萝卜用清水反复洗净,用温开水冲一下,连皮(包括根在内)切碎,放入家用绞汁机中,快速绞取浆汁,用洁净纱布过滤,所取滤汁与豆奶充分混合,放入砂锅,用小火或微火煮沸即成。每日早晚分饮。

【专家点评】 具有生津止渴,解毒降糖的功效。适用于多种癌症的防治及糖尿病、慢性气管炎、慢性咽喉炎等病症。

3. 苦瓜茶

【精心备料】 鲜苦瓜 1 个,茶叶 50 克。

【照谱掌勺】 将鲜苦瓜截断,去瓤,纳入茶叶后,用细线扎合,挂通风处阴干。苦瓜干后,外部用洁净纱布蘸温开水擦净,连同茶叶切碎,混合均匀。每次取 10 克,放入保温杯内,用沸水冲泡,30

137

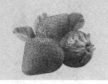

分钟后即成。当茶频饮,可连续冲泡3～5次。

【专家点评】 具有防癌抗癌,清热利尿,明目减肥等功效。适用于多种癌症的防治及结膜干燥症、单纯性肥胖症、高血压病、高脂血症、糖尿病。

4. 黄豆芽茶

【精心备料】 大豆(黄豆、黑豆均可应用)500克。

【照谱掌勺】 将大豆用水浸泡后,散放在湿蒲包内,保持适宜温度、湿度,待芽茎及根长至4～5厘米长时取出,晒干或低温烘干,研成细末备用。每日2次,每次20克,放入杯中,用沸水冲泡,加盖闷10分钟即成。当茶频饮,一般可冲泡3～5次。

【专家点评】 具有健脾宽中,解毒消痈,防癌抗癌的功效。适用于各类癌症患者的防癌保健饮料。

5. 姜汁茶

【精心备料】 鲜生姜500克,茶叶5克。

【照谱掌勺】 将鲜生姜洗净,在凉开水中浸泡30分钟,取出后切片,放入家用水果绞汁机中绞碎压榨取汁,用洁净纱布过滤,装瓶贮存于冰箱备用;将茶叶放入杯中,用沸水冲泡,加盖闷15分钟即成。当茶频饮,一般可冲泡3～5次,每次加3滴生姜汁,搅匀即可。

【专家点评】 具有解毒散寒,止呕防癌等功效。适用于各类癌症放疗、化疗中出现恶心呕吐等。

6. 银耳红枣花

【精心备料】 银耳15克,红枣50克,蜂蜜5毫升。

【照谱掌勺】 将银耳、红枣洗净,放入锅中,加清水适量,煎煮取汁,再加清水适量煎煮取汁。将2次所取药汁倒入锅中,加入蜂蜜煮沸即片刻即成。早晚2次分饮,嚼食红枣。

【专家点评】 具有益气补虚,防癌抗癌等功效。适用于防治卵巢癌等多种癌症。

7. 海藻茶

【精心备料】 海藻 15 克。

【照谱掌勺】 将海藻用凉开水轻轻漂洗,收集后入锅,加水浓煎 2 小时,每次 30 分钟,合并 2 次煎液,煮至 300 毫升即成。每日 2 次,每次 150 毫升煎液,用温开水冲淡,当茶频饮。

【专家点评】 具有软坚散结,消炎抗癌等功效。适用于甲状腺肿瘤、胃癌、大肠癌的防治。

8. 绿茶饮

【精心备料】 绿茶 5 克。

【照谱掌勺】 将绿茶放入保温杯内,以沸水冲泡,加盖闷 10 分钟即成。每日频饮,一般可冲泡 3～5 次。

【专家点评】 具有清热解毒,抗菌消炎,醒脑提神,防癌抗癌等功效。适用于防治胃肠道癌症。

9. 乌梅山楂茶

【精心备料】 乌梅 10 枚,生山楂 15 克,绿茶 10 克。

【照谱掌勺】 将以上 3 味同入锅内,加水煎煮 20 分钟,取汁即成。代茶饮,当日饮完。

【专家点评】 具有生津开胃,防暑提神,防癌抗癌等功效。适用于防治食管癌、胃癌、肠癌、子宫癌及泌尿系统癌症。

10. 无花果绿茶

【精心备料】 无花果 2 梅,绿茶 10 克。

【照谱掌勺】 将以上 2 味入锅内,加水共煎 15 分钟即成。代茶饮,当日饮完。

【专家点评】 具有润肺清肠,阻止癌细胞生长的功效。适用于早期癌症的辅助性食疗。

11. 青果乌龙茶

【精心备料】 青果 10 克,乌龙茶 5 克。

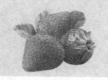

【照谱掌勺】 将以上2味入锅内,加水煎煮10分钟即成。代茶饮,当日饮完。

【专家点评】 具有生津利咽,解毒抗癌的功效。适用于咽喉癌、食管癌、胃癌等患者的辅助性食疗。

12. 猕猴桃蜜茶

【精心备料】 猕猴桃2枚,蜂蜜30克。

【照谱掌勺】 将新鲜采摘的猕猴桃用凉盐开水浸泡片刻,洗净,剥开,取其果肉,切碎,捣烂,研成稀糊状,加凉开水搅拌,调成黏稠汁液,加入蜂蜜,加凉开水至300毫升,混合即成。当饮料,早晚2次分饮。

【专家点评】 具有清热解毒,滋补抗癌的功效。适用于食管癌、胃癌、大肠癌的防治。

13. 罗汉果茶

【精心备料】 罗汉果15克。

【照谱掌勺】 将每年9～10月份的罗汉果采摘,置地板上使其候熟,约10日后果皮转黄再用火烘烤,制成叩之有声的干燥果实,择量切成饮片,放在有盖的杯中,以沸水冲泡,加盖闷15分钟即成。当茶频饮,一般冲泡3～5次。

【专家点评】 具有清肺止咳,防癌抗衰老等功效。适用于鼻咽癌、喉癌、肺癌的防治。

14. 无花果茶

【精心备料】 无花果50克。

【照谱掌勺】 将采收的无花果洗净,切碎,微火炒干呈淡黄半焦状,研成细末。每日2次,上下午分别用沸水冲泡,加盖闷10分钟即成。当茶频饮(饮用中可加适量红糖拌匀调饮)。

【专家点评】 具有补脾健胃,清热解毒,止泻抗癌的功效。适用于肿瘤患者出现脾胃虚弱,消化不良,饮食减少,便溏腹泻诸

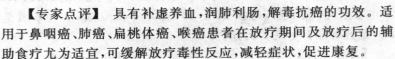

症者。

15. 山楂荷叶茶

【精心备料】 鲜山楂 15 克,荷叶半张。

【照谱掌勺】 将山楂洗净,切碎;荷叶洗净,切成小方块,与切碎的山楂同入锅中,加水适量,浓煎 2 次,每次 15 分钟,合并 2 次煎液即成。代茶饮,上下午 2 次分饮。

【专家点评】 具有降脂祛瘀,解毒抗癌的功效。适用于癌症合并血脂异常、冠心病者,对出现血滞痛胀者尤为适宜。健康人在夏秋季节,将其作为日常饮料,同样可以起到强身防癌的效果。

16. 草莓蜜茶

【精心备料】 新鲜草莓 50 克,蜂蜜 30 克。

【照谱掌勺】 将采摘的新鲜草莓除去柄托,放入凉开水中浸泡片刻,洗净,在果汁机中搅成糊状,盛入碗中,调入蜂蜜拌匀,加凉开水冲泡至 500 毫升,贮入冰箱内即成。每日 2 次,每次 250 毫升,当茶频饮。

【专家点评】 具有补虚养血,润肺利肠,解毒抗癌的功效。适用于鼻咽癌、肺癌、扁桃体癌、喉癌患者在放疗期间及放疗后的辅助食疗尤为适宜,可缓解放疗毒性反应,减轻症状,促进康复。

17. 橄榄桂圆茶

【精心备料】 橄榄肉 5 克,桂圆肉 5 克,枸杞子 6 克,冰糖适量。

【照谱掌勺】 将橄榄肉、桂圆肉、枸杞子、冰糖放入茶杯中,加入沸水冲泡,加盖闷 15 分钟即成。代茶饮。

【专家点评】 具有防癌抗癌,养血滋阴的功效。适用于喉癌、食管癌、胃癌等的防治及咽炎、烦热干渴等病症。

18. 木瓜茶

【精心备料】 木瓜 30 克,桑叶 15 克,红枣 10 枚。

【照谱掌勺】 将红枣洗净,去核,与木瓜、桑叶共切成细末,放

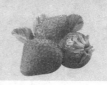

入杯内,用沸水冲泡,加盖闷 15 分钟即成。当茶频饮,一般可冲泡 3～5 次。

【专家点评】 具有去湿舒筋,止痛抗癌的功效。适用于腹腔肿瘤疼痛不止者。

19. 菱角茶

【精心备料】 新鲜菱角 20 枚。

【照谱掌勺】 将采收的新鲜菱角洗净,用沸水浸泡片刻,清水冲洗干净后连外壳切碎,入锅,加水适量,煎煮 2 次,每次 40 分钟,过滤取汁,浓缩至 300 毫升即成。每日 2 次,每次饮 150 毫升,嚼食菱角。

【专家点评】 具有安神补脏,益精抗癌的功效。适用于胃癌、子宫癌等癌症的防治。

20. 米皮糠人参茶

【精心备料】 米皮糠 20 克,生晒参 5 克。

【照谱掌勺】 将生晒参洗净后切成薄片,与米皮糠同入锅中,加水适量,煎煮 2 次,每次 45 分钟,合并 2 次煎液,小火浓缩至 200 毫升即成。早晚 2 次分饮。

【专家点评】 具有补虚益气,和胃抗癌的功效。适用于食管癌、胃癌、大肠癌的防治。

21. 麦麸红枣茶

【精心备料】 麦麸 50 克,红枣 15 枚。

【照谱掌勺】 将红枣洗净,与麦麸同入锅,加水适量浓煎 2 次,每次 30 分钟,合并 2 次煎汁,过滤即成。早晚 2 次温饮,当日饮完。

【专家点评】 具有解毒除热,补虚防癌的功效。适用于大肠癌、直肠癌患者作为防癌强身饮品,可长期饮用,对大肠癌、直肠癌术后恢复期也有辅助食疗作用。

(三)防癌抗癌豆奶验方

1. 韭菜牛奶

【精心备料】 生姜 25 克,韭菜 250 克,牛奶 240 毫升。

【照谱掌勺】 将生姜洗净,切片。韭菜洗净,切成 2.5 厘米长的段,然后同生姜一起捣烂,用洁净纱布包好绞汁。将生姜韭菜汁放在锅中,再倒入牛奶,用小火加热,煮沸 3 分钟即成。每日早晚 2 次分饮。

【专家点评】 具有防癌抗癌,温补肾阳等功效。适用于食管癌、胃癌防治及阳痿、早泄等疾病。

2. 胡萝卜豆浆

【精心备料】 胡萝卜 100 克,黄豆 40 克,柠檬汁 5 毫升,香油 10 毫升。

【照谱掌勺】 将胡萝卜洗净,切片,与浸泡后的黄豆同入家用捣汁机中,加适量水搅拌取汁,煮沸后小火再煮 3~5 分钟倒入杯中,加入柠檬汁及香油搅匀即成。每日早晚分饮。

【专家点评】 具有养肝明目,防癌抗癌的功效。适用于肺癌等癌症的防治,也可用于夜盲症、结膜干燥症等病。

3. 魔芋豆奶

【精心备料】 豆浆 150 毫升,红糖 20 克,魔芋精粉 2 克。

【照谱掌勺】 将豆浆煮沸后冷却,备用。将红糖置容器中,加少许豆浆混合均匀,再加入魔芋精粉,搅拌后倒入剩余的豆浆,混合均匀,以大火煮沸即成。每日早晨随餐饮用。

【专家点评】 具有防癌抗癌,健脾和血,通脉降脂等功效。适用于多种癌症的防治及脂肪肝、糖尿病。

4. 魔芋毛豆甜浆

【精心备料】 魔芋精粉 2 克,毛豆 100 克,红糖 20 克。

143

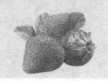

【照谱掌勺】 将新鲜毛豆洗净,加适量清水,用捣搅机打碎,约2分钟后即成汁状。将豆汁倒入锅中,用大火煮沸,加入魔芋粉及红糖,用小火煮沸5分钟即成。早晚2次分饮。

【专家点评】 具有防癌抗癌,润燥化痰,健脾活血,降血脂的功效。适用于多种癌症的防治及脂肪肝、糖尿病。

5. 苹果酸奶

【精心备料】 苹果1个,酸奶200毫升,蜂蜜20克。

【照谱掌勺】 将苹果外表皮反复洗净,连皮切碎,放入家用捣搅机中,搅打1分钟,将苹果汁、酸奶、蜂蜜充分混合均匀即成。早晚分饮。

【专家点评】 具有抗癌益气,活血降脂等功效。适用于各种癌症及脂肪肝、糖尿病的防治。

6. 魔芋酸奶

【精心备料】 魔芋精粉2克,酸奶200毫升。

【照谱掌勺】 将魔芋精粉调入酸奶中,搅匀即成。早晚分饮。

【专家点评】 具有补虚通脉,防癌抗癌,降血脂等功效。适用于多种癌症及各种类型的脂肪肝、糖尿病的防治。

7. 苦瓜蜂蜜牛奶

【精心备料】 苦瓜1个(约100克),蜂蜜20克,牛奶200毫升。

【照谱掌勺】 将苦瓜洗净,去子后切成片,或切碎,与牛奶放入洁净家用果汁机中,快速捣搅成浆汁,放入杯中,加入蜂蜜,拌匀即成。每日早晚分饮。

【专家点评】 具有防癌抗癌,解热清心,益气降压等功效。适用于多种癌症及高血压病、高脂血症、习惯性便秘的防治。

8. 银耳豆浆

【精心备料】 银耳20克,豆浆500毫升,鸡蛋1枚。

【照谱掌勺】 将银耳用清水泡发;将鸡蛋打入碗中,用筷子搅匀待用。煮豆浆时将泡发好的银耳放入,豆浆煮几沸以后,倒入搅匀的蛋液,蛋熟后即成。每日随早餐饮用。

【专家点评】 具有防癌抗癌,滋阴补气,调脂减肥等功效。适用于肝癌、白血病等多种癌症的防治,以及放疗、化疗后出现副作用和血脂异常、脂肪肝等的调养。

9. 玉米牛奶

【精心备料】 玉米 150 克,牛奶 250 毫升,红糖 10 克。

【照谱掌勺】 将嫩玉米洗净,装入研磨容器中,捣烂呈糊状,放入砂锅内,加水适量,中火煨煮 30 分钟,用洁净纱布过滤,将滤汁盛入锅中,加入牛奶、红糖拌匀,用小火煮沸即成。随早餐饮用。

【专家点评】 具有防癌抗癌,强壮身体的功效。适用于各种癌症的防治。

10. 香菇牛奶

【精心备料】 香菇 25 克,陈皮 10 克,红枣 10 克,鲜牛奶 200 毫升。

【照谱掌勺】 将香菇用温水泡发,洗净,切碎,与洗净的红枣、陈皮同入砂锅,加水煎煮 30 分钟,收取浓汁,与牛奶拌匀即成。早晚 2 次分饮。

【专家点评】 具有防癌抗癌,行气健脾,调脂降压等功效。适用于胃癌、乳腺癌等多种癌症的防治。

11. 无花果酸牛奶

【精心备料】 酸牛奶 250 毫升,无花果 100 克,蜂蜜 10 克。

【照谱掌勺】 将无花果去皮,与酸牛奶、蜂蜜一起放入果汁机中打成汁,贮入冰箱内即成。早晚 2 次分饮。

【专家点评】 具有扶正抗癌,帮助消化等功效。适用于癌症患者术后体质虚弱和食欲缺乏者。

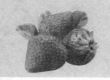

12. 大蒜酸牛奶

【精心备料】 酸牛奶1瓶(250毫升),生大蒜头1个,蜂蜜10克。

【照谱掌勺】 将生大蒜头掰开,去皮,捣烂,与酸牛奶、蜂蜜一起放入果汁机中搅打成汁,贮入冰箱内即成。早晚2次分饮。

【专家点评】 具有补益抗癌等功效。适用于癌症患者体质虚弱、头昏乏力、大便干结等症。

13. 橘汁酸牛奶

【精心备料】 酸牛奶200毫升,橘汁50毫升,白糖20克。

【照谱掌勺】 将新鲜橘汁、白糖放入酸牛奶中,调匀即成。早晚分饮。

【专家点评】 具有防癌抗癌,补益脾胃,生津止渴等功效。适用于防癌及放化疗、术后体质虚弱及食欲缺乏者;也辅助用于暑热症、疰夏、消化不良、胃肠炎等病症。

14. 番木瓜牛奶

【精心备料】 牛奶300毫升,番木瓜400克,蜂蜜50克。

【照谱掌勺】 将番木瓜洗净去皮、瓤,切成小块后置于容器中,倒入牛奶,边倒边搅,再加入蜂蜜,边倒边搅,混匀后加盖,置冰箱中放凉后即成。当点心随量食用。

【专家点评】 具有防癌抗癌,清凉止渴等功效。适用于胃癌等癌症的防治及放疗、化疗后出现口干舌燥和食欲缺乏等。

15. 杏仁蜜奶

【精心备料】 杏仁30克,蜂蜜30克,牛奶250毫升。

【照谱掌勺】 将杏仁用沸水浸泡,去皮尖,晒干或烘干,炒黄,研成细末。锅中加水适量,煮沸时调入杏仁粉末,小火煨煮30分钟,加入牛奶,搅拌均匀,继续煮至沸腾即离火,趁热调入蜂蜜即成。早晚2次分饮。

【专家点评】 具有补虚润肺,解毒抗癌的功效。适用于各类癌症的防治。

(四)防癌抗癌粥饭验方

1. 包心菜蜜汁粥

【精心备料】 包心菜 300 克,蜂蜜 20 克,粳米 100 克。

【照谱掌勺】 将新鲜包心菜洗净,放入凉开水中浸泡片刻,取出后切成段或碎片,在绞汁机中压榨鲜汁,与蜂蜜混合均匀备用。粳米淘净后入锅,加水适量,小火煨煮成稠粥,粥黏时调入包心菜蜜汁,拌匀,煮至沸即成。每日早晚餐 2 次温食。

【专家点评】 具有补气益肾,解毒抗癌的功效。适用于各类癌症患者的抗癌食疗,对消化道癌症(食管癌、胃癌、大肠癌)患者尤为适宜。

2. 芦笋粥

【精心备料】 鲜芦笋 50 克,粳米 100 克,红枣 15 枚。

【照谱掌勺】 将鲜芦笋洗净,切碎;红枣拣杂后洗净,与淘净的粳米同入锅内,加水适量,煨煮成稠粥即成。早晚餐分食。

【专家点评】 具有健脾和胃,防癌抗癌功效。适用于各种癌症的辅助食疗。

3. 韭菜粥

【精心备料】 新鲜韭菜 250 克,陈粟米 100 克。

【照谱掌勺】 将新鲜韭菜择洗干净,切成细碎末备用。将陈粟米淘洗干净,放入砂锅,加水适量,大火煮沸后,改用小火煨煮 30 分钟,待粟米熟烂,加入韭菜碎末,拌和均匀,继续用小火煨煮至沸即成。每日早晚餐分食。

【专家点评】 具有防癌抗癌,温中行气,助阳散寒等功效。适用于食管癌、胃癌的防治,以及胃寒疼痛、手足发凉、便秘等病症。

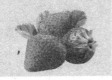

4. 苦瓜粥

【精心备料】　苦瓜 100 克,粟米 100 克,冰糖 10 克。

【照谱掌勺】　将粟米淘净,与切好的苦瓜片共煮粥,待粥将好时加入冰糖调化,拌匀即成。每日早晚餐分食。

【专家点评】　具有防癌抗癌,清暑解热,降血糖等功效。适用于多种癌症的防治,以及糖尿病、痱子、疖病、老年糖尿病患者并发视网膜病变的防治。

5. 魔芋甜粥

【精心备料】　魔芋精粉 3 克,粳米 100 克,蜂蜜 30 克。

【照谱掌勺】　将粳米淘洗干净,入锅加水适量,大火煮沸,改小火煮成稠粥,粥熟后调入蜂蜜即成。每日 1 次,温热食用;也可隔日食用 1 次。

【专家点评】　具有防癌抗癌,降脂减肥,抗脂肪肝等功效。适用于多种癌症及脂肪肝、高脂血症的防治。

148

6. 荠菜粥

【精心备料】　新鲜荠菜 150 克,粳米 100 克。

【照谱掌勺】　将荠菜洗净,切好备用。粳米淘洗干净后入锅,加水适量,大火煮沸,改小火煮成稠粥,粥将成时加入荠菜段,再煮 5 分钟即成。早晚餐 2 次分食。

【专家点评】　具有防癌抗癌,平肝降压等功效。适用于多种癌症及高血压病等疾病的防治。

7. 刀豆粥

【精心备料】　刀豆 20 克,粳米 100 克,红糖 20 克。

【照谱掌勺】　将刀豆洗净,晒干或烘干,研成细粉状备用。粳米淘净后入锅,加水适量,煨煮成黏稠粥,粥将成时,调入刀豆粉、红糖,搅拌均匀,继续煨煮至沸即成。每日早晚餐温热食用。

【专家点评】　具有温中益胃,下气止呃,补肾抗癌功效。适用于虚寒症胃癌患者,对癌症手术后身体虚弱者有辅助食疗作用。

8. 黄豆芽粥

【精心备料】 黄豆芽100克,粳米100克。

【照谱掌勺】 将黄豆芽与粳米淘洗干净,一同放入砂锅中,加水1000毫升,用大火煮沸后转用小火熬煮成稀粥即成。佐餐食用。

【专家点评】 具有防癌抗癌,清热解毒,利尿通便等功效。适用于多种癌症的防治及高脂血症、糖尿病、急性支气管炎、产后缺乳等病症。

9. 南瓜粥

【精心备料】 南瓜250克,粳米100克,红糖20克。

【照谱掌勺】 将南瓜洗净,连皮切成小块,与淘净的粳米同入锅中,加水适量,煨煮成稀黏粥,粥成时加入红糖,拌匀即成。早晚餐2次温食。

【专家点评】 具有补中益气,解毒防癌等功效。适用于各类癌症患者作抗癌粥疗食品,对消化道癌症者有辅助食疗作用。健康人经常食用,也有较好的健身防癌作用。

10. 扁豆粥

【精心备料】 白扁豆30克,粳米100克,红糖20克,生姜6克。

【照谱掌勺】 将白扁豆洗净,晒干或烘干,研成细粉;生姜洗净后切碎,剁成糊;粳米淘净后入锅,加水适量,先以大米煮沸,加扁豆粉、生姜糊,搅拌均匀,改以小火煨炖至粥呈稠黏状,调入红糖,煮沸即成。每日早晚餐2次分食,温热食用。

【专家点评】 具有补虚健脾,解毒抗癌等功效。适用于各类癌症患者的防癌粥疗,对胃癌、大肠癌及其术后化疗、放疗体虚者尤为适宜,坚持食用有辅助食疗作用。

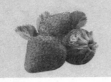

11. 扁豆苡仁莲枣粥

【精心备料】 白扁豆50克,薏苡仁50克,莲子30克,红枣15枚,红糖30克。

【照谱掌勺】 将扁豆洗净,晒干或烘干,研成细粉;薏苡仁、莲子、红枣用凉水泡发,红枣去核。上3味洗净后,入砂锅,加水适量,先以大火煮沸,调入白扁豆粉,拌匀,再以小火煨煮1～2小时,薏苡仁、莲子煮至黏稠成羹时,加红糖搅和均匀即成。早晚餐2次分食,当日食完。

【专家点评】 具有补虚益气,健脾养血,解毒抗癌等功效。适用于各类癌症患者作防癌食疗饮品,对癌症患者在化疗、放疗期间及其后出现食欲缺乏、纳少腹胀、呕吐泄泻等症状时食用尤为适宜,坚持食用,可理气化湿,健脾助运,起辅助食疗作用。

12. 紫皮大蒜粥

【精心备料】 紫皮大蒜50克,粳米60克。

【照谱掌勺】 将紫皮大蒜去皮,放入沸水中,用大火煮1分钟捞出;将洗净的粳米放入煮蒜的水中,煮成粥,再将蒜头重新放入粥中,煮一二沸即成。早晚餐2次分食。

【专家点评】 具有杀菌消炎,抗癌,抗结核等功效。适用于多种癌症及肺癌咯血患者。

13. 生姜粥

【精心备料】 高良姜(或干生姜)6克,红枣15枚,粳米100克。

【照谱掌勺】 将高良姜(或干姜)洗净,切碎,剁成细糊状;红枣洗净,与淘净的粳米同入锅中,加水适量,煨煮成稠粥,粥将成时加入姜糜,调匀,再煮1～2沸即成。早晚餐分2次温食。

【专家点评】 具有散寒止呕,补血抗癌等功效。适用于消化道恶性肿瘤患者出现脾胃虚寒,反胃恶心,呕吐清水,腹痛便溏时食用。健康人经常食用,也有强体防癌功效。

14. 茴香二仁粥

【精心备料】 小茴香 10 克,杏仁 15 克,薏苡仁 30 克,粳米 100 克,红糖 20 克。

【照谱掌勺】 将小茴香拣净,晒干或烘干,研成极细末;杏仁用温开水泡发片刻,去皮尖,研磨成稀糊状;粳米淘净,与薏苡仁同入砂锅,加水适量,小火煨煮成稠粥,粥稠时调入茴香末,加杏仁糊、红糖,拌匀,再煮至沸即成。每日早晚餐分食,温热食用。

【专家点评】 具有清热解毒,健脾止痛,散寒抗癌等功效。适用于各类癌症患者的辅助食疗,对膀胱癌、肾癌、宫颈癌患者术后放疗、化疗出现阴虚不足,反胃呕逆,虚劳羸瘦,食欲缺乏等症者尤为适宜。

15. 猴头菇粥

【精心备料】 猴头菇 150 克,粳米 100 克。

151

【照谱掌勺】 将猴头菇用温开水泡发,去柄蒂,洗净,切碎,剁成糜糊状;粳米淘净后入锅,加水适量,先用大火煮沸,加猴头菇糜糊,改以小火煨煮成黏稠粥,粥成时加葱花、姜末、精盐、味精,拌和均匀即成。每日早晚餐 2 次温食。

【专家点评】 具有大补脾胃,扶正抗癌等功效。适用于气血两虚,食欲缺乏的各类癌症患者及其术后的防癌抗癌食疗,对胃癌、宫颈癌、肺癌、肠癌等有辅助食疗作用。

16. 蘑菇粥

【精心备料】 鲜蘑菇 50 克,粳米 100 克,猪瘦肉 50 克。

【照谱掌勺】 将鲜蘑菇洗净,切碎;猪肉洗净后,加葱段、姜丝,剁成肉糜;粳米淘净,入锅,加水适量,用大火煮沸,加猪肉糜、料酒,调匀,改用小火煨煮成稠粥,粥将成时,加蘑菇,加精盐、植物油、味精,搅拌均匀,继续煨煮片刻即成。早晚餐 2 次温热食用。

【专家点评】 具有健脾益胃,润燥化痰,补虚抗癌的功效。适

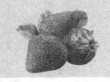

用于胃癌、子宫癌,并能防止各种癌症手术后的转移,癌症患者凡出现脾胃虚弱,食欲缺乏,倦怠乏力,伴有白细胞减少者,坚持食用,有辅助食疗作用。

17. 香菇牛肉粥

【精心备料】 香菇 100 克,牛肉 100 克,粳米 100 克,葱花 10 克,姜末 5 克,精盐 5 克,味精 2 克。

【照谱掌勺】 将牛肉煮熟,切成薄片,与洗净的香菇、粳米一同入锅,加水煮粥,半熟时调入葱花、姜末、精盐、味精等,继续煮至成粥即成。早晚分食。

【专家点评】 具有和胃调中,理气止痛,防癌抗癌等功效。适用于胃癌、食管癌等多种癌症的防治及急性胃炎的调养。

18. 木 耳 粥

【精心备料】 水发木耳 50 克,粳米 100 克,红枣 5 枚,冰糖适量。

【照谱掌勺】 将木耳洗净,切碎备用;红枣洗净,去核;锅中加水,将粳米、红枣同煮,待煮至五成熟时,加入木耳、冰糖,同煮成粥即成。早晚餐 2 次食用。

【专家点评】 具有防癌抗癌,清肺解毒,生津,滋阴养胃等功效。适用于宫颈癌、肠癌等癌症的防治,以及虚劳咳嗽、慢性便血、痔疮出血等的调养。

19. 银耳红枣粥

【精心备料】 银耳 10 克,红枣 5 枚,粳米 100 克。

【照谱掌勺】 将银耳用冷水泡发并洗净;将粳米、红枣淘洗干净,加水煮粥,煮至半熟时再加入泡发好的银耳,同煮至粥烂熟即成。每日 1 剂,温热食用。

【专家点评】 具有防癌抗癌,滋阴润肺,养胃生津,益气止血,补脑强心等功效。适用于多种癌症的防治,对放疗、化疗毒副作用及痔疮出血等有辅助食疗作用。

20. 灵芝花生粥

【精心备料】 灵芝20克,花生仁50克,粳米100克,精盐适量。

【照谱掌勺】 将灵芝用清水洗净,切成小块;花生仁、粳米洗净。锅内加清水1 000毫升,下粳米、灵芝、花生仁,大火煮沸,小火煮烂,表面浮现粥油时,加入精盐调味即成。当主食食用,每日1剂。

【专家点评】 具有防癌抗癌,补肺肾,止咳喘等功效。适用于多种癌症的防治及肺肾虚亏,气血不足之咳喘等的调养。

21. 海带粥

【精心备料】 海带50克,粳米100克。

【照谱掌勺】 将海带以清水浸泡24小时,换水3~5次,洗净后切碎(或剁成海带糜);粳米淘洗后入锅,加水适量,煨煮成稠粥,粥成时调入切碎的海带(或海带糜),加植物油、精盐、味精等作料,拌匀后继续煨煮至沸即成。每日早晚餐温热食用。

【专家点评】 具有软坚散结,消痰利水,抗肿瘤等功效。适用于甲状腺癌、胃癌、大肠癌等的辅助食疗作用。

22. 海藻苡仁乌梅粥

【精心备料】 海藻30克,薏苡仁50克,乌梅10克,粳米100克。

【照谱掌勺】 将海藻洗净,盛入碗内备用。薏苡仁、乌梅洗净后与淘净的粳米同入砂锅,加水适量,用大火煮沸,改用小火煨煮1小时,待薏苡仁熟烂粥稠加入海藻,搅拌均匀,再煮至沸即成。早晚餐2次分食。

【专家点评】 具有软坚散结,健脾和胃,解毒抗癌等功效。适用于胃癌、大肠癌、甲状腺癌、肺癌的防治。

23. 海藻红枣粥

【精心备料】 干品海藻10克,红枣15枚,粟米100克。

153

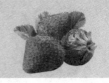

【照谱掌勺】 将海藻拣去杂质,洗净,浸泡于温开水中备用。红枣、粟米淘净后同入砂锅,加水适量,大火煮沸后,改用小火煨煮30分钟,调入海藻及其浸泡汁水,继续煨煮至粟米熟烂即成。早晚餐2次分食。

【专家点评】 具有防癌抗癌,补虚养血,健脾益气等功效。适用于甲状腺、消化道、肺部及淋巴系统各种恶性肿瘤,以及肝肾阴虚型贫血的防治。

24. 海藻双仁粥

【精心备料】 海藻15克,海带15克,甜杏仁10克,薏苡仁60克。

【照谱掌勺】 将前3味加适量水,煎煮药汁,去渣后与洗净的薏苡仁同煮成粥即成。早晚餐分食。

【专家点评】 具有防癌抗癌,宣肺化痰等功效。适用于甲状腺、消化道、肺部和淋巴系统各种恶性肿瘤及痤疮的防治。

25. 牡蛎粟米粥

【精心备料】 鲜牡蛎100克,粟米60克,大米100克,姜丝、熟猪油、酱油、精盐、味精各适量。

【照谱掌勺】 将粟米、大米淘洗干净,放入砂锅内,加清水适量,煮粥;把牡蛎放入盐水中浸泡20分钟,清水洗净,待粥锅煮开后,加入牡蛎、熟猪油、酱油、姜丝、精盐、味精,搅匀,改用小火煮至牡蛎熟烂即成。每日早晚餐分食。

【专家点评】 具有防癌抗癌,滋阴补肾,养心安神等功效。适用于甲状腺癌、胃癌、恶性淋巴癌等癌症及糖尿病、前列腺炎、勃起功能障碍、早泄等病症的辅助食疗。

26. 海参鸡肉粥

【精心备料】 海参30克,鸡肉100克,粳米100克,精盐适量。

【照谱掌勺】 将海参用温水泡发,剖开挖去内脏,洗净,切成小片;鸡肉也切成片,与海参片、淘洗干净的粳米一同入锅,加水1 000毫升,用大火煮沸后转用小火熬煮成稀粥,加入精盐调味即成。早晚餐分食。

【专家点评】 具有防癌抗癌,温补脾肾,益气养血等功效。适用于多种癌症的防治及性欲减退的调养。

27. 蟹肉莲藕粥

【精心备料】 粳米100克,蟹2只,莲藕100克,鸡蛋2枚,葱、生姜、精盐各适量。

【照谱掌勺】 将莲藕去皮,切成长丝状,泡于水中;鸡蛋分成蛋清、蛋黄备用;蟹洗净后去壳、鳃、脚,取出蟹黄,与蛋黄拌匀,分蟹身为蟹块。油入锅烧热,放碎蟹壳和蟹足与葱、生姜煸炒出香味后加1 500毫升水,中火煮30分钟,滤出汤液,放入粳米及莲藕,大火煮沸,改用小火煨1小时,投入蟹块,熬成粥,按个人爱好加葱、生姜、精盐即成。早晚餐食用。

155

【专家点评】 具有防癌抗癌,补充钙质等功效。适用于多种癌症的防治及骨质疏松、体质虚弱者的调养。

28. 田 螺 粥

【精心备料】 大田螺15只,粳米100克,薏苡仁50克,葱末、姜丝、料酒、精盐、味精各适量。

【照谱掌勺】 将大田螺用清水漂养1~2日,勤换水,食用前1日滴数滴植物油,除去螺肉污秽之物,用针或竹签挑出螺肉,剔除螺尾,切碎,加入葱末、姜丝、料酒拌和,剁成田螺泥,加入精盐、味精搅匀;粳米、薏苡仁淘净后同入砂锅内,加水适量,煨煮成黏稠粥,粥将成时调入田螺泥糊,拌和均匀,煨煮片刻即成。每日早晚餐分食,嚼食田螺肉。

【专家点评】 具有清热利水,解毒抗癌等功效。适用于各类癌症的防治。

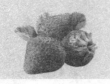

29. 鳅 鱼 粥

【精心备料】 鳅鱼 250 克,火腿末 25 克,葱花 15 克,姜末、料酒、精盐各 10 克,胡椒粉、味精各 2 克,粳米 100 克。

【照谱掌勺】 将鳅鱼用开水烫死,去内脏,洗净后放入碗中,加入葱花、姜末、料酒、精盐、火腿末等,上笼蒸至熟烂,去鱼刺、鱼头。另将粳米淘洗干净入锅,加 1 000 毫升水,用大火煮沸,改用小火熬煮成稀粥,加入鱼肉及味精、胡椒粉等,稍煮即成。每日 1 剂,早晚餐分食。

【专家点评】 具有防癌抗癌,消渴,醒酒,暖中,益气等功效。适用于多种癌症及盗汗、消渴欲饮、勃起功能障碍、皮肤瘙痒、黄疸湿热、小便不利等病症的防治。

30. 乌梢蛇粥

【精心备料】 乌梢蛇 1 条,粳米 100 克。

【照谱掌勺】 将乌梢蛇杀死,弃去蛇头、蛇尾,剖开蛇腹去内脏,洗净,剁成肉糜。粳米淘净后放入砂锅加水适量,先以大火煮沸,加料酒、葱段、姜片,改用小火煨煮,加乌梢蛇肉糜,待肉糜熟烂、粥呈黏稠状,加入精盐、味精、五香粉,拌匀即成。每日早晚餐分食。

【专家点评】 具有止痛消瘀,解毒抗癌等功效。适用于各类癌症的防治。正常人经常食用,可强身健体,防癌益寿。

31. 酸 奶 粥

【精心备料】 酸奶 250 毫升,粳米 50 克。

【照谱掌勺】 将粳米淘洗干净,入锅,加水适量煮成稠粥,粥成后加入酸奶,加少量白糖,搅拌均匀即成。早晨 1 次顿食。

【专家点评】 具有补虚损,生津润肠,抗癌益寿等功效。适用于癌症患者术后及放疗、化疗期间食用。

四、防癌抗癌食疗验方

32. 猕猴桃粥

【精心备料】 猕猴桃4枚,粳米100克,红糖20克。

【照谱掌勺】 将猕猴桃洗净,切碎,捣烂,放入纱布袋中,绞挤汁液备用。粳米淘净后入锅,加水适量,小火煨煮成稠粥,粥成时调入猕猴桃汁液,加红糖后拌匀,再煮沸即成。早晚餐2次分食,温热食用。

【专家点评】 具有健脾和胃,清热解毒,抗癌消肿等功效。适用于食管癌、肺癌、鼻咽癌、胃癌、大肠癌的防治。

33. 罗汉果粥

【精心备料】 罗汉果30克,粳米50克,蜂蜜适量。

【照谱掌勺】 将粳米洗净,放入锅中,加水适量,待粥沸后放入罗汉果,喝粥时调入蜂蜜即成。早晚餐食用,每日1剂。

【专家点评】 具有滋阴降火,防癌抗癌等功效。适用于肺癌、鼻咽癌的防治。

34. 无花果粥

【精心备料】 无花果粉30克,粳米100克,红糖20克。

【照谱掌勺】 将采收的无花果洗净,切片(连皮、柄),晒干或烘干,研成细粉;将粳米淘净后入锅,加水适量,小火煨煮成稀粥,趁粥成时调入无花果粉、红糖,拌匀,再煮沸片刻即成。早晚餐分食。

【专家点评】 具有健脾止泻,消肿利咽,防癌抗癌的功效。适用于咽喉癌、胃癌、食管癌、膀胱癌等多种癌症的防治。

35. 复方山楂粥

【精心备料】 鲜山楂(连核)20克,三七3克,粳米100克,蜂蜜30克。

【照谱掌勺】 将山楂洗净,切片,入锅,加水浓煎2次,每次30分钟,合并2次煎液备用。粳米淘净后入锅,加水适量煨煮成

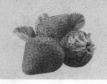

稠粥,粥将成时加入山楂浓煎液汁、三七粉、蜂蜜,边加边搅,搅拌后煮沸即成。每日早晚餐温热分食,15 日为 1 个疗程。

【专家点评】 具有健胃利肠,通瘀抗癌的功效。适用于胃癌、大肠癌、子宫癌的防治。

36. 草 莓 粥

【精心备料】 新鲜草莓 100 克,粳米 100 克,红糖 20 克。

【照谱掌勺】 将新鲜草莓去柄托,洗净,放入碗中研成稀糊状;淘净的粳米入锅,加水适量,煨煮成稠粥,粥成时加入红糖、草莓糊,拌匀,煮沸即成。早晚餐 2 次分食。

【专家点评】 具有健脾和胃,益心抗癌功效。适用于各类癌症患者的食疗。

37. 乌 梅 粥

【精心备料】 乌梅 30 克,粳米 100 克,红枣 15 枚,红糖 20 克。

【照谱掌勺】 将乌梅洗净,放入锅中,加水煎煮,去渣取汁,与粳米、红枣同煮至粥稠黏时,调入红糖,拌匀即成。早晚餐 2 次温热食用。

【专家点评】 具有生津止渴,和胃抗癌的功效。适用于胃癌、食管癌、宫颈癌、阴茎癌、淋巴肉瘤等癌症的防治。

38. 橄榄萝卜粥

【精心备料】 橄榄 15 枚,白萝卜 50 克,粳米 100 克,糯米 50 克。

【照谱掌勺】 将采收的橄榄用清水洗净,沥水后去核,连皮捣烂成糊状;白萝卜洗净后切丁,与淘洗过的粳米、糯米同入锅中,加水适量,大火煮沸后,改以小火煨煮呈稠黏状,调入橄榄糊糜,搅拌均匀,再煮至沸即成。早晚餐 2 次分食,当日食完。

【专家点评】 具有清热生津,利咽润喉,顺气抗癌的功效。适用于癌症的防治,对咽喉癌、肺癌患者出现咽喉疼痛,口干心烦,脾胃虚弱者尤为适宜。

39. 木瓜粥

【精心备料】　鲜木瓜1个,粳米100克,白糖20克。

【照谱掌勺】　将木瓜洗净,去皮、核,切碎,剁成糜糊状;粳米淘净后入锅,加水适量,小火煨煮成稠粥,粥成时调入木瓜糜,再煮片刻,加入白糖,拌匀即成。早晚餐2次温食。

【专家点评】　具有和胃化湿,舒筋活络,止痛抗癌的功效。适用于胃癌、肠癌患者出现胃肠平滑肌痉挛和四肢肌肉痉挛等症者。

40. 番木瓜粥

【精心备料】　番木瓜300克,粳米100克。

【照谱掌勺】　将番木瓜洗净,剖开,去外皮及种子,切片,剁成糜糊状;粳米淘净后入锅,加水适量,煨煮成稠弱,粥将成时调入番木瓜糜糊,搅拌均匀,再煮片刻即成。每日早晚餐2次温食。

【专家点评】　具有滋补强身,解毒抗癌的功效。适用于各类癌症的防治,对消化道肿瘤患者出现不思饮食、腹胀、消化不良等症尤为适宜。

41. 杏仁粥

【精心备料】　杏仁30克,粳米100克,红枣15枚。

【照谱掌勺】　将杏仁沸水浸泡,剥去皮尖,晒干或烘干,炒黄,研末;粳米淘净后入锅,加水适量,加红枣后煮沸,调入杏仁粉末,小火煨煮至稠粥即成。每日早晚餐2次温食。

【专家点评】　具有镇咳平喘,补虚抗癌的功效。适用于各种癌症的防治,对肠癌患者出现便血、腹痛者尤为适宜。

42. 菱角粥

【精心备料】　菱角50克,粳米100克,红糖20克,蜂蜜20克。

【照谱掌勺】　将菱角洗净,剖开,分离壳、肉,将菱角切碎,加适量水研成糊状;菱角壳入锅,加水煎煮40分钟,去渣留汁,与淘净的粳米同煨煮至稠黏,粥将成时调入菱肉糊、红糖拌匀,继续煨

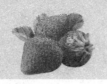

煮 15 分钟即成。每日早晚餐 2 次分食,趁热食用。

【专家点评】 具有健脾止泻,益气抗癌的功效。适用于食管癌、胃癌、大肠癌、直肠癌和宫颈癌的防治。

43. 葵花盘凤尾草粥

【精心备料】 葵花盘、凤尾草各 60 克,粳米 100 克。

【照谱掌勺】 将葵花盘洗净,与拣杂后的凤尾草同入锅中,加水适量,煎煮 45 分钟,去渣留汁,加入淘净的粳米和清水适量,用小火煨煮成稠粥即成。早晚餐 2 次温食,连续食用,2 个月为 1 个疗程。

【专家点评】 具有利水通淋,益气抗癌的功效。适用于滋养叶细胞癌的防治,对绒毛膜上皮癌、恶性葡萄胎等尤为适宜。

44. 薏苡仁米皮糠粥

【精心备料】 薏苡仁 50 克,米皮糠 15 克。

【照谱掌勺】 将薏苡仁置于锅中,加水适量,以大火煮沸至八成熟,加入米皮糠搅匀,转小火煮煨成粥即成。每日 1 剂,早晚餐分 2 次食完。

【专家点评】 具有利水消肿,解气消胀的功效。经常食用可以防癌抗癌,加快肠内废物排泄,增强免疫功能,预防大肠癌等肿瘤。适用于呼吸道、消化道、妇科等肿瘤的防治。

45. 米皮糠米粥

【精心备料】 米皮糠 30 克,粳米 100 克,糯米 50 克,红糖 20 克。

【照谱掌勺】 将米皮糠晒干或烘干,研成极细粉末;粳米、糯米淘净后入锅,加水适量,大火煮沸后改用小火煨煮,粥呈黏稠状时调入米皮糖粉,加红糖,边调边搅,拌和均匀即成。早晚餐 2 次趁热温食。

【专家点评】 具有健脾养血,补中防癌的功效。适用于各类癌症的防治,对消化道癌症如食管癌、结肠癌、直肠癌等尤为适宜。

四、防癌抗癌食疗验方

46. 糙 米 粥

【精心备料】 糙米 250 克,粳米 50 克。

【照谱掌勺】 将糙米、粳米淘洗后入锅,加水 3 000 毫升,大火煮沸,改小火煮至粥稠即成。每日早晚餐 2 次,随量食用,经常食用。

【专家点评】 具有防癌抗癌,补充维生素 B_1 及食物纤维的功效。适用于大肠癌等消化道癌症及维生素 B_1 缺乏症等。

47. 麦 麸 粥

【精心备料】 麦麸 30 克,粳米 100 克,红糖 20 克。

【照谱掌勺】 将麦麸放入炒锅内,微火反复炒香,研为极细末;粳米淘净后入锅,加水适量,小火熬煮成稠粥,粥成时调入麦麸面、红糖,拌匀即成。早晚餐 2 次温食。

【专家点评】 具有健脾和胃,解毒降脂,补虚抗癌的功效。适用于消化道癌症的防治。

48. 玉米红枣粥

【精心备料】 玉米 50 克,红枣 15 枚,粳米 100 克。

【照谱掌勺】 将玉米拣净,用凉开水泡发,研成玉米浆粉;粳米淘净后入锅,先以大火煮沸,加洗净的红枣,再改用小火煨煮成稠粥,粥将成时,边煨边调入玉米浆粉,拌匀后再煮片刻即成。早晚餐分 2 次温食,当日食完。

【专家点评】 具有调中开胃,解毒防癌等功效。适用于各类癌症的防治。

49. 红 薯 粥

【精心备料】 红薯 200 克,粳米 100 克,红糖 20 克。

【照谱掌勺】 将红薯洗净,切成小块,放在淡盐水中浸泡 30分钟;将淘净的粳米入锅,加水适量,先以大火煮沸,加入洗净的红薯块,继续煨煮至红薯烂熟,粥呈黏稠状,调入红糖拌匀即成。早

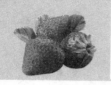

晚餐 2 次温食。

【专家点评】 具有补虚健脾,强肾抗癌的功效。适用于结肠癌、直肠癌、乳腺癌等癌症的防治。

50. 南 瓜 饭

【精心备料】 粳米 250 克,南瓜 200 克,猪油、青葱花各适量。

【照谱掌勺】 将猪油、葱花和削皮切块的南瓜放在铁锅中略炒备用。把洗好的粳米与南瓜块、葱花及清水适量一起倒入锅中,盖上锅盖,慢慢用柴火煮,再以炭烬焖至锅内散发出焦香味即成。经常食用。

【专家点评】 具有防癌抗癌,益中补气,解毒止痛等功效。适用于胰腺癌等多种癌症的防治及血糖增高者。

51. 糙 米 饭

【精心备料】 糙米 250 克。

【照谱掌勺】 将糙米稍加淘洗后入锅,加水适量,煮成饭即成。随量食用。

【专家点评】 具有防癌抗癌,补充食物纤维等功效。适用于大肠癌等消化道癌症的防治及习惯性便秘、维生素 B_1 缺乏症等。

(五)防癌抗癌小吃验方

1. 苦 瓜 粉

【精心备料】 苦瓜 1 000 克。

【照谱掌勺】 将苦瓜洗净,切片,晒干或烘干,研成极细粉,瓶装即成。每次 10 克,每日 3 次,用温开水送食。

【专家点评】 具有防癌抗癌,清热降糖功效。适用于乳腺癌、胃癌等多种癌症的防治及糖尿病、暑热症、慢性胃炎。

2. 海 带 粉

【精心备料】 干海带 1 000 克。

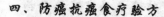

【照谱掌勺】 将海带洗净,放入清水中浸泡 24 小时,换水3～5 次,取出后晒干或低温烘干,研成细粉,装瓶,贮存于冰箱内即成。每日 2 次,每次 10 克,以温开水送食,连用 1～3 个月。

【专家点评】 具有清热利水,散结抗癌等功效。适用于甲状腺癌及其他各类癌症的防癌食疗冲剂。坚持食用,有辅助食疗作用。

3. 蟹肉三七粉

【精心备料】 螃蟹 15 只,三七 250 克。

【照谱掌勺】 将螃蟹放入清水中养 24 小时,换水 3～5 次,取出洗净,焙干存性;三七洗净,晒干或低温烘干,与焙干存性的螃蟹共研细末,装入磨砂大口瓶内,加盖贮存即成。每日 3 次,每次 15 克,以温开水或米酒送食。

【专家点评】 具有清热解毒,破瘀消肿,止血抗癌等功效。适用于乳腺癌等的辅助食疗。

4. 罗汉果干糖粉

【精心备料】 罗汉果 1 000 克,白糖 500 克。

【照谱掌勺】 将罗汉果洗净,切成片,加水浓煎 2 次,每次 45 分钟,合并 2 次浓煎液汁,用小火煎熬浓缩至稠黏将要干锅时(勿使煎焦)停火,待冷后拌入干燥的白糖粉,将药汁吸净,晒干或烘干,压碎成粉状,装瓶即成。每日 2 次,每次 20 克,以沸水冲化饮用。

【专家点评】 具有益阴降火,补虚抗癌的功效。适用于肺癌、喉癌、鼻咽癌患者肺阴不足,阴虚内热出现咽痛、喉痛、声音嘶哑等症。

5. 菱角藕粉

【精心备料】 菱角 20 枚,藕粉 50 克,红糖 20 克。

【照谱掌勺】 将菱角洗净,剖开,去壳,取菱角果实晒干或烘

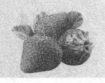

干,研成细粉;菱角壳入锅,加水适量,煎煮 30 分钟,去渣取汁,趁热调入菱角粉、藕粉使呈黏稠糊状,加入红糖,调匀即成。当点心随量食用。

【专家点评】 具有健脾益气,强体抗癌功效。适用于宫颈癌、胃癌、乳腺癌等癌症的防治。

6. 薏苡仁菱角粉

【精心备料】 生薏苡仁 200 克,生菱角 300 克,白糖适量。

【照谱掌勺】 将上 2 味(其中菱角去壳)晒干或烘干,研成极细粉末,装瓶即成。每次 50 克,每日 1～2 次,用沸水冲泡后,用小火煮 3～5 分钟,加入白糖适量即可。

【专家点评】 具有益气健脾,防癌抗癌等功效。适用于多种恶性肿瘤的防治,对食管癌、胃癌、宫颈癌、乳腺癌尤为适宜。

7. 苦瓜泥

【精心备料】 苦瓜 250 克,白糖 10 克。

【照谱掌勺】 将苦瓜洗净,捣烂如泥,加入白糖后拌匀,2 小时后将水汁滗出即成。每日早晚分食。

【专家点评】 具有清热祛暑,防癌抗癌等功效。适用于多种癌症的防治及夏季中暑、疮疖肿痛。

8. 芦笋泥

【精心备料】 鲜芦笋 300 克(或芦笋罐头 1 听)。

【照谱掌勺】 将芦笋洗净,切碎(或将芦笋罐头启封后取出芦笋,切碎)倒入果汁机中,高速打成泥状即成。每日 2 次,每次 3 汤匙(剩余芦笋泥可贮存冰箱中),3 日内食完。

【专家点评】 具有抗癌排石的功效。适用于乳腺癌等癌症及肾结石的防治。

9. 牛奶草莓泥

【精心备料】 牛奶 200 毫升,草莓 250 克,白糖适量。

【照谱掌勺】 将草莓择洗干净,沥水,碾碎,加入白糖再碾成泥;牛奶放入小奶锅中,上火煮开,离火晾凉后,加入草莓泥,搅拌均匀即成。上下午分食。

【专家点评】 具有防癌抗癌,补气养血等功效。适用于多种癌症及慢性胃炎、慢性气管炎、贫血等的防治。

10. 炒扁豆泥

【精心备料】 白扁豆 250 克,核桃仁 20 克,白糖 100 克,猪油10 克,葡萄干、京糕各适量。

【照谱掌勺】 将扁豆洗净,放入锅中,加清水适量煮烂,搓揉去皮,倒入纱布上滤去水分,做成豆泥待用。炒锅置大火上,放猪油烧热,加入白糖、核桃仁、葡萄干、扁豆泥同炒,待水分炒干后装盘,并将京糕剁成末撒在上面即成。佐餐食用。

【专家点评】 具有防癌抗癌,健脾益气,渗湿利尿等功效。适用于子宫癌,症见湿浊性带下过多,体倦乏力。

11. 莼菜米糊

【精心备料】 鲜嫩莼菜 150 克,粳米 500 克。

【照谱掌勺】 将采收的鲜嫩莼菜用凉开水轻轻漂洗,切碎,放入家庭果汁压榨机内,绞榨取汁;残留物取出,加适量凉开水,混匀,再重复 1 次绞榨取汁;合并 2 次浓汁备用。粳米淘净后入锅,加水,煮沸后改用小火煨炖 30 分钟,撇取粥面上的浮沫层稠米汤,取约 500 毫升,置小锅中,小火煮沸时加入莼菜浓汁,搅拌均匀,煨煮片刻即成。当补养饮品,随早晚餐 2 次分食,食用时,以温热冲淡食用为佳。

【专家点评】 具有补液填精,消热消肿,解毒抗癌的功效。适用于食管癌、胃癌、大肠癌、肺癌、宫颈癌、膀胱癌患者及其术后放疗、化疗时的防癌抗癌食疗补养饮品。

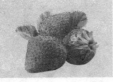

12. 无花果蜂蜜糊

【精心备料】 无花果 100 克,蜂蜜 30 克。

【照谱掌勺】 将采收的成熟无花果洗净,剖开,放入砂锅,加水适量,小火煨煮成糊状,趁热调入蜂蜜即成。早晚 2 次分食。

【专家点评】 具有解毒消肿,利咽抗癌的功效。适用于鼻咽癌、食管癌、大肠癌、膀胱癌、肝癌、肺癌等癌症的防治。

13. 葵子芝麻苡仁糊

【精心备料】 葵花子 1 000 克,芝麻(黑或白)500 克,薏苡仁 1 000 克。

【照谱掌勺】 将葵花子、芝麻分别拣净、炒香,葵花子去壳后与芝麻一起趁热研成细末;薏苡仁洗净后晒干或烘干,研成细粉,与葵子芝麻粉搅拌均匀即成。每日 2 次,每次 30 克,以沸水调成糊状食用。

【专家点评】 具有清热利湿,健脾抗癌的功效。适用于胃癌、食管癌、宫颈癌的防治。

14. 麦麸蜂蜜糊

【精心备料】 麦麸 50 克,面粉 50 克,蜂蜜 30 克。

【照谱掌勺】 将麦麸、粗制面粉放入炒锅内,微火反复炒香,研成极细末,盛入碗内,用沸腾水冲泡,边冲边搅边调呈糊状,加入蜂蜜,拌匀即成。当点心随量食用。

【专家点评】 具有补血和胃,强身抗癌的功效。适用于消化道癌症的防治,对大肠癌、直肠癌患者及其术后恢复期尤为适宜。

15. 洋葱葡萄酒

【精心备料】 洋葱 250 克,干红葡萄酒 500 毫升。

【照谱掌勺】 将洋葱洗净,切丝,浸泡于葡萄酒瓶中,每日摇动 1 次,浸泡 7 日后即成。每晚饮用 20 毫升,同时嚼食洋葱丝适量。

【专家点评】 具有防癌抗癌,活血化瘀等功效。适用于多种癌症的防治及高脂血症、冠心病缓解期。

16. 海藻酒

【精心备料】 海藻 500 克,米酒 1000 毫升。

【照谱掌勺】 将海藻洗净,放入磨口瓶中,加米酒封口,每日振摇 1 次,浸泡 7 日后即成。每日 2 次,每次 15 毫升。

【专家点评】 具有消痰散结,软坚抗癌等功效。适用于甲状腺癌的防治。

17. 蟹壳酒

【精心备料】 生蟹壳(新鲜)500 克,封缸酒 1000 毫升。

【照谱掌勺】 将生蟹壳洗净,晒干或烘干,焙黄后研成细末,放入封缸酒内,加盖密封,每日振摇 1 次,浸泡 15 日后即成。每日 3 次,每次 15 毫升,连续饮用 2 个月为 1 个疗程。

【专家点评】 具有破瘀消肿,解毒抗癌等功效。适用于乳腺癌,对乳腺癌未溃者尤为适宜。可用于癌症患者术后放疗、化疗期间减轻毒性反应,以及增加机体防癌抗癌能力。

18. 蝮蛇酒

【精心备料】 蝮蛇 1 条。

【照谱掌勺】 将蝮蛇宰杀,用蛇罩罩住蛇头,剖腹去内脏,洗净,整蛇(不砍去头尾)放入大口磨砂瓶中,以 60 度白酒 1000 毫升浸泡,加盖密封,每日振摇 1 次,浸泡 3 个月(或 2 个月)后即成。每日 2 次,每次 15 毫升。

【专家点评】 具有活血祛风,止痛祛瘀,解毒抗癌等功效。适用于消化道癌症的防治。

19. 蜜饯刀豆

【精心备料】 老熟刀豆子 1000 克,蜂蜜 450 克,红糖 100 克。

【照谱掌勺】 将刀豆洗净,入锅,加水适量,煨煮 1~2 小时,

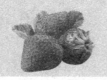

防癌抗癌宜吃的食物

烧至刀豆熟烂,小火收汁至将稠干时调入蜂蜜、红糖,轻轻搅拌均匀,再煮熬至干,晾凉后装瓶,贮入冰箱内即成。当蜜饯点心,每次15克,每日数次,随量咀嚼食用。

【专家点评】 具有补虚益肾,温中下气,解毒抗癌等功效。适用于各类癌症患者,坚持每日适量食用,有辅助食疗作用。

20. 蜜饯无花果

【精心备料】 鲜无化果 500 克,蜂蜜 250 克。

【照谱掌勺】 将采收的无花果洗净,连果皮及柄切成薄片,放入锅中加水适量,煎煮至七成熟时,再加蜂蜜和水,拌匀,以小火煮至熟透,浓缩收汁后冷却,装罐贮入冰箱内即成。当点心,每日数次随量食用。

【专家点评】 具有消肿解毒,消炎利咽,健胃抗癌的功效。适用于咽喉癌、食管癌、胃癌的防治,对癌症放疗、化疗后出现的消化道毒性反应有较好的效果。

168

21. 蜜饯山楂

【精心备料】 生山楂 100 克,蜂蜜 400 克。

【照谱掌勺】 将生山楂洗净,去杂质,切片,放入锅中,加水适量,煮至八成熟时,剔除果柄、果核,再煮,煎汁稠干时加入蜂蜜,搅匀,再用小火煎煮成汁即成。当蜜饯点心,每日数次,随量食用。

【专家点评】 具有益脾健胃,解毒抗癌的功效。适用于胃癌、食管癌、大肠癌、肝癌、子宫癌等恶性肿瘤的防治。

22. 蜜饯木瓜

【精心备料】 木瓜 2 000 克,蜂蜜 500 克。

【照谱掌勺】 将木瓜洗净,上笼蒸 30 分钟,去皮、核及种子,切成片,用蜂蜜浸渍,晒干或烘干,制成蜜饯即成。当蜜饯点心,随量食用,每次不超过 50 克。

【专家点评】 具有舒筋止痛,健胃强身,解毒抗癌的功效。适用于各类癌症的防治。

23. 蜜饯番木瓜

【精心备料】 番木瓜 1 000 克,蜂蜜 500 克。

【照谱掌勺】 将番木瓜洗净,去皮及种核,剖成小块,切成薄片,浸渍于蜂蜜中,制成蜜饯即成。早晚 2 次,每次 30 克,当蜜饯果点随量嚼食。

【专家点评】 具有滋补强身,解毒抗癌的功效。适用于各种癌症的防治。

24. 蜜饯双仁

【精心备料】 炒甜杏仁 250 克,核桃仁 250 克,蜂蜜 300 克,红糖 150 克,白糖 50 克。

【照谱掌勺】 将炒甜杏仁放入砂锅中,加水适量,煎煮 1 小时,再加核桃仁同煎,煮至汁将干时,加入蜂蜜、红糖、白糖,搅拌均匀,煮沸即成。当蜜饯点心,每日 2 次,经常适量食用。

【专家点评】 具有止咳平喘,补肾益肺,润燥抗癌的功效。适用于肺癌咳喘,食管癌梗阻疼痛,以及食管癌、鼻咽癌放疗后引起肺肾两虚等。

25. 玉米南瓜饼

【精心备料】 玉米面 500 克,南瓜 1 000 克,精盐、葱花、植物油各适量。

【照谱掌勺】 将南瓜去皮、瓤,洗净后切成细丝,放入盆内,加入玉米面、葱花、精盐和适量水,拌匀成稀糊状。平底锅放入少许油烧热,用勺盛糊入锅内,摊成饼,烙至色黄,翻过来再烙,出锅即成。当主食食用。

【专家点评】 具有防癌抗癌,健脾益气,解毒降糖等功效。适用于多种癌症的防治及慢性胃炎、糖尿病、营养不良性水肿、慢性肝炎、肝硬化、习惯性便秘、痔疮出血等疾病。

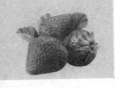

26. 南瓜葱油虾皮饼

【精心备料】 南瓜 200 克,大葱 50 克,虾皮 50 克,面粉 250 克,植物油、香油、料酒、酱油、精盐、味精各适量。

【照谱掌勺】 将南瓜洗净,连皮切成小碎块;大葱洗净,切成小段;虾皮放入凉开水中浸泡片刻,洗净后与南瓜小碎块、大葱段混合,剁成糜糊状,加入香油、料酒、酱油、精盐、味精等调料,调拌均匀制成馅泥。将面粉加水适量调如糊状。平锅置火上,加植物油,油烧至八成热时 1 勺面粉糊摊成饼状,加 1 勺馅泥摊匀,馅上再摊一层面粉糊,遂炸成一个个"油煎馅饼"即成。当点心,每日 2 次,每次 2 个(或每次不超过 3 个),米汤或牛奶送食。

【专家点评】 具有补虚益肾,解毒防癌等功效。适用于宫颈癌、皮肤癌、大肠癌、白血病的防治。

27. 黑木耳豆面饼

【精心备料】 黑木耳 30 克,黄豆 200 克,红枣 200 克,面粉 250 克。

【照谱掌勺】 将黑木耳洗净,加水泡发,用小火煮熟烂;黄豆炒熟,磨成粉;红枣洗净,加水泡涨后置于锅内,加水适量,用大火煮沸后转用小火炖至熟烂,用筷子剔除皮、核。将红枣糊、黑木耳羹、黄豆粉一并与面粉和匀,制成饼,在平底锅上烙熟即成。当主食食用。

【专家点评】 具有防癌抗癌,健胃养胃,调脂减肥等功效。适用于子宫癌、肠癌等癌症及单纯性肥胖症、慢性胃炎、血脂异常等的防治。

28. 海参猪肉饼

【精心备料】 干海参 500 克,猪瘦肉 600 克,香菇 30 克,鸡蛋 2 枚,精盐、酱油、白糖、豆粉、湿淀粉、香油、植物油各适量。

【照谱掌勺】 将海参、香菇用温水泡发,洗净,切碎;猪瘦肉剁烂,加豆粉、白糖、精盐、植物油、打散的鸡蛋,拌匀后分作 3 份,做成肉饼,蘸以干豆粉。锅内放植物油烧至四五成热,放入肉饼,两面炸至金黄色捞出;锅内再放植物油烧热,下海参、香菇略煸一下,放入炸过的肉饼同焖,水干时加入香油,再用酱油和湿淀粉调成味汁倒入炒匀即成。佐餐食用。

【专家点评】 具有防癌抗癌,滋阴润燥,补肾益精等功效。适用于多种癌症的防治及肺结核、神经衰弱、勃起功能障碍等的调养。

29. 绿豆芽全麦饼

【精心备料】 全麦面粉 500 克,绿豆芽 500 克,水粉条、净竹笋、菠菜各 150 克,香油、味精、精盐、面肥、食碱各适量。

【照谱掌勺】 将绿豆芽去根须和豆皮,用开水烫一下,放在凉水中过凉,捞出切 2~3 刀,沥去水分;水粉条剁碎;菠菜择洗干净,用开水焯过,剁碎;净竹笋切碎。把绿豆芽、水粉条、菠菜和竹笋放入盆内,加入精盐、味精和香油拌匀成馅;将面粉(350 克)加面肥及水和面,面团发酵,将余下的 150 克面粉加碱水和成面团,然后将两种面团揉在一起,稍饧。将面揉匀后,揪成 60 个剂子,擀成薄片,每两片中间包上馅,周围捏上花边,逐个做好后上屉蒸 15 分钟即成。当主食随量食用。

【专家点评】 具有防癌抗癌,清热健脾等功效。适用于消化道癌症等多种癌症的防治。

30. 全麦发糕

【精心备料】 全麦面粉 500 克,白糖 15 克,桂花 10 克,饴糖 20 克,猪油 50 克,面肥、小苏打、猪油、米汤各适量。

【照谱掌勺】 将米汤、饴糖和面肥放盆内搅匀,倒入面粉,和成面团发酵;将发酵好的面团放在案板上,加入小苏打和猪油(20克)、白糖、桂花揉匀,擀平,再涂上 30 克猪油,将面片卷起来,切成

171

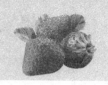

宽 5 厘米、长 10 厘米的段,上屉蒸 25 分钟即成。当主食随量食用。

【专家点评】 具有防癌抗癌,清热健脾等功效。适用于消化道癌症等多种癌症的防治。

31. 乌梅甜糕

【精心备料】 乌梅 12 个,面粉 500 克,冰糖 300 克,发泡粉、糖桂花、植物油各适量。

【照谱掌勺】 将乌梅洗净,放入锅内,加入凉水煮沸后再加入冰糖、糖桂花,改用小火煮约 30 分钟后离火,继续闷泡 3 小时,然后滤取乌梅甜汁;取圆形(或方形)糕盆一个,里面抹上一层油,倒入面粉、发泡粉,搅拌均匀,再加入乌梅甜汁拌匀,最后放油继续搅拌,以稀稠适中为度;糕盘上笼,蒸约 30 分钟即成。当点心随量食用。

【专家点评】 具有防癌抗癌,醒胃健脾,生津止渴等功效。适用于胃癌、食管癌等多种癌症的防治及肺虚久咳、腹泻久痢、便血、尿血、崩漏、虚热烦渴、蛔厥腹痛、呕吐等病症。

32. 洋葱牛肉蒸饺

【精心备料】 洋葱 300 克,面粉 500 克,牛肉末 250 克,香油、酱油、精盐、味精、花椒、大茴香、姜末各适量。

【照谱掌勺】 将泡花椒、大茴香的水分 3 次搅入肉末内,待搅至浓稠时,分 2 次打入酱油,加入姜末、精盐、味精、香油调匀,最后,将切碎的洋葱花拌入肉馅内;用开水将面粉 150 克搅烫、揉匀。另将面粉 350 克用清水和制,上案与烫面团揉好;然后搓成长条,揪成 50 个剂子,按扁后擀成圆皮。将馅心抹在圆皮上,包挤成月牙形,码入笼内,用大火蒸 10 分钟即成。当主食食用。

【专家点评】 具有防癌抗癌,降压降脂,降低血糖等功效。适用于多种癌症的防治及高血压病、高脂血症、糖尿病等。

33. 茴香水饺

【精心备料】 小茴香嫩叶 200 克,面粉 500 克,猪五花肉 300 克,葱花、姜末、香油、酱油、姜末、精盐、味精各适量。

【照谱掌勺】 将茴香叶择洗干净,剁成末;猪五花肉剔去筋膜,洗净,剁成泥放入盆内,加葱花、姜末、酱油、精盐、味精、香油拌匀,再分次加水,并顺着一个方向搅动,搅至浓稠状,加入茴香叶末,再搅拌均匀,即成馅料。面粉中放精盐、清水拌匀,和成冷水面团,揉匀揉透,盖上温布饧片刻,放在案板上稍揉,搓成长条,揪成 120 个小面剂,再擀成中间稍厚的圆形面皮,放入馅料,包捏成饺子生坯。锅置大火上,加入清水,煮沸后下入饺子生坯,用手勺沿锅底轻轻推动,待坯饺上浮水面,煮两沸即成。当主食随量食用。

【专家点评】 具有防癌抗癌,健脾开胃,行气止痛等功效。适用于癌症的防治及胃炎、疝气等疾病。

173

34. 米糠肉馅汤圆

【精心备料】 米皮糠 20 克,新鲜猪瘦肉 150 克,面粉 10 克,糯米粉 250 克,葱末、姜末、料酒、味精、精盐各适量。

【照谱掌勺】 将米皮糠烘干后研成极细末;猪瘦肉洗净后切片,剁成肉糜,加葱末、姜末、料酒、味精、精盐和适量水,调和均匀,调入米皮糠粉和面粉拌和,揪成 20 个小面剂;用沸水将糯米粉边加水边和并揉成 20 个汤圆,将米皮糠肉馅逐个掐做成汤圆,沸水锅中煮透,待汤圆熟软浮于汤面即成。每日 2~3 次,每次 6 个,装碗食用。

【专家点评】 具有补益气血,健脾防癌功效。适用于各类癌症患者,对消化道肿瘤包括食管癌、大肠癌患者的调养尤为适宜。

35. 青椒肉丝炒面

【精心备料】 青椒 200 克,面条 500 克,猪瘦肉 300 克,鸡蛋清 30 克,植物油、香油、精盐、鲜汤、味精、淀粉各适量。

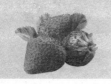

【照谱掌勺】 将面条放笼中,大火蒸熟,取出挑散;猪肉切成丝,放入碗中,加入精盐、鸡蛋清、淀粉拌匀上浆;青椒择洗净,切成丝。炒锅上火,放油烧热,下肉丝滑散,倒入盘中;原锅留底油,烧热后,下入青椒丝炒几下,加精盐、味精、鲜汤,煮沸后,下入面条,稍焖,再放入肉丝同炒,淋上香油即成。当主食随量食用。

【专家点评】 具有防癌抗癌,散寒补气等功效。适用于胃癌等癌症的防治及胃寒型胃病、关节炎等疾病。

36. 香菇黄瓜面

【精心备料】 面粉 100 克,香菇 2 个,嫩黄瓜 20 克,绿豆芽 10 克,精盐、味精、香油各适量。

【照谱掌勺】 将香菇泡发,切丝;嫩黄瓜切成薄片。煮锅加水,下香菇煮沸,再放入面条、嫩黄瓜、绿豆芽、精盐、味精,待面条煮熟后淋入香油即成。当主食食用。

174

【专家点评】 具有滋阴清热,降脂减肥,防癌抗癌等功效。适用于胃癌、食管癌等多种癌症及单纯性肥胖症、血脂异常、慢性胃炎等的防治。

37. 玉米粉发糕

【精心备料】 玉米粉 200 克,粳米粉 200 克,糯米粉 100 克,红枣 30 克。

【照谱掌勺】 将玉米拣净后放入温开水中浸泡片刻,研成玉米浆粉,和入粳米粉、糯米粉,调匀,做成 20 个粉团,嵌入洗净的红枣,放入模具中制成糕,排入蒸屉内,大火蒸熟即成。早晚餐分 2 次随量食用。

【专家点评】 具有补虚益脾,和胃抗癌的功效。适用于各类癌症的防治。

38. 蟹肉馄饨

【精心备料】 韭菜 250 克,熟河蟹肉 100 克,鸡蛋 1 枚,馄饨皮 500 克,精盐、味精、酱油、姜末、植物油各适量。

【照谱掌勺】 将韭菜择洗干净,切碎,放盆内。油锅烧热,下入蟹肉,磕入鸡蛋,加精盐、味精、酱油、生姜末炒一下,出锅放入韭菜内,加适量胡椒粉拌匀成馅,包成馄饨;将馄饨下入沸水锅,煮熟捞出,装入盛有勾对好调料的煮蟹汤内即成。佐餐食用。

【专家点评】 具有防癌抗癌,理气健脾,养筋活血等功效。适用于多种癌症的防治及胸膈噎气、跌打损伤等的调养。

39. 牡蛎水饺

【精心备料】 牡蛎 300 克,粉条、豆腐各 100 克,面粉 500 克,葱花、姜末、精盐、料酒、酱油、植物油、蒜汁、香醋各适量。

【照谱掌勺】 将牡蛎洗净,去净残壳,沥干,剁碎;粉条用温水泡软洗净,捞出,切成末;豆腐洗净,切成小碎块;豆腐、粉条末、葱花、姜末、牡蛎粒放入盆中,拌匀,再加植物油、料酒、精盐、酱油,搅拌均匀,即成馅料。面粉加水和成面团,盖上湿布放置饧面;再搓成长条,揪成小面剂,擀成圆形面皮,包入馅料,捏成饺子生坯。锅上大火,待水煮沸后下饺子,待其全部浮上水面,再煮 3～4 沸即成。蘸着蒜汁、香醋,当主食食用。

【专家点评】 具有防癌抗癌,滋阴养血,健脾和胃等功效。适用于甲状腺癌、胃癌等多种癌症及消化性溃疡、慢性胃炎等的调养。

40. 田螺粉胶囊

【精心备料】 田螺 1 000 克。

【照谱掌勺】 将大田螺用清水漂养 1～2 日,多换几次水,食用前 1 日滴数滴植物油,除去螺内污秽之物;取出田螺肉,清洗干净,烧至壳白肉干,研为细末,装入Ⅰ号空心胶囊中贮存即成。每日 2 次,每次 5 粒,温开水送服。

【专家点评】 具有防癌抗癌,凉血止血等功效。适用于大肠

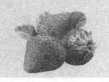

癌的防治,对肠癌患者伴有肠风下血等症者尤为适宜。

41. 蝮蛇粉胶囊

【精心备料】 蝮蛇 1 条。

【照谱掌勺】 将蝮蛇急行宰杀,取砍下的蛇头、蛇尾段(可留长一点,中段蛇肉可另用),晒干或低温烘干,研成极细末,装入Ⅰ号中空胶囊,放入有盖瓶内,贮存即成。每日 2 次,每次服用 5~10 粒(每粒含蝮蛇粉 1 克)。

【专家点评】 具有补脾益胃,止痛消瘀,解毒抗癌等功效。适用于消化道癌症患者,对晚期癌症兼有体质虚弱者,可增强食欲,消瘀止痛,缩小肿块。

42. 香菇素包

【精心备料】 水发香菇 150 克,水发黑木耳 100 克,油面筋 50 克,青菜 300 克,面粉 500 克,味精、植物油、香油、精盐、鲜酵母各适量。

【照谱掌勺】 将香菇、黑木耳、油面筋洗净后均切成细粒;青菜洗净后在沸水锅里烫熟,捞出用冷水漂凉,切成细粒,挤干水。炒锅烧热,放油烧至六成热,下香菇、油面筋、黑木耳、精盐,煸炒至熟,起锅时加入青菜、味精拌匀,淋上香油,即成馅心。将面粉适量加鲜酵母用温水捏散,调成糊状,倒入面粉中,再加进温水适量,拌匀揉透,揉至面团光滑不沾手和不沾案板,盖上布,静 2 小时使其发酵,见面团中起均匀小孔,面团胀发膨松时做成圆皮包子坯。在包子坯中心放上馅心,捏拢收口,放入蒸笼静置 15 分钟左右,再放到大火沸水锅上蒸 10 分钟即成。当主食食用。

【专家点评】 具有健胃养胃,调脂减肥,防癌抗癌等功效。适用于胃癌、食管癌等多种癌症的防治及单纯性肥胖症、血脂异常、慢性胃炎等的调养。

43. 猕猴桃生食方

【精心备料】 鲜猕猴桃6枚。

【照谱掌勺】 将采收的成熟猕猴桃,浸泡于温开水中,反复洗净,剥开猕猴桃外皮即成。每日3次,每次2枚,缓缓细嚼,徐徐吞食。

【专家点评】 具有滋补强身,清热生津,解毒抗癌等功效。适用于鼻咽癌、肺癌、乳腺癌等癌症的防治,对鼻咽癌患者放疗后虚热咽干,烦渴欲饮者尤为适宜。

44. 无花果嚼食方

【精心备料】 新鲜无花果6枚。

【照谱掌勺】 将夏秋季采收成熟的无花果,用凉开水洗净外皮,剥开即成(慢慢嚼食,徐徐咽下)。每日2次,每次3枚,长期食用。

【专家点评】 具有清热解毒,健胃防癌的功效。适用于各类癌症的防治。

45. 糖蘸草莓

【精心备料】 新鲜草莓100克,红糖20克。

【照谱掌勺】 将采摘的新鲜草莓除去柄托,放入凉开水中浸泡片刻,洗净,放入碗内即成(蘸糖食用)。每日2次,每次50克。

【专家点评】 具有清热止咳,利咽润肺,益心防癌的功效。适用于各类癌症的防治。

46. 干乌梅嚼食方

【精心备料】 干乌梅15克。

【照谱掌勺】 将每年5月的乌梅采摘,低温焙至果肉呈黄褐色、皮皱,再焖至黑色即成(或从药店购买乌梅制品)。每日上下午噙在口内,每次1颗,缓缓在口内盘动,分泌的唾液,徐徐咽下,一般噙在口内嚼食10~15分钟,连续数次。

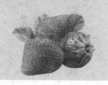

【专家点评】 具有敛肺生津,涩肠抗癌的功效。适用于大肠癌、口腔癌、鼻咽癌等癌症的防治。

47. 橄榄嚼食方

【精心备料】 鲜橄榄 12 枚。

【照谱掌勺】 将新橄榄在清水中洗净,入淡盐开水中浸泡片刻,取出,沥去水分即成。上下午逐个口内噙食,每次 1 枚,噙入口中,缓缓嚼食,细细品味,口内盘动,徐徐咽下,约 30 分钟,稍歇片刻,继续噙食 1 枚。

【专家点评】 具有清热解毒,生津止渴,除烦抗癌的功效。适用于咽喉癌、鼻咽癌、肺癌的防治。

48. 生葵子嚼食方

【精心备料】 生向日葵子 50 克。

【照谱掌勺】 将生向日葵子去壳即成(生嚼)。当零食随量食用。

【专家点评】 具有防癌抗癌,润肠通便等功效。适用于消化道癌症的防治及习惯性便秘的调养。

49. 煮食玉蜀黍

【精心备料】 鲜嫩玉蜀黍(玉米)250 克。

【照谱掌勺】 将玉蜀黍洗净后入锅,加水适量,大火煮沸后,改以小火煨煮 1 小时,煮至玉米粒呈花烂状即成。早晚 2 次温食,食玉米粒,喝玉米汁。

【专家点评】 具有健脾利湿,益胃防癌的功效。适用于食管癌、胃癌、大肠癌等癌症的防治。

50. 昆布海藻煮黄豆

【精心备料】 昆布 50 克,海藻 50 克,黄豆 250 克,精盐适量。

【照谱掌勺】 将以上前 3 味洗净入锅,加水煎煮至豆烂,加入精盐调味即成。每日 2 次,当日食完。

【专家点评】 具有防癌抗癌，清热降压，散结软坚等功效。适用于甲状腺、消化道、肺部及淋巴系统的各种恶性肿瘤，以及单纯性甲状腺大、慢性颈淋巴结炎、颈淋巴结核、高血压病、水肿、贫血的防治。

51. 苹果牛奶卷

【精心备料】 苹果 500 克，面粉 200 克，鸡蛋 1 枚，牛奶 150 毫升，白糖、糖粉、植物油各适量。

【照谱掌勺】 将面粉放盆内，加牛奶、鸡蛋清、白糖及清水，调成适于摊煎饼的面糊。将直径 20 厘米的煎盘置火上，盘上抹一层植物油，大火烧热，加面糊于盘内，手握盘柄转动，使面料均匀流动成型，摊成约 1 毫米厚的煎饼，扣在木板上晾凉。将苹果洗净，去皮、核，切成小片，放入锅内，加入白糖，上火炒熟，离火晾凉，即成苹果馅；将苹果馅放在煎饼上，摊成一条，将饼卷成 20 厘米长的卷，再用刀从中间切成两段。将煎饼盘上火，放油烧热，将苹果卷放入煎盘内，煎成金黄色，趁热放入盘内，撒上糖粉即成。当点心随量食用。

【专家点评】 具有益气调脂，生津降压，防癌抗癌等功效。适用于多种癌症的防治，对伴有高血压、动脉硬化等病症者尤为适宜。

52. 牛奶莲子露

【精心备料】 鲜牛奶 400 毫升，莲子 100 克，白糖、湿淀粉各50 克。

【照谱掌勺】 将莲子用清水浸泡，大碗内加适量清水，放入泡好的莲子入笼用中火蒸半小时，加适量白糖再蒸，待糖溶化、莲子熟烂时取出。锅洗净置中火上，放入适量水、白糖，煮沸后下牛奶，再下莲子，煮至微沸，用湿淀粉勾芡，搅匀后即成。当点心食用。

【专家点评】 具有益气健脾，防癌抗癌等功效。适用于多种

179

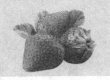

癌症的防治。

53. 无花果膏

【精心备料】 无花果(未成熟)1000克,白糖500克。

【照谱掌勺】 将采摘的未成熟无花果洗净,连皮、柄一起切片,放入锅内,加水适量,小火熬煮40分钟,至果肉、皮、柄等熟烂呈糊状,纱布过滤浓汁;过滤的残渣再入锅,加水适量继续熬煮30分钟,纱布过滤浓汁。合并2次浓汁,小火煎煮浓缩,至较黏稠时加白糖调匀,继续煎熬至黏稠成膏,停火,晾凉后装罐即成(放入冰箱内贮存)。每日2次。每次30克,温开水送食。

【专家点评】 具有清热解毒,消肿抗癌功效。适用于各期乳腺癌及手术放疗、化疗患者的调养。

54. 山楂红糖煎

【精心备料】 鲜山楂肉100克,红糖50克。

【照谱掌勺】 将鲜山楂洗净,连皮切成片,入锅,加水煎煮2次,每次30分钟,合并2次煎液,加入红糖,小火煨煮至300毫升即成。每日2次,每次150毫升,温食。

【专家点评】 具有益胃消积,活血化瘀,强体抗癌的功效。适用于宫颈癌、食管癌、胃癌、肝癌等恶性肿瘤的防治。

55. 草 莓 酱

【精心备料】 新鲜草莓1000克,蜂蜜250克,红糖250克,糖渍桂花20克。

【照谱掌勺】 将采收的新鲜草莓除去柄托,洗净,在淡盐开水中浸泡片刻,取出沥水,放入果汁机中捣绞成糊状,入锅熬煮,煮至呈黏稠状,调入红糖、糖渍桂花,拌和均匀后再加入蜂蜜并搅匀,煮沸离火,晾凉后装瓶即成(用餐时当果酱食用)。每日3～4次,每次20克。

【专家点评】 具有清热润肺,利咽生津,补虚抗癌的功效。适用于各类癌症患者的调养,健康人经常食用有防癌保健作用。

56. 木 瓜 露

【精心备料】 木瓜2个(600克),鲜虾仁、鸡脯肉各150克,鸡蛋2枚,咸蛋黄1枚,香菜5克,淀粉、精盐、胡椒粉、香油、味精、鲜汤、植物油、姜汁、料酒各适量。

【照谱掌勺】 将木瓜洗净,去皮后取果肉切成小粒;鲜虾仁、鸡脯肉洗净,斩成蓉;把鸡蛋打碎后放入精盐、淀粉、清水,搅匀后上笼蒸熟成蛋糕;咸蛋黄上笼蒸熟后取出待用。炒锅上火,放油烧热,加入鲜汤,煮沸后放入料酒、姜汁、鲜虾蓉、鸡脯蓉及木瓜粒,搅匀后加味精调味,然后打浓芡倒入汤盆内,撒上胡椒粉;取鸡蛋糕切成长方形薄片,轻轻地摆在汤盆内的露面上,由长至短成梯形的"假山","假山"下面撒入切碎的香菜;再将咸蛋黄切成薄圆片,摆在露面的假山后,成初升的太阳状,滴上几滴香油即成。当菜佐餐,随量食用。

【专家点评】 具有防癌抗癌,益胃止呕,滋阴定眩等功效。适用于胃癌等多种癌症的防治及放疗、化疗后出现头晕乏力,食欲缺乏,恶心呕吐等症状者。

57. 醋渍番木瓜片

【精心备料】 番木瓜500克,米醋150毫升。

【照谱掌勺】 将番木瓜洗净,去皮、核后,切成2毫米的薄片,用米醋蘸渍片刻,至入味即成。当菜佐餐,随量食用。

【专家点评】 具有促进食欲,帮助消化,强身抗癌的功效。适用于各类癌症患者的调养,对放疗、化疗后出现不思饮食,脘腹胀满,消化不良,口渴烦热等毒性反应尤为适宜,可改善临床症状,有助于促进康复。

58. 杏仁银耳

【精心备料】 甜杏仁50克,银耳30克,冰糖50克,糯米浆

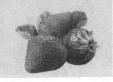

50 毫升。

【照谱掌勺】　将甜杏仁洗净后放入沸水内略泡,捞出去皮,用刀切碎,加清水磨成浆,过滤去渣;银耳放入温水中泡软,摘去根蒂洗净,放入汤碗内;糯米浆加清水调稀。炒锅上火,倒入清水,加入冰糖,煮至溶化后,过滤去渣,倒入银耳碗内;将银耳上笼蒸 20 分钟后取出;汤锅上火,加入蒸银耳原汤,再将杏仁浆、糯米浆慢慢倒入,并不断搅动,待煮成糊时,倒入银耳稍煮片刻即成。当甜点随量食用。

【专家点评】　具有防癌抗癌,润肺养阴,养胃生津,润肠通便等功效。适用于肺癌、胃癌等多种癌症的防治及放化疗后出现咳嗽、口干、食少等副作用的调养。

59. 海带芡实粉糊

【精心备料】　海带 500 克,芡实粉 1 000 克。

【照谱掌勺】　将海带以清水浸泡,24 小时后将海带斑点及沙质洗净(洗时勿重擦),切段,晒干或低温烘干,研成细粉,与市售做菜勾芡的生粉混合均匀即成。每日 2 次,每次 25 克,用凉开水在碗内调匀,置沸水锅内,隔水不断搅拌直至成糊状,温食。

【专家点评】　具有软坚化痰,消肿抗癌等功效。适用于胃癌及骨髓性白血病的辅助治疗。

60. 笼蒸红薯片

【精心备料】　红薯 300 克。

【照谱掌勺】　将红薯洗净后切成 0.5 厘米厚的薄片,浸泡于淡盐水中,30 分钟后取出,清水漂滤后排入蒸屉,蒸熟即成。当点心,随量温热食用。

【专家点评】　具有补虚益气,健脾防癌的功效。适用于消化道癌症的防治,对乳腺癌、大肠癌、直肠癌、胃癌患者也有辅助食疗作用。

61. 红薯藕粉糊

【精心备料】 红薯 200 克,藕粉 50 克,白糖 30 克。

【照谱掌勺】 将红薯洗净后切片,浸泡于淡盐水中,30 分钟后捞出,切碎,研磨成红薯粉糊。藕粉用凉开水调化,放入碗内,隔水加热煨煮,将沸时徐徐加入红薯粉糊,边加边搅拌,加白糖拌匀,调至呈稠亮色泽即成。当点心,随量食用,或早晚 2 次分食。

【专家点评】 具有补虚益气,强身防癌功效。适用于胃癌、大肠癌患者及其术后放疗、化疗的食补调理。

62. 红薯薄饼

【精心备料】 红薯粉 400 克,香葱 20 克,植物油、精盐、味精各适量。

【照谱掌勺】 将红薯粉放入盆内,加入精盐、味精、适量清水调匀成稀糊状;香葱洗净,切成细末备用。将平底锅烧热,滴上数滴植物油抹光滑,倒入红薯糊,立即晃锅,使面糊沾满锅底,撒上葱花,用小火慢慢烙至两面香脆起壳后,铲起装盘即成。当点心食用。

【专家点评】 具有防癌抗癌,健脾开胃等功效。适用于消化道癌症的防治及甲状腺功能亢进症患者。

63. 蚤休乌梅煎

【精心备料】 蚤休 15 克,乌梅 15 克,蜂蜜 30 克。

【照谱掌勺】 将蚤休洗净,切片,与乌梅同入砂锅,加水适量,煎煮 2 次,每次 30 分钟,合并滤液,置小火上浓缩至 300 毫升,调入蜂蜜调味即成。每日 2 次,每次 150 毫升温饮。

【专家点评】 具有清热解毒,抗癌止血的功效。适用于宫颈癌等妇科癌症的防治。

64. 莼菜苡仁赤豆羹

【精心备料】 鲜嫩莼菜 200 克,薏苡仁 50 克,赤小豆 50 克,

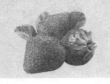

红糖 10 克。

【照谱掌勺】 将鲜莼菜用清水轻轻漂洗,切碎捣烂,搅成泥糊状;薏苡仁、赤小豆洗净后,放入砂锅,加水适量,煮沸后改用小火煨炖 1 小时,煮至薏苡仁、赤小豆呈烂花状,加莼菜泥糊、红糖,拌匀,继续煮至沸即成。当点心,每日上下午 2 次分食。

【专家点评】 具有清热消肿,解毒抗癌的功效。适用于胃癌、食管癌、大肠癌患者的食疗。

65. 鲫鱼花菜羹

【精心备料】 鲫鱼 1 条(约 250 克),花菜 120 克,姜片 10 片,胡椒粉、精盐、味精、香油各适量。

【照谱掌勺】 将鲫鱼活杀,用盐水浸泡 5 分钟,去鳞、鳃及内脏,用清水洗净;拣去花菜杂质,用清水洗净,切成段。炒锅上火,放油烧热,下姜片炝锅,再将鱼煎至微黄,加开水适量,煮半小时,再下香油、花菜煮熟,加入胡椒粉、精盐、味精调味即成。佐餐食用。

【专家点评】 具有防癌抗癌,益气健脾,开胃消食等功效。适用于胃癌、乳腺癌等癌症的防治,以及食少、乏力、水肿、消渴、产后缺乳、痢疾、便血等病症。

66. 荠菜豆腐羹

【精心备料】 豆腐 500 克,荠菜 150 克,水面筋 50 克,胡萝卜 30 克,熟笋 30 克,水发香菇 30 克,植物油、素鲜汤、湿淀粉、精盐、香油、味精、姜末各适量。

【照谱掌勺】 将嫩豆腐切成小丁;香菇去蒂,洗净,切成小丁;荠菜去杂,洗净,切成细末;熟笋、面筋切成小丁待用。炒锅下油烧至七成热,放入精盐、素鲜汤、嫩豆腐、香菇、胡萝卜、荠菜、熟笋、面筋,再加入味精、姜末、素鲜汤煮沸,用湿淀粉勾芡,出锅前淋上香油,起锅装入大汤碗内即成。佐餐食用。

【专家点评】 具有防癌抗癌,益气降压等功效。适用于癌症的防治,以及高脂血症、糖尿病、急性支气管炎、产后缺乳等病症。

67. 黄豆芽薏苡仁羹

【精心备料】 黄豆芽 200 克,猪血 100 克,薏苡仁 30 克,红糖 30 克。

【照谱掌勺】 将黄豆芽用凉水浸泡片刻,去根须,洗净,入锅,加水适量,煎煮 1 小时,捞出豆芽,切碎,加煎汁研磨成豆芽糊;猪血先入锅,加水煮沸,将猪血切成 1 厘米见方的小块,与淘洗干净的薏苡仁同入砂锅,小火煨煮至黏稠状,加红糖调入豆芽糊,拌匀后继续煨煮至沸即成。当点心分食,当日食完。

【专家点评】 具有健脾除湿,解毒抗癌,补血强身等功效。适用于各类癌症患者的食疗,有辅助食疗作用。

68. 南瓜红枣藕粉羹

【精心备料】 南瓜粉 100 克,红枣 15 枚,藕粉 100 克,红糖 30 克。

【照谱掌勺】 将南瓜洗净,连皮切碎,晒干或烘干,研成极细粉;红枣拣净后用凉开水浸泡,去核,入锅,加水适量煎煮 2 次,每次 30 分钟,合并煎液;取出红枣肉放入碗内,研成稠糊状,加南瓜粉、藕粉、煎液,调匀,加适量清水调成稀糊状,和入红糖,放入隔水锅中,边煮边搅,拌和至羹即成。当点心随量食用,当日食完。

【专家点评】 具有补虚益气,健脾和胃,解毒抗癌的功效。适用于各类癌症患者的调养保健饮品,坚持长期食用,对消化道癌瘤、乳腺癌、宫颈癌有较好的辅助食疗作用。

69. 香菇肉丁羹

【精心备料】 水发香菇、猪瘦肉各 150 克,青菜叶 30 克,鸡蛋(取清)4 枚,精盐、料酒、味精、胡椒粉、植物油、香油、湿淀粉、鲜汤各适量。

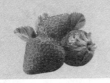

【照谱掌勺】 将香菇洗净后去根蒂,挤干水分,切成小丁;青菜叶洗净,切碎;猪瘦肉洗净,切丁。炒锅上火,放油烧热,下葱姜煸香,倒入香菇、肉丁、青菜叶翻炒片刻,随后放入鲜汤、料酒、精盐、味精,煮沸,下鸡蛋清搅匀,最后以湿淀粉勾稀芡,待汤浓稠时出锅装碗,淋上香油即成。佐餐食用。

【专家点评】 具有滋阴补钙,防癌抗癌等功效。适用于胃癌、食管癌等多种癌症及骨质疏松症的防治。

70. 黑木耳豆枣羹

【精心备料】 黑木耳 30 克,黄豆 50 克,红枣 15 枚,山楂片、淀粉各适量。

【照谱掌勺】 将黑木耳用温水泡发,撕成朵瓣,洗净备用。黄豆、红枣分别洗净,放入砂锅,加水适量,大火煮沸后,改用小火煨煮 1.5 小时,待黄豆熟烂,加黑木耳及山楂片,继续煨煮至黑木耳熟烂,用湿淀粉勾芡成羹即成。早晚餐分食。

【专家点评】 具有防癌抗癌,补益肝肾,温脾补血等功效。适用于子宫癌、肠癌等癌症的防治及血小板减少性紫癜的调养。

71. 西红柿银耳羹

【精心备料】 西红柿 250 克,银耳 50 克,冰糖适量。

【照谱掌勺】 将银耳用水泡发,洗净,然后放入砂锅中,加水熬至浓稠,再将西红柿洗净,去皮,切碎,捣烂,放入银耳羹中,加冰糖调味即成。佐餐食用。

【专家点评】 具有防癌抗癌,滋阴降火,嫩肤养颜等功效。适用于多种癌症放疗、化疗的毒性反应及高血压病、眼底出血、热性病发热、口干渴、食欲缺乏等的防治。

72. 银耳桂圆羹

【精心备料】 银耳 30 克,桂圆 15 克,白糖适量。

【照谱掌勺】 将银耳浸透,然后洗去杂质,加入桂圆、水 500

毫升、白糖适量,以小火煨烂即成。分次食用。

【专家点评】 具有防癌抗癌,益心肺,补气血,补养脾胃,安定心神等功效。适用于癌症的防治,以及放疗、化疗和手术后气血两虚,虚劳咳嗽,虚烦失眠等症的调养。

73. 海参笋菇羹

【精心备料】 水发海参 90 克,冬笋片 15 克,水发香菇 5 克,熟火腿末 20 克,料酒、精盐、胡椒粉、猪油、鸡汤各适量。

【照谱掌勺】 将海参、冬笋、香菇用清水洗净,切碎。把锅洗净,置于火上,放油烧热后倒入鸡汤,加入海参、香菇、冬笋、精盐、料酒、味精,用大火煮沸后改用小火煮 1 小时,倒入火腿末,撒上胡椒粉拌匀即成。佐餐食用。

【专家点评】 具有防癌抗癌,补肾壮阳,益气止血等功效。适用于多种癌症的防治及勃起功能障碍、梦遗、小便频数、肠燥便秘等病症的调养。

74. 猕猴桃羹

【精心备料】 猕猴桃 2 枚,薏苡仁 100 克,红枣 15 枚,红糖 30 克。

【照谱掌勺】 将猕猴桃洗净,剖开,连皮切碎,捣烂成糊状,用纱布裹紧,绞挤汁液。薏苡仁、红枣洗净后同入锅中,加水适量,用大火煮沸,改用小火煨煮至黏稠状,趁热调入猕猴桃糊汁液,加入红糖拌匀,再煮至沸即成。当点心,早晚餐 2 次分食,嚼食红枣。

【专家点评】 具有解毒抗癌,补血强身等功效。适用于各类癌症的防治。

75. 猕猴桃银耳羹

【精心备料】 猕猴桃 100 克,水发银耳 50 克,白糖适量。

【照谱掌勺】 将猕猴桃洗净,去皮、核,切片;水发银耳去杂,洗净,撕片,放于锅内,加水适量,煮至银耳熟,加入猕猴桃片、白

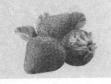
糖,煮沸即成。佐餐食用。

【专家点评】 具有润肺生津,滋阴养胃,解毒等功效。适用于多种癌症的防治及烦热、消渴、食欲缺乏、消化不良、肺热咳嗽、痔疮等。

76. 番木瓜薏仁枣羹

【精心备料】 番木瓜 300 克,薏苡仁 50 克,红枣 15 枚。

【照谱掌勺】 将番木瓜,洗净,去皮及种子,切碎,捣烂呈糊状;将洗净的薏苡仁、红枣(凉水泡发后去核)同入砂锅,加水适量,煨煮至烂稠状,调入木瓜糊,再煮 1～2 沸即成。早晚餐 2 次温食。

【专家点评】 具有滋补养身,消食健胃,解毒抗癌的功效。适用于食管癌、胃癌等消化道癌的防治。

77. 苡仁莲枣羹

【精心备料】 生薏苡仁 50 克,莲子 20 克,红枣 15 枚,白糖 15 克。

【照谱掌勺】 将生薏苡仁洗净,晒干或烘干,研成细末;莲子、红枣洗净,放入锅内,加水适量,小火煨煮 1 小时,加生薏苡仁粉,续煨煮 15 分钟,边煨边搅至稠黏状,加入白糖,调制成羹即成。当点心随量食用。

【专家点评】 具有益气养血,健脾利湿,强体抗癌等功效。适用于宫颈癌、大肠癌、食管癌、肝癌等癌症的防治。

78. 米糠芝麻藕粉羹

【精心备料】 米皮糠 30 克,黑芝麻 30 克,藕粉 60 克,白糖 30 克。

【照谱掌勺】 将米皮糠与拣净的黑芝麻同入锅中,微火翻炒至香,趁热研成极细末,放入较大碗中,加入藕粉,用适量凉开水调匀,加白糖及清水,拌匀,置于凉水锅中,隔水加热,至沸腾过程中将其调成亮糊状稠羹即成。早晚餐 2 次分食。

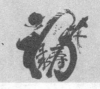

【专家点评】 具有补肾益气,和胃养血,强体抗癌的功效。适用于防治消化道癌症,对老年人食管癌、贲门癌、胃癌、大肠癌及其术后放疗、化疗患者的抗癌粥疗饮品尤为适宜。

79. 麦麸苡仁莲枣羹

【精心备料】 麦麸 50 克,薏苡仁 50 克,莲子 20 克,红枣 15 枚。

【照谱掌勺】 将麦麸放入炒锅内,微火反复炒香,研成极细末;将薏苡仁、莲子、红枣用凉开水浸泡片刻,红枣去核后 3 味同入锅内,加水适量,先以大火煮沸,再改以小火煨煮至莲子熟烂,薏苡仁、红枣呈羹糊状,调入麦麸面,搅匀即成。早晚餐 2 次温食,当日食完。

【专家点评】 具有健脾利湿,养心益血,补虚抗癌功效。适用于各类癌症的防治,对结肠癌、直肠癌患者尤为适宜,有较好的辅助食疗效果。

80. 玉米甜羹

【精心备料】 玉米 50 克,赤小豆 30 克,薏苡仁 50 克,蜂蜜 40 毫升。

【照谱掌勺】 将玉米洗净后用凉开水泡发 30 分钟,研成玉米糊,与洗净的赤小豆、薏苡仁同入锅中,加水适量,先用大火煮沸,再改以小火煨煮至赤豆、薏苡仁呈花烂状,调入蜂蜜,拌匀即成。当甜羹点心,随量食用,当日食完。

【专家点评】 具有健脾祛湿,养血抗癌的功效。适用于胃癌、肠癌等消化道癌症的防治。

81. 红薯山药枣羹

【精心备料】 红薯 200 克,山药 150 克,红枣 15 枚,红糖 20 克。

【照谱掌勺】 将红薯洗净,切片,浸入淡盐水中 30 分钟,捞出后漂洗 1 次,切碎研磨成红薯粉糊。山药洗净,去皮,切片,与凉水泡发的红枣(去核)一同入锅,加水适量,小火煨煮至黏稠状,调入

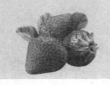

红薯粉糊,边搅边调,加红糖后继续煨煮片刻成羹即成。当点心,早晚餐2次趁热食用。

【专家点评】 具有养阴补虚,益气抗癌的功效。适用于乳腺癌、结肠癌、直肠癌的防治。

82. 红薯粉羹

【精心备料】 红薯粉200克,蜂蜜适量。

【照谱掌勺】 将红薯粉中酌加适量凉开水,调匀后用沸水冲煮,至熟时装入碗中,加入蜂蜜调味即成。当点心随量食用。

【专家点评】 具有防癌抗癌,健脾消积,宽肠解毒等功效。适用于消化道癌症的防治及小儿营养不良等病症。

83. 荠菜虾皮饺

【精心备料】 面粉800克,荠菜1500克,虾皮50克,葱花、精盐、酱油、植物油、香油、味精各适量。

【照谱掌勺】 将荠菜去杂,洗净,切碎,放入盆中,加入虾皮、精盐、味精、酱油、葱花、植物油、香油,拌匀成馅;将面粉用水和成软硬适度的面团,切成小面剂,擀成饺子皮,包馅成饺,下沸水锅煮熟,捞出装碗即成。当主食食用。

【专家点评】 具有防癌抗癌,清热解毒,止血降压的功效。适用于多种癌症的防治及高血压病、眼底出血、眩晕头痛、吐血、肾炎水肿等。

84. 白萝卜肉蛋蒸饺

【精心备料】 白萝卜100克,新鲜猪肉50克,鸡蛋2枚,砂仁2克,鲜芦笋15克,植物油、葱花、姜末、精盐、味精、香油各适量。

【照谱掌勺】 将砂仁用水洗净,晒干或烘干,研为细粉备用;鲜芦笋洗净,切成碎末备用;白萝卜洗净,切成细丝,剁成细末,入锅中加少许油略煸炒至五成熟,盛起;猪肉洗净,去筋膜,剁成肉糜,与萝卜末同拌,同时加入芦笋末、砂仁粉、葱花、姜末、精盐、味精、香油，充分混合，拌匀成馅；将鸡蛋打入碗内，调匀。锅内放少许油，用小火烧至四五成热，将鸡蛋分煎成 20 个小圆片；将白萝卜肉馅分成 20 份，抹在蛋片上，捏合成饺状，装入盘，上蒸锅蒸熟，出锅即成。佐餐随量食用。

【专家点评】 具有防癌抗癌，健脾消食，增进食欲的功效。适用于多种癌症的防治及慢性胃炎、吸收不良综合征、胃肠神经官能症等病症。

85. 白萝卜饼

【精心备料】 白萝卜 150 克，面粉 150 克，猪瘦肉 100 克，姜、葱、精盐、植物油各适量。

【照谱掌勺】 将白萝卜洗净，切丝，用油翻炒至五成熟，待用；猪肉剁碎，加入姜、葱、精盐、油、油炒白萝卜丝调成白萝卜馅。将面粉加水和成面团，揉成面剂，压成薄片，填入萝卜馅，制成夹心小饼，放锅内蒸熟即成。佐餐随量食用。

191

【专家点评】 具有防癌抗癌，健胃理气，消食化痰的功效。适用于多种癌症的防治及慢性胃炎、支气管哮喘、吸收不良综合征等疾病。

86. 菠菜鸡蛋饼

【精心备料】 菠菜 100 克，鸡蛋 2 枚，面粉 150 克，虾仁 10 克，精盐、味精各适量。

【照谱掌勺】 将菠菜洗净后放入开水中烫一下，取出剁碎，挤去水分；将鸡蛋打散后放入菠菜中；将虾仁洗净，切碎，放在菠菜中，放入精盐、味精等拌匀；将面粉慢慢放入以上原料中搅成面糊；将饼铛烧热放点油，再放入面糊抹平，煎成饼即成。当点心随量食用。

【专家点评】 具有养血止血，补铁补钙，防癌抗癌等功效。适用于贫血、鼻出血、便血、便秘、夜盲症及多种癌症的防治。

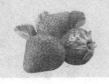

（六）防癌抗癌冷菜验方

1. 包心菜沙拉

【精心备料】 包心菜 30 克,胡萝卜 20 克,葡萄干 5 粒,精盐、食醋、橄榄油、白糖各适量。

【照谱掌勺】 将包心菜、胡萝卜分别切成细丝,用开水烫过,拌匀后撒上精盐轻搓揉,然后用凉开水冲洗,沥干备用。葡萄干均切成两半;将食醋、橄榄油、精盐、白糖拌匀,制成橄榄油沙拉酱;然后将包心菜丝、胡萝卜丝、葡萄干用橄榄油沙拉酱拌匀即成。随量食用。

【专家点评】 具有开胃消食,防癌抗癌的功效。适用于胃癌、食管癌等消化道肿瘤及放疗、化疗引起的消化道反应的防治。

2. 凉拌芦笋

【精心备料】 新鲜芦笋 150 克,葱末、姜丝、白糖、味精、精盐、香油各适量。

【照谱掌勺】 将芦笋洗净,切丝,沸水中焯一下,捞出,晾干,加入葱末、姜丝、白糖、味精、精盐等调料拌匀,淋上香油即成。随量食用。

【专家点评】 具有抗癌,降压,益气,宁心,利尿等功效。适用于鼻咽癌、肺癌、食管癌、宫颈癌等癌症,以及高血压、心脏病、水肿等病症的防治。

3. 香油拌茄泥

【精心备料】 茄子 350 克,香油、芝麻酱、精盐、香菜、韭菜、蒜泥各适量。

【照谱掌勺】 将茄子削去蒂托,去皮,切成 0.3 厘米厚的片,放入碗中,上笼蒸 25 分钟,出笼后略放凉;将蒸过的茄子去掉水,加入香油、精盐、芝麻酱、香菜、韭菜、蒜泥,拌匀即成。当菜佐餐,随量食用。

【专家点评】 具有清热活血,止痛抗癌等功效。适用于多种癌症及高血压病、冠心病、单纯性肥胖症、便秘、痔疮等病症的防治。

4. 凉拌胡萝卜丝

【精心备料】 胡萝卜250克,香菜2克,姜丝、酱油、白糖、精盐、味精、香油各适量。

【照谱掌勺】 将胡萝卜洗净,切成细丝,晾干待用;香菜去杂,洗净,切碎;将胡萝卜丝放在温开水中泡软,取出,挤干水分,用姜丝拌和装盘,上面撒入香菜。另取小碗,放酱油、白糖、精盐、味精、香油,调和均匀,浇在胡萝卜丝上即成。当菜佐餐,随量食用。

【专家点评】 具有防癌抗癌,明目降脂等功效。适用于肺癌、皮肤癌等多种癌症的防治及高血压病、高脂血症等病症的调养。

5. 山楂拌花菜

【精心备料】 罐头山楂、花菜各200克,白糖30克。

【照谱掌勺】 将菜花择洗干净,切成小朵,放入开水中烫一下,捞出,沥干水分,置于盘内;将罐头山楂连汁一起浇在花菜上,加入白糖即成。佐餐食用。

【专家点评】 具有促进食欲,止痛消瘀,防癌抗癌等功效。适用于胃癌、乳腺癌等癌症及慢性萎缩性胃炎、胃酸缺乏症、溃疡性结肠炎等病症的防治。

6. 红乳花菜

【精心备料】 花菜500克,红腐乳汁15克,植物油、香油、精盐、味精、辣椒油、姜丝各适量。

【照谱掌勺】 将花菜洗净,掰成小朵,放入沸水中烫透捞出,用冷水过凉后控干水分;小盆内放入红腐乳汁、精盐、味精、植物油、香油、辣椒油、姜丝、花菜拌匀,腌约30分钟取出;取一扣碗,将

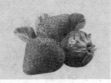

入味的花菜小朵朝下摆放入碗内,放满压实后再反扣入平盘内即成。佐餐食用。

【专家点评】 具有防癌抗癌开胃消食等功效。适用于多种癌症的防治及高脂血症、糖尿病、急性支气管炎、产后缺乳等的调养。

7. 香油拌菠菜

【精心备料】 新鲜菠菜250克,精盐、味精、香油各适量。

【照谱掌勺】 将菠菜去黄叶,留根,择净,清水冲洗后入沸水锅中烫熟(菠菜叶片仍保持翠绿色泽),沥去水分,用香油、精盐、味精拌和,装盘即成。当菜佐餐,随量食用。

【专家点评】 具有补血润肤,疏通血脉,防癌抗癌等功效。适用于高血压病、缺铁性贫血及多种癌症的防治。

8. 芝麻拌菠菜

【精心备料】 菠菜500克,黑芝麻20克,食醋、酱油、香油、精盐、味精、蒜末各适量。

【照谱掌勺】 将菠菜择洗干净,放入沸水中略烫捞出,投入凉水中过凉,捞出挤干水分,切成5厘米长的段。黑芝麻淘洗干净,沥干水分;炒锅上小火,放入芝麻,炒至松酥脆香时取出。将菠菜段放入盘中,加入精盐、味精、食醋、酱油、香油、蒜末拌匀;上桌前再撒上炒香的芝麻,拌匀即成。当菜佐餐,随量食用。

【专家点评】 具有滋补肝肾,润肠通便,防癌抗癌等功效。适用于腰腿痛、贫血、习惯性便秘及多种癌症的防治。

9. 胡萝卜拌白菜心

【精心备料】 白菜心500克,胡萝卜100克,芝麻酱、白糖、香油、食醋各适量。

【照谱掌勺】 将白菜心和胡萝卜洗净,分别切成细丝,放入汤盘内;将芝麻酱用香油调开,浇在白菜丝上,撒上白糖,食用时加点醋即成。佐餐随量食用。

【专家点评】 具有防癌抗癌,清热止渴,润肠通便等功效。适用于肠癌、乳腺癌等多种癌症的防治及维生素 A 缺乏症、习惯性便秘的调养。

10. 海带拌白菜

【精心备料】 海带 100 克,白菜 300 克,精盐、味精、香油各适量。

【照谱掌勺】 将海带、白菜切成丝;锅中加水煮沸,然后将白菜、海带分别用开水焯后捞出,用冷开水冲一下,挤干水分;白菜丝中加入精盐、香油、味精拌和,装盘时将海带丝放在白菜丝上面,拌匀即成。佐餐随量食用。

【专家点评】 具有防癌抗癌,消痰软坚,降压降脂等功效。适用于肠癌、乳腺癌等多种癌症的防治及单纯性甲状腺肿、高血压病、高脂血症、单纯性肥胖症的调养。

11. 五味苦瓜

【精心备料】 新鲜苦瓜 250 克,香油、番茄酱、食醋、蒜蓉、香菜末各适量。

【照谱掌勺】 将苦瓜洗净,去瓜瓤,只用外面一层,用刀削成透明的薄片,放入碗中,加入香油、番茄酱、食醋、蒜蓉拌匀,再撒上香菜末即成。佐餐随量食用。

【专家点评】 具有防癌抗癌,开胃消食,清暑美容等功效。适用于多种癌症的防治及慢性胃炎、吸收不良综合征、中暑、单纯性消瘦的调养。

12. 蒜泥拌荠菜

【精心备料】 荠菜 200 克,蒜泥 20 克,香油、精盐、食醋各适量。

【照谱掌勺】 将荠菜洗净,切段,烫熟,捞出晾凉,加蒜泥、香油、精盐、食醋拌匀即成。佐餐食用。

【专家点评】 具有防癌抗癌,清热解毒,利尿减肥等功效。适

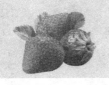

用于多种癌症的防治及单纯性肥胖症,对兼有慢性肠炎、高脂血症者尤为适宜。

13. 蜂蜜蒜头

【精心备料】 大蒜头 500 克,蜂蜜适量。

【照谱掌勺】 将大蒜去外皮,用刀拍碎,加入蜂蜜,均匀拌和,腌渍 3 日后即成。每日 2 次,每次 15 克。

【专家点评】 具有益气润肠,杀菌抗癌等功效。适用于多种癌症的防治。

14. 蒜头拌海带

【精心备料】 海带 20 克,蒜头 30 克。

【照谱掌勺】 将海带放入水中浸泡 24 小时,勤换水,漂洗干净后切成细丝;大蒜去皮,拍碎,与调料一同拌入海带丝中即成。佐餐食用。

【专家点评】 具有防癌抗癌,降脂、降压、补碘等功效。适用于防治乳腺癌、大肠癌等多种肿瘤。对地方性甲状腺肿大、高脂血症、高血压也有防治作用。

15. 苦瓜拌蒜头

【精心备料】 苦瓜 150 克,蒜头 30 克,香油、白糖、味精、五香粉、精盐各适量。

【照谱掌勺】 将苦瓜洗净,切开,用盐稍腌片刻;蒜头去皮,拍碎,与苦瓜片拌匀,加入香油、白糖、味精、五香粉、精盐调味即成。每日 2 次。

【专家点评】 具有清热去暑,解毒抗癌等功效。适用于癌症患者夏季作为佐膳菜肴。

16. 糖醋大蒜头

【精心备料】 大蒜头 500 克,红糖 500 克,米醋 500 毫升。

【照谱掌勺】 将大蒜头洗净,沥水,放入大口瓶内,加红糖拌和,入米醋,盖上盖,摇动大口瓶,每日摇动1～2次,浸泡10日后即成。每日2次,每次连皮嚼食1个蒜头(6～7瓣)。

【专家点评】 具有解毒消炎,防癌抗癌,健脾开胃,化积杀虫等功效。适用于多种癌症的防治,尤其对泌尿系统及呼吸系统的癌症有较好疗效。

17. 炝辣油苦瓜

【精心备料】 干辣椒5克,苦瓜250克,植物油、精盐、味精各适量。

【照谱掌勺】 将苦瓜洗净,破成两瓣去子,顶刀切成1厘米厚的片,放入沸水中快速焯熟,然后迅速投凉,保持苦瓜的色泽;干辣椒剪成斜段,去子,用七成热的油冲成辣椒油;把苦瓜放入,并加精盐、味精拌匀即成。当菜佐餐,随量食用。

【专家点评】 具有防癌抗癌,清热消暑,降糖降脂等功效。适用于癌症的防治及暑热症、糖尿病、高脂血症等疾病的调养,尤其适宜夏天食用。

18. 海带肉丝冻

【精心备料】 海带150克,带皮猪肉150克,精盐、桂皮、大茴香各适量。

【照谱掌勺】 将海带泡软,洗净,切成细丝;带皮猪肉洗净,切成小块。海带、猪肉和桂皮、大茴香一同入锅,以小火煨成烂泥状,再加入精盐调味,盛入方盘中,晾成冻即成。佐餐食用。

【专家点评】 具有滋阴补血,防癌抗癌等功效。适用于甲状腺癌等癌症的防治及贫血、眩晕、便秘、产后缺乳等的调养。

19. 糖醋杏仁蒜

【精心备料】 大蒜头250克,甜杏仁50克,白糖50克,红糖50克,米醋250毫升,精盐15克。

【照谱掌勺】 将紫皮大蒜头洗净,用精盐腌渍1日;甜杏仁用

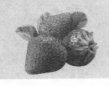

沸水浸泡,去皮尖,打碎研磨成泥糊状。将盐腌过的大蒜头滤去渍水,与杏仁糊一起浸入米醋中,加入白糖、红糖拌匀,每日振摇1次,浸泡15日后即成。每日2次,每次食5个蒜瓣,坚持食用。

【专家点评】 具有补虚润肺,健脾开胃,顺气抗癌的功效。适用于胃癌、食管癌、宫颈癌、前列腺癌的防治。

20. 玉米什锦色拉

【精心备料】 新鲜嫩玉米600克,粳米250克,新鲜红椒、青椒各25克,新鲜西红柿、香蕉各100克,熟花生仁、核桃仁各150克,芹菜叶50克,橄榄油、柠檬汁、精盐、胡椒粉各适量。

【照谱掌勺】 将玉米、粳米洗净,用淡盐水煮熟,冷却;红、青椒洗净,用沸水烫后剥去皮,切成丁;香蕉剥皮,切丁;熟花生仁、核桃仁捣碎;芹菜叶洗净,切末;把橄榄油、柠檬汁放在一起拌匀成色拉液。将玉米、粳米、红椒丁、青椒丁、西红柿丁、香蕉丁、核桃仁、花生仁、精盐、胡椒粉放入盘内,浇上色拉液拌匀,撒上芹菜末,放入冰箱中冷藏1~2小时即成。当点心佐餐食用。

198

【专家点评】 具有防癌抗癌,调和肠胃等功效。适用于胃癌、肠癌等多种癌症的防治及习惯性便秘等。

21. 韭黄香干

【精心备料】 韭黄200克,五香豆腐干100克,精盐、香醋、味精、香油各适量。

【照谱掌勺】 将韭黄用水洗净,控净水分,切成3厘米长的段,用开水略烫一下,摊开凉透。五香豆腐干切成与韭黄一样长的丝,放入碗内,将精盐、香醋、味精、香油倒入盛装韭黄和豆腐干的碗内拌匀,倒入盘中即成。佐餐随量食用。

【专家点评】 具有防癌抗癌,健胃益气,生津润燥,补肾壮阳等功效。适用于食管癌、胃癌的防治及眩晕症、腰腿痛、性欲低下等病症的调养。

(七)防癌抗癌热菜验方

1. 糖醋卷心菜

【精心备料】 卷心菜 250 克,白糖、食醋、蒜泥、葱花、姜末、五香粉、精盐、辣椒油、味精各适量。

【照谱掌勺】 将新鲜的卷心菜洗净,切成 2 厘米见方的小块,放入滚开的水中焯一下,取出后沥去水备用;用白糖和入醋中,加蒜泥、葱花、姜末、五香粉、精盐、辣椒油、味精等作料,搅拌均匀呈糖醋作料浓汁;卷心菜装盘,淋上糖醋浓汁即成。当小菜佐餐,早、中、晚随量食用,当日食完。

【专家点评】 具有益肾健脾,补虚抗癌功效。适用于各类癌症,对食管癌、胃癌、结肠癌、宫颈癌患者及对术后放疗、化疗患者康复尤为适宜。

2. 包心菜炒牛肉丝

【精心备料】 包心菜 250 克,牛肉 200 克,植物油、料酒、葱末、姜丝、酱油、白糖、味精、五香粉各适量。

【照谱掌勺】 将包心菜洗净,切丝,加适量精盐后轻揉数下,挤出汁水备用;牛肉洗净后,切成细丝,用葱末、姜丝、酱油等加水搅拌后,下油锅急火熘炒,加料酒、白糖,翻炒后出锅;包心菜丝下油锅急炒片刻,加炒好的牛肉丝,加入味精、五香粉熘匀,略炒即成。当菜佐餐,随量食用,当日食完。

【专家点评】 具有补脾益气,解毒抗癌的功效。适用于胃癌、大肠癌等各类癌症患者的抗癌食疗菜肴,对消化道癌症患者及术后放疗、化疗患者尤为适宜。

3. 芦笋炒鸡蛋

【精心备料】 鲜芦笋 100 克,鸡蛋 2 枚,植物油、精盐、葱花、姜丝各适量。

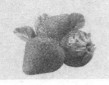

【照谱掌勺】 将芦笋洗净,切成短细丝。鸡蛋去壳置碗中,与芦笋丝搅拌均匀,加精盐、葱花、姜丝,同入油锅,大火炒熟即成。当菜佐餐,随量食用,当日食完。

【专家点评】 具有补中,抗癌的功效。适用于各种癌症的辅助食疗。

4. 芦笋炒肉片

【精心备料】 猪后腿肉 200 克,芦笋 100 克,荸荠 30 克,鸡蛋(取清)2 枚,淀粉、白糖、猪油、植物油、精盐、味精、清汤各适量。

【照谱掌勺】 将芦笋洗净,切片;将肉切成 3 厘米长、1 厘米宽的薄片;将蛋清、淀粉放入碗内,用筷子调成白糊,再加入面粉和匀待用;荸荠切厚片。锅中加入植物油,烧至五成熟,将肉片逐片蘸糊下锅炸制,见肉片胀起,呈黄白色时,起锅滤出油;将锅放在火上,添水半勺,放入白糖,用勺炒搅,见糖汁浓时下入芦笋和猪油少许,用勺搅匀,随即将荸荠片和肉片下锅,多翻几次,盛盘即成。当菜佐餐,随量食用。

【专家点评】 具有防癌抗癌,提高机体免疫力的功效。适用于消化道癌症的辅助食疗。

5. 西红柿汁鲜蘑

【精心备料】 鲜蘑菇 500 克,番茄酱罐头半罐,精盐、料酒、味精、白糖、香油各适量。

【照谱掌勺】 将鲜蘑菇去杂,洗净,放入沸水锅中焯一下,捞出冲凉,沥净水。炒锅上火,放入香油和番茄酱炒至浓稠,将蘑菇下入锅中,加入精盐、料酒、味精、白糖,如果汤汁较稠,可加上适量清水,用大火煮沸,然后改用小火烧煮,直至番茄汁裹在鲜蘑上即成。当菜佐餐,随量食用。

【专家点评】 具有防癌抗癌,益气养胃等功效。适用于胃癌、食管癌的防治及慢性胃炎、贫血等病症的调养。

6. 西红柿鱼片

【精心备料】 西红柿 250 克,青鱼 250 克,鸡蛋 2 枚,植物油、料酒、精盐、味精、鲜汤、湿淀粉各适量。

【照谱掌勺】 将青鱼去鳞、内脏,洗净,去鱼皮,鱼肉切成 2.5 厘米长、1.5 厘米宽的鱼片,放入碗内,加精盐、料酒、味精、鸡蛋清和淀粉,拌匀上浆;炒锅上火,放油烧至六成热,下鱼片炸至九成熟,倒入漏勺沥油。炒锅重新上火,加油少许,投入西红柿略炒,加鲜汤、精盐、味精、料酒调味,用湿淀粉勾芡,放入炸鱼片,炒匀即成。当菜佐餐,随量食用。

【专家点评】 具有防癌抗癌,益气养胃等功效。适用于胃癌、食管癌的防治及慢性胃炎、贫血等病症的调养。

7. 香菇蒸茄子

【精心备料】 嫩茄子 500 克,水发香菇 30 克,精盐、味精、料酒、素鲜汤、植物油、香油、蒜蓉、葱段、姜块各适量。

【照谱掌勺】 将嫩茄子洗干净,去蒂、皮,从尖端用十字花刀顺茄长劈成 4 瓣,接近蒂处相连,不要切断;将水发香菇洗净,摘去柄;葱洗净,切成段;生姜去皮,洗净,用刀背拍松。取一大碗(或大瓷盆)将香菇放在碗底部,上面放茄子,加入精盐、味精、料酒、素鲜汤及葱段、姜块,再浇上植物油,上笼蒸透后取出,将葱段、姜块拣出不用,撒上蒜蓉,淋上香油,拌匀即成。当菜佐餐,随量食用。

【专家点评】 具有清热解毒,益气抗癌等功效。适用于多种癌症的防治及贫血、神经衰弱、冠心病、心绞痛、心脏衰弱、习惯性便秘、痔疮出血等病症的调养。

8. 鱼香茄子

【精心备料】 鲜嫩紫茄 300 克,猪瘦肉 50 克,植物油、蒜泥、豆瓣酱、姜丝、葱花、料酒、湿淀粉各适量。

【照谱掌勺】 将鲜嫩紫茄洗净,去蒂后切成手指粗的条;猪肉

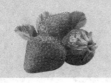

洗净后切丝备用。锅置火上,加植物油烧至七成热,加入肉丝煸炒,再加入蒜泥、豆瓣酱炒至肉发红,倒入紫茄条继续炒到皱皮,加姜丝、葱花、料酒,煮片刻后用湿淀粉勾芡,淋入香油即成。当菜佐餐,随量食用。

【专家点评】 具有宽中活血,消肿降压,抗癌等功效。适用于多种癌症及高血压病、冠心病、高脂血症的防治。

9. 青椒茄子

【精心备料】 茄子 1 000 克,青柿椒 100 克,竹笋 25 克,植物油、香油、姜末、料酒、酱油、香菜、精盐、蒜片各适量。

【照谱掌勺】 将茄子切成 1.5 厘米见方的丁;笋切薄片;青椒切丝。炒锅烧热,先用温油将青椒丝炸一下,随即捞出,然后用大火将茄子炸成金黄色,捞出;锅留底油,用姜末、蒜片炝锅,烹料酒、酱油,加水适量,下茄子、青椒丝、笋片、精盐,用大火焖烧,待茄子涨起,加入味精,淋上香油出锅,最后在茄子上面放香菜即成。当菜佐餐,随量食用。

【专家点评】 具有清热消肿,祛风通络的功效。适用于多种癌症及动脉硬化、冠状动脉供血不足、心绞痛、脑卒中等病症的防治。

10. 蒜蓉烧茄子

【精心备料】 大蒜 25 克,茄子 500 克,鲜汤、葱花、姜末、精盐、白糖、酱油、味精、淀粉、植物油各适量。

【照谱掌勺】 将茄子去蒂,洗净,剖成片,在每片的表面上划成约 1 厘米宽的十字花刀,然后切成 4 厘米长、2 厘米宽的长方形片;将大蒜去皮,洗净,捣成蓉。炒锅上火,放油烧至五成热,放入茄子翻炒,再加入葱花、姜末、蒜蓉、精盐、酱油和鲜汤,煮沸后用小火烧 10 分钟,翻匀。再用白糖、淀粉加水调成芡,淋入锅中,勾芡后加入味精,起锅装盘即成。当菜佐餐,随量食用。

四、防癌抗癌食疗验方

【专家点评】 具有凉血止血,消肿抗癌等功效。适用于多种癌症的防治及疖肿、扁桃体脓肿、牙龈炎、牙龈出血、鼻出血、便秘、痔疮出血等病症的调养。

11. 辣味茄子

【精心备料】 茄子 300 克,辣椒糊 3 克,植物油、酱油、姜末、味精、白糖、鲜汤各适量。

【照谱掌勺】 将茄子洗干净,切成 6 厘米长、0.3 厘米见方的条。炒锅上火,放油烧热,待油略有烟,放入姜末炸一下,随即放进茄条,用手勺翻搅几下,再加入酱油、白糖、辣椒糊、鲜汤,移小火上烧 3 分钟左右,再转到大火上,放入味精,待汤汁快烧干时,淋上剩余的植物油,随即翻身即成。当菜佐餐,随量食用。

【专家点评】 具有清热消肿,祛风抗癌等功效。适用于多种癌症及高血压病、高脂血症、脑卒中、慢性关节炎等病症的防治。

203

12. 胡萝卜烧羊肉

【精心备料】 羊肉 500 克,胡萝卜 250 克,桂皮 5 克,茴香 3 克,姜片、料酒、酱油、精盐、味精、红糖、五香粉各适量。

【照谱掌勺】 将胡萝卜洗净,切片;羊肉洗净,切块,同姜片一起入油锅翻炒 5 分钟,加入料酒、酱油、精盐、味精、红糖、清水各适量,焖烧 10 分钟,再加入桂皮、茴香、清水,大火煮沸后改小火煨炖,至羊肉烂熟,调入味精、五香粉即成。当菜佐餐,随量食用。

【专家点评】 具有防癌抗癌,温阳散寒,祛风止痛等功效。适用于肺癌、宫颈癌等癌症的防治及风湿性关节炎、类风湿关节炎等病症的调养。

13. 胡萝卜炖肉片

【精心备料】 胡萝卜 250 克,猪瘦肉 100 克,植物油、精盐、料酒、葱花、姜末、湿淀粉、酱油、味精各适量。

【照谱掌勺】 将胡萝卜洗净,纵剖后切成薄片备用;猪肉洗

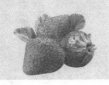

净,切成薄片,放入碗中,加精盐、料酒、葱花、姜末、湿淀粉拌和均匀,待用。炒锅置火上,加少许植物油,烧至六成热,倒入胡萝卜片,熘炒至八成熟,盛入碗内;锅中加植物油,中火烧至六成热,将肉片倒入,翻炒片刻,炒至肉片将熟时,加清汤少许,熘匀,加入胡萝卜片,再翻炒3分钟,加盖焖7~8分钟,加入酱油、味精、精盐,拌炒均匀即成。当菜佐餐,随量食用。

【专家点评】 具有防癌抗癌,补中益气,润燥生津的功效。适用于肺癌等癌症的防治及免疫功能低下的调养。

14. 烩五圆

【精心备料】 胡萝卜、白萝卜各250克,莴苣300克,蘑菇、草菇各100克,精盐、味精、湿淀粉、植物油、香油、素鲜汤各适量。

【照谱掌勺】 将胡萝卜、白萝卜、莴苣修切成球形,与蘑菇、草菇同放在开水锅中焯透。锅烧热,加少许油,放入素鲜汤,再放入五种原料,加入适量味精、精盐,略加焖烧,用湿淀粉勾薄芡,淋入香油,出锅装盘即成。当菜佐餐,随量食用。

【专家点评】 具有防癌抗癌,开胃止咳的功效。适用于肺癌、宫颈癌、膀胱癌等多种癌症及慢性支气管炎的防治。

15. 茄汁花菜

【精心备料】 花菜500克,番茄酱20克,植物油、白糖、精盐、味精各适量。

【照谱掌勺】 将花菜洗净,掰成小块,放入沸水锅中烫透。炒锅上火,放油烧热,将调料下锅炒透后下花菜略炒一下,放入番茄酱、白糖、精盐、味精调味,炒熟出锅即成。佐餐食用。

【专家点评】 具有促进食欲,防癌抗癌等功效。适用于胃癌、乳腺癌等癌症及慢性胃炎等疾病的防治。

16. 虾仁烩花菜

【精心备料】 花菜200克,大虾仁50克,熟冬笋25克,火腿、熟鸡脯肉、水发香菇各 15 克,香油、青豆、湿淀粉、鲜汤、植物油、猪油、精盐、味精、料酒各适量。

【照谱掌勺】 将花菜入沸水烫过,捞入清水盆内漂凉洗净,控干水,用手掰成小块;再将火腿、鸡脯肉、冬笋、香菇切成同青豆一样大小的丁。炒锅上火,放油烧至四成热,投入虾仁,用手勺轻轻滑散,随即加入火腿丁、鸡脯肉丁、冬笋丁、香菇丁和青豆,用手勺翻炒,见虾仁呈乳白色时,将锅内原料捞出,控干油;炒锅上火,放入猪油烧热,倒入花菜稍煸,随即加入精盐、味精、鲜汤,烧 2 分钟,滗去原汤,将花菜码在盘中;炒锅重新上火,加入料酒、精盐、味精、鲜汤,投入虾仁等配料,煮沸后用湿淀粉勾成薄芡,淋上香油,用手勺推匀,浇在菜花上即成。当菜佐餐,随量食用。

【专家点评】 具有补肾抗癌,双补气血等功效。适用胃癌、乳癌等癌症的防治及贫血、疲劳综合征、性欲低下、勃起功能障碍等疾病的调养。

17. 鲜蘑炒菠菜

【精心备料】 鲜蘑菇 100 克,菠菜 500 克,精盐、姜汁、植物油各适量。

【照谱掌勺】 将鲜蘑菇去杂,洗净,下沸水锅中焯一下,捞出切成厚片;菠菜去掉老叶、根,洗净后切段。炒锅上火,放油烧热,下鲜蘑菇片煸炒片刻,加入精盐、姜汁、菠菜,炒熟入味时,出锅即成。当菜佐餐,随量食用。

【专家点评】 具有补血健脾,防癌抗癌等功效。适用于贫血、慢性气管炎、支气管哮喘及各种癌症的防治。

18. 菠菜炒鸡蛋

【精心备料】 嫩菠菜 350 克,鸡蛋 3 枚,植物油、精盐、葱花、姜末、料酒、味精、香油各适量。

【照谱掌勺】 将嫩菠菜去杂,洗净,切成 3 厘米长的段,再放

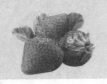

入沸水中略烫捞出,放入凉水中过凉;鸡蛋打入碗中,加入少许精盐,用筷子搅散待用。炒锅上火,放油烧热,下鸡蛋炒熟,盛出备用;炒锅内再加油,烧热,用葱花、姜末炝锅,烹入料酒,加菠菜、精盐,略煸炒入味,然后加入炒好的鸡蛋,加入味精、香油,翻炒均匀即成。当菜佐餐,随量食用。

【专家点评】 具有补气益血,防癌抗癌等功效。适用于缺铁性贫血及多种癌症的防治。

19. 菠菜虾仁

【精心备料】 菠菜250克,鲜虾仁250克,料酒、味精、精盐、蒜片、姜片、植物油各适量。

【照谱掌勺】 将菠菜去杂,洗净,切段;虾仁杂,洗净。炒锅上火,放油烧热,下菠菜,用大火快炒,加精盐、料酒,炒入味后出锅装盘;炒锅上火,放油烧热,加入蒜片、姜片煸香,倒入虾仁煸炒,加入精盐、料酒、味精,待虾仁变白入味,稍炒几下,出锅,倒在菠菜上即成。当菜佐餐,随量食用。

【专家点评】 具有防癌抗癌,补血养颜,滋养肝肾等功效。适用于多种癌症及贫血、性欲减退、月经不调、骨质疏松症等病症的防治。

20. 韭黄鸡丝

【精心备料】 生鸡脯肉200克,韭黄100克,鸡蛋1枚,精盐、料酒、味精、湿淀粉、熟猪油各适量。

【照谱掌勺】 将生鸡脯肉剔去筋膜,切成薄片,再切成丝,放入碗中,加精盐、鸡蛋清(蛋黄不用)、湿淀粉上浆;韭黄洗净,切成3厘米长的段。炒锅上火,下熟猪油烧至四成熟,将上好浆的鸡丝放入锅中,用筷子轻轻划散,倒入漏勺沥去油;原锅重新上火,放入鸡丝,依次加入料酒、精盐、味精及清汤少许,颠翻炒锅,用湿淀粉勾芡,再加入韭黄,淋上香油,推匀出锅即成。当菜佐餐,随量食用。

　　【专家点评】　具有防癌抗癌，温中益气，补精添髓等功效。适用于食管癌、胃癌及疲劳综合征、失眠症等病症的防治。

21. 韭菜炒绿豆芽

　　【精心备料】　韭菜 150 克，绿豆芽 400 克，精盐、味精、植物油、生姜各适量。

　　【照谱掌勺】　将韭菜择洗干净，切成约 3 厘米长的段；绿豆芽摘去根须，洗净沥干水；生姜去皮，洗净，切成丝备用。炒锅上火，放油烧热后用生姜丝炝锅，倒入绿豆芽翻炒至断生，加少许精盐，翻锅即盛起；炒锅重新上火，放植物油，待油烧至七成热，用精盐炝锅，立即倒入韭菜急炒几下，再倒入绿豆芽，加入味精，迅速翻炒几下，出锅装盘即成。当菜佐餐，随量食用。

　　【专家点评】　具有防癌抗癌，散瘀解毒，调和脏腑等功效。适用于食管癌、胃癌、贫血、疲劳综合征、习惯性便秘等病症的防治。

22. 鲜奶白菜

　　【精心备料】　鲜牛奶 50 毫升，大白菜 250 克，植物油、精盐、味精、芡粉各适量。

　　【照谱掌勺】　将大白菜洗净，切成 3 厘米长的小段。在炒锅内把油烧热，将白菜倒入，再加些肉汤或水，烧至七八成熟，调入精盐及味精；芡粉用少量水调匀，将牛奶加入芡粉内混匀，倒在白菜上成为乳白色汁液，再煮沸即成。当菜佐餐，随量食用。

　　【专家点评】　具有防癌抗癌，补益肝肾，生津润肠等功效。适用于多种癌症及慢性肝炎、慢性胃炎、贫血、牙龈出血等病症的防治。

23. 冬菇烧白菜

　　【精心备料】　冬菇 10 克，白菜 200 克，猪肝 100 克，植物油、精盐、味精各适量。

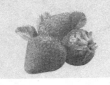

【照谱掌勺】 将猪肝切成片；冬菇用温水泡发后去蒂，洗净；白菜洗净后切成 3 厘米长的段。炒锅上火，放植物油烧热，加入白菜烧至半熟，再将冬菇、猪肝、精盐放入，加水适量，盖上锅盖煮烂，调入味精拌匀即成。当菜佐餐，随量食用。

【专家点评】 具有防癌抗癌，补益肝肾，清热利水等功效。适用于肠癌、乳腺癌等多种癌症及慢性肝炎、高血压病、冠心病、单纯性肥胖症、结核病、胃炎、慢性支气管炎等病症的防治。

24. 烩白菜三丁

【精心备料】 嫩白菜帮 250 克，猪肉 50 克，水发香菇 100 克，鸡蛋 1 枚，植物油、酱油、料酒、湿淀粉、鲜汤、香油、葱花、姜片、精盐、味精各适量。

【照谱掌勺】 将洗净的白菜帮、香菇分别切成 1.5 厘米见方的丁；将猪肉切成丁，用精盐、鸡蛋清、湿淀粉浆好，用温油滑透，捞出；香菇丁在开水锅内焯一下。炒锅上火，放油烧热，下葱花、姜片炝锅，下入白菜丁爆炒至七成熟，倒出；锅内加鲜汤煮沸，下入香菇丁、白菜丁、猪肉丁，再加入精盐、酱油、味精，煮沸后稍烩片刻，同时调好口味，用湿淀粉勾芡，淋上香油即成。当菜佐餐，随量食用。

【专家点评】 具有清热止渴，补中益气，防癌抗癌等功效。适用于肠癌、乳腺癌的防治及病后体虚、慢性胃炎、胃下垂等病症的调养。

25. 荠菜炒鸡片

【精心备料】 鸡脯肉 350 克，竹笋 100 克，荠菜 50 克，鸡蛋 1 枚，精盐、味精、香油、白糖、料酒、鲜汤、干淀粉、猪油各适量。

【照谱掌勺】 将鸡脯肉切成 5 厘米长的薄片，放入碗中，加入鸡蛋清、精盐、味精、干淀粉拌和上浆；竹笋切去老根，削去根头、老皮，下锅烫熟捞出，切成 3 厘米长的片；荠菜剪去根，拣去老叶洗净，放入沸水锅焯熟捞起，放入冷水中泡凉后捞出，挤干水分，斩成碎末待用。炒锅上火,放油烧至五成热,将鸡片放入锅中,用铲刀划散至熟后,连油倒入漏勺中,沥干油;在锅中留余油,放入笋片、荠菜末略煸一下,烹料酒,加入精盐、白糖、味精搅匀后,即将鸡片投入炒匀,待煮沸后,下湿淀粉勾芡摊匀,浇上香油,翻炒均匀后,盛起装盆即成。佐餐食用。

【专家点评】 具有平肝开胃,补虚强身等功效。适用于多种癌症的防治及糖尿病、水肿、贫血、崩漏、带下、产后缺乳等的调养。

26. 海米烧荠菜

【精心备料】 净荠菜500克,海米25克,猪油、姜末、葱花、味精、料酒、香油、精盐、鲜汤各适量。

【照谱掌勺】 将海米用温水泡1～2小时,控去水;荠菜用开水烫一下,见开捞出,用冷水过凉,切成3厘米段。炒锅烧热,放猪油炸海米,待出味,炝葱花、姜末,下荠菜,翻炒,烹入料酒,放味精、精盐,加汤适量,颠翻出锅,盛入盘中,淋香油,拌一下即成。佐餐食用。

【专家点评】 具有防癌抗癌,醒脑降压,补肾壮阳等功效。适用于多种癌症的防治及勃起功能障碍,筋骨疼痛,手足抽搐,全身瘙痒,气血虚弱,产后乳汁不下等病症的调养。

27. 莼菜鲤鱼

【精心备料】 莼菜200克,鲤鱼1条(约500克),料酒、葱段、姜片、精盐、白糖、植物油、味精、五香粉各适量。

【照谱掌勺】 将采收的鲜嫩莼菜用清水轻轻漂洗,捞出后,入沸水锅中焯一下,急起放入碗中;将鲤鱼去鳞、鳃和内脏,洗净后入砂锅,先以大火煮沸,撇去浮沫,加料酒、葱段、姜片、精盐、白糖、植物油,改用小火煨至鲤鱼熟烂,加焯过的莼菜、味精、五香粉,拌匀,再煮沸即成。当菜佐餐,随量食用,食鲤鱼喝汤,嚼食莼菜。

【专家点评】 具有清热消肿,解毒抗癌的功效。适用于各类

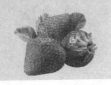

癌症患者防癌抗癌的食疗菜肴。

28. 刀豆煲猪腰

【精心备料】 刀豆 30 克,猪腰 1 个,料酒、葱末、姜丝、植物油、精盐、五香粉、味精各适量。

【照谱掌勺】 将猪腰剖开,去臊腺,洗净,切成小块,与洗净的刀豆同入砂锅,加水适量,先以大火煮沸,撇去浮沫,加料酒、葱末、姜丝,改以小火煲成香醇浓汤,刀豆熟烂时加植物油、精盐、五香粉、味精,再煮 1～2 沸即成。当菜佐餐,喝汤食猪腰,嚼食刀豆。

【专家点评】 具有温中补肾,强体抗癌等功效。适用于肾癌、消化道癌症、白血病患者的辅助食疗,对癌症患者术后化疗、放疗后脾肾两虚者尤为适宜。

29. 海参豆腐

【精心备料】 水发海参 400 克,豆腐 300 克,牛奶 150 毫升,鸡蛋 2 枚,水发香菇片 15 克,青菜心 3 棵,熟火腿片、熟鸡肉片各 30 克,料酒、葱姜汁、味精、精盐、肉汤、熟猪油、湿淀粉各适量。

【照谱掌勺】 将豆腐用水冲洗入碗中,加入牛奶、鸡蛋清、味精、精盐搅拌均匀,上笼蒸约 20 分钟;水发海参去肠杂,洗净,切片,用沸水烫一下;炒锅内放入熟猪油,下海参、料酒、葱姜汁、精盐、味精、肉汤、煮沸,再以小火煮入味后加火腿片、水发香菇片、青菜心、熟鸡肉片,炖煮片刻,即可用湿淀粉勾芡,起锅装入汤盘,海参放在盘中间,再将蒸好的豆腐放在海参四周即成。佐餐食用。

【专家点评】 具有防癌抗癌,健脾益肝,滋阴壮阳等功效。适用于多种癌症的防治及慢性肝炎、肺结核、慢性前列腺炎、精囊炎、勃起功能障碍、早泄等病症的调养。

30. 蟹肉炒鸡蛋

【精心备料】 河蟹肉 100 克,鸡蛋 4 枚,葱、生姜、料酒、精盐、猪油各适量。

【照谱掌勺】 将油锅烧热，入葱、生姜煸香，加入蟹肉煸炒，放入料酒、精盐、酱油炸至入味，磕入鸡蛋炒至碎，用铲划成块，加入少量水，下味精等调好口味，出锅装盘即成。佐餐食用。

【专家点评】 具有防癌抗癌，润肺利咽，清热解毒，滋阴润燥，养血熄风等功效。适用于多种癌症的防治及虚劳吐血、跌打损伤、营养不良等的调养。

31. 蟹黄扒鲜蘑

【精心备料】 河蟹黄 100 克，鲜蘑菇 250 克，料酒、精盐、味精、葱、生姜、湿淀粉、植物油、鲜汤各适量。

【照谱掌勺】 将油锅烧热，下葱、生姜煸香，放入蟹黄略煎，加入料酒、精盐、味精、鲜汤煮入味，再将蘑菇盖在蟹黄上面煮至入味，用湿淀粉勾芡，出锅装盘即成。佐餐食用。

【专家点评】 具有防癌抗癌，开胃补髓等功效。适用于多种癌症的防治及食欲缺乏、消化不良、吐泻、体弱乏力、跌打损伤等的调养。

32. 韭菜炒螺肉

【精心备料】 净螺肉 200 克，韭菜 200 克，料酒、精盐、味精、姜丝、植物油各适量。

【照谱掌勺】 将田螺肉去杂，洗净；韭菜去杂，洗净，切段。油锅烧热，下姜丝煸香，放入螺肉煸炒，加入料酒、精盐和少量水，炒至螺肉熟透入味，放入韭菜段炒至入味，点入味精，出锅即成。佐餐食用。

【专家点评】 具有防癌抗癌，清热解毒，理气降逆，利水消肿等功效。适用于多种癌症及水肿、脚气、噎膈反胃、消渴、痔疮、热毒肿痛等病症的防治。

33. 串烧田螺肉

【精心备料】 田螺 1000 克，西红柿 2 个，青椒、洋葱、红椒各

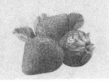

150 克,草菇 10 个,竹签 10 根,豆瓣辣酱 30 克,植物油、酱油、白糖、料酒、味精、鲜汤、湿淀粉、锡铂纸各适量。

【照谱掌勺】 将田螺取肉,加调料腌渍;西红柿、青椒、红椒、洋葱洗净,切成 4 厘米左右的方块;豆瓣辣酱剁细备用;在竹签的一端裹锡铂纸,按田螺肉、青椒、洋葱、红椒、草菇顺序将其分别穿在 10 根竹签上。炒锅上火,放油烧至五成热,下西红柿片微炸捞起,待油温回升,再下穿好的田螺肉串炸至熟捞起,在裹有锡铂纸的一端,串上西红柿片后,装入垫有锡铂纸的竹篮内;炒锅上火,放油烧至三成热,下剁细的豆瓣酱炒香,加入鲜汤、酱油、料酒、白糖、味精,然后用湿淀粉勾芡,装入碗内,与串烧田螺肉一同上桌即成。佐餐食用。

【专家点评】 具有防癌抗癌,滋阴明目,活血开胃等功效。适用于多种癌症及黄疸、水肿、消渴、尿路感染、痢疾、痘疹、肿毒等的防治。

212

34. 小白菜炒田螺肉

【精心备料】 田螺 600 克,小白菜 200 克,豆豉 15 克,青椒、洋葱、姜末各 10 克,姜片、葱、蒜、植物油、精盐、白糖、料酒、酱油、味精、湿淀粉各适量。

【照谱掌勺】 将活田螺取肉,洗净;小白菜洗净,切成 10 厘米长;青椒、洋葱切粒,蒜剁蓉;豆豉用刀剁细,入铁锅内中火炒干水气,起锅入碗加油(以没过豆豉为度),放上葱段、姜片,入笼蒸 30 分钟,至豆豉香味浓后取出。锅内煮水,加入精盐、味精、植物油,沸腾时下小白菜断生,捞起沥干水;炒锅上火,放油烧热,下小白菜、料酒、精盐、味精炒匀,用湿淀粉勾芡,起锅在盘内围成圆形;田螺肉炒熟断生,捞起沥干水;炒锅上火,放油烧热,下青椒、洋葱、姜末、蒜蓉,接着放入蒸好的豆豉,炒出香味后下田螺肉,加入料酒、酱油、精盐、味精、白糖炒匀,用湿淀粉勾芡,加入酱油提色,起锅装盘即成。佐餐食用。

【专家点评】 具有防癌抗癌,抗骨质疏松,补肾强筋等功效。适用于多种癌症及骨质疏松症的防治。

35. 红枣蓝田螺肉

【精心备料】 净田螺肉350克,猪五花肉200克,红枣15克,西蓝花(青花菜)200克,精盐、味精、料酒、酱油、白糖、糖色、葱段、姜块、桂皮、鲜汤、植物油各适量。

【照谱掌勺】 将西蓝花烫水,红枣洗净泡透,葱、姜拍松;将猪五花肉洗净,入水锅煮至断生捞起,用酱油适量在肉皮上抹匀,晾干后入热油锅炸至上色,肉皮起小泡时捞起,入水盆浸泡至皮回软,切片,皮朝下放入碗内,加入田螺肉、精盐、料酒、味精、白糖、糖色、酱油、鲜汤,摆上葱、姜、桂皮、红枣,上笼蒸约1小时至熟透取出;拣出红枣、葱段、姜块、桂皮,将汤汁沥入锅内,把猪肉、田螺肉翻扣在平盆中间,红枣摆在田螺肉与猪肉片的周围;再将炒锅上火,下入西蓝花,煮沸后起锅将西蓝花摆在红枣中间,汤汁浇在上面即成。佐餐食用。

【专家点评】 具有防癌抗癌,抗骨质疏松,益气养血等功效。适用于多种癌症及骨质疏松症、失眠、盗汗等的防治。

36. 莼菜炖泥鳅

【精心备料】 莼菜60克,活泥鳅200克,料酒、精盐、葱段、姜片、味精、五香粉各适量。

【照谱掌勺】 将莼菜洗净,切段;泥鳅用清水洗净,宰杀后除内脏,与莼菜同入锅,加水适量,置火上煨炖至泥鳅熟烂,加入料酒、精盐、葱段、姜片、味精、五香粉后,再煮片刻即成。当菜佐餐,随量食用。

【专家点评】 具有消肿解毒,补虚抗癌等功效。适用于胃癌、直肠癌、胰腺癌、肝癌等消化道癌症的防治,对胃肠道癌症手术后调养尤为适宜。

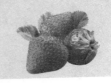

37. 豆豉泥鳅

【精心备料】 活泥鳅 500 克,豆豉 15 克,姜片、精盐、蒜泥、酱油、熟猪油各适量。

【照谱掌勺】 将泥鳅放进竹笋里盖好,用热水烫死,凉水洗去黏液,除去鳃及肠肚,洗净,切成 5 厘米长的鱼段。锅置大火上,加入猪油,先爆蒜泥,再加入清水适量,然后将姜片、豆豉、精盐、酱油放入锅内,煮沸后再将泥鳅放入锅中,水刚好浸过鱼面,大火煮沸后移至小火上煮至汤汁起胶状时即成。佐餐食用。

【专家点评】 具有防癌抗癌,调中益气,壮阳等功效。适用于多种癌症防治及脾胃虚弱、消化不良、勃起功能障碍、早泄等病症的调养。

38. 炝锅鳅排

【精心备料】 大泥鳅 20 尾(约 600 克),熟火腿肉 30 克,水发香菇 10 克,牙签 10 根,生姜、蒜、葱、大干辣椒、花椒、泡红椒、豆瓣辣酱、香油、植物油、鲜汤、醪糟汁、精盐、味精、料酒、白糖、醋各适量。

【照谱掌勺】 将泥鳅去头、尾,剖腹去内脏,洗净,用生姜、葱、精盐、料酒码味;熟火腿肉、香菇改小块,干红椒改成马耳形,泡红椒剁成末。炒锅上火,放油烧至七成热,下泥鳅炸至紧皮时捞出。将泥鳅 2 条一组用牙签串上,依次全部串完;锅内留油,下泡红椒末、豆瓣辣酱、生姜、葱、蒜煸出色香味时下料酒、鲜汤煮沸出味,下泥鳅、生姜、蒜粒、熟火腿肉粒、香菇、白糖、醋、醪糟汁,用小火焖入味,中火收汁亮油,放入味精,起锅装盘时将泥鳅排列整齐;炒锅上火,放香油烧至四成热,下干红辣椒、花椒煸出香味,起锅淋在泥鳅上,放少许香菜即成。佐餐食用。

【专家点评】 具有防癌抗癌,补中益气,滋阴清热,补肾壮阳,祛风利湿等功效。适用于多种癌症及糖尿病、勃起功能障碍、肝炎、痔疮、盗汗、水肿、癣疮等病症的防治。

39. 泥鳅炖豆腐

【精心备料】 泥鳅 500 克,豆腐 250 克,姜片、精盐、料酒、香油各适量。

【照谱掌勺】 将泥鳅放进竹篓里盖好,用热水烫死,凉水洗去黏液,再去鳃及内脏,洗净,切成 5 厘米长的鱼段,与漂洗干净切成小方块的豆腐及姜片一同入锅,加水适量,然后大火煮沸,加入精盐、料酒调味,移至小火上炖约 30 分钟,待泥鳅熟时淋上香油即成。佐餐食用。

【专家点评】 具有防癌抗癌,补中益气,清热利尿等功效。适用于多种癌症及糖尿病、勃起功能障碍、肝炎、痔疮、盗汗、水肿、癣疮等病症的防治。

40. 红烧蛇肉

【精心备料】 蛇肉 500 克,蒜薹 150 克,精盐、味精、酱油、姜片、水豆粉、植物油、鲜汤各适量。

【照谱掌勺】 将蛇肉用精盐搓揉后,用清水洗去黏液;蒜薹洗净,切段。油锅烧热,放蛇肉煸炒,加入生姜、鲜汤、酱油、味精煮沸出味,再加入蒜薹炒至入味,用水豆粉勾芡,出锅即成。佐餐食用。

【专家点评】 具有防癌抗癌,补虚,利湿行滞等功效。适用于多种癌症的防治及体虚羸瘦,四肢乏力,食欲缺乏,消化不良,痢疾,风寒湿痹,痔疮等病症的调养。

41. 芙蓉蛇肉丝

【精心备料】 大活蛇(人工养殖)500 克,鸡蛋 6 枚,熟火腿丝 25 克,水发香菇丝 25 克,料酒、精盐、味精、葱丝、姜丝、淀粉、猪油各适量。

【照谱掌勺】 将活蛇宰杀,去内脏、骨、皮,洗净,切成长丝,放入清水盆中泡白,捞出沥干水,放入碗内,加入精盐、味精、料酒、淀

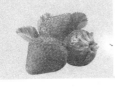

粉、鸡蛋清拌匀。油锅烧至四成热时,倒入调好的蛇肉丝,用筷子划散,待熟后捞出沥油;锅中留余油,投入葱、生姜煸香,放入火腿丝、香菇煸炒,加入精盐、味精、料酒调味,倒入蛇肉丝煸炒,用湿淀粉勾芡,出锅即成。佐餐食用。

【专家点评】 具有防癌抗癌,补虚损,健脾胃等功效。适用于多种癌症的防治及体虚乏力,腰膝酸软,风寒湿痹,痔疮等病症的调养。

42. 龙井肉丁

【精心备料】 龙井新茶 10 克,猪瘦肉 250 克,植物油、料酒、精盐、味精、湿淀粉、香油各适量。

【照谱掌勺】 将龙井新茶用沸水泡在杯内,过片刻倒去一些茶汁,约留 25 克茶汁及茶叶;猪瘦肉洗净,去掉筋膜,切成 1 厘米见方的丁状,用料酒、精盐、味精、湿淀粉拌匀上浆。炒锅上大火,放油烧至五成热,下肉丁划散,待其变色时,将油及肉丁一并倒入漏勺沥油;锅放回火上,锅内留底油,倒入肉丁,加料酒、精盐、味精,略翻炒后将茶叶及余汁倒入锅中,随后加入少量湿淀粉搅匀,淋上香油即成。佐餐食用。

【专家点评】 具有醒脾开胃,防癌抗癌等功效。适用于癌的防治及贫血、眩晕、便秘、产后缺乳等病症的调养。

43. 罗汉果炖肉

【精心备料】 鲜罗汉果 120 克(干品 60 克),猪瘦肉 120 克,精盐、味精各适量。

【照谱掌勺】 将猪肉、罗汉果分别洗净,切块,同入锅中加水适量,加入精盐、味精煮至肉烂即成。当菜佐餐,喝汤食肉,随量食用。

【专家点评】 具有健脾滋阴,防癌抗癌功效。适用于肺癌、鼻咽癌及咽喉肿痛的防治。

44. 山楂炒绿豆芽

【精心备料】 鲜山楂 150 克,绿豆芽 200 克,花椒 5 粒,葱、生姜、精盐、料酒、味精、植物油各适量。

【照谱掌勺】 将绿豆芽摘去根须,洗净,沥干;山楂去核,切成丝;葱、生姜洗净,切成丝。炒锅上火,放油烧至四成热,下花椒炸出香味时捞出,再下葱、姜丝煸香,加入绿豆芽、料酒、精盐、山楂炒几下,加入味精,翻炒几下即成。佐餐食用。

【专家点评】 具有防癌抗癌,健脾活血,调脂减肥等功效。适用于消化道癌症及单纯性肥胖症、冠心病、血脂异常等的防治。

45. 乌梅肉排

【精心备料】 乌梅 50 克,猪肉排 400 克,红辣椒 1 个,大蒜 2 瓣,葱丝、生姜、酱油、白糖、淀粉、精盐、甜面酱、味精、植物油各适量。

【照谱掌勺】 将乌梅洗净后去核;蒜瓣去皮后用刀背拍碎;辣椒去子,洗净,切成丝;猪肉排洗净,剁成寸方块,放入盆内,加入乌梅、碎蒜、姜末、酱油、白糖、淀粉、甜面酱、精盐、味精,用筷拌匀稍腌。取铁碟 1 个,放入植物油、肉排,上笼蒸熟后取出,撒上红辣椒丝、葱丝即成。佐餐食用。

【专家点评】 具有防癌抗癌,滋阴养血,开胃健脾等功效。适用于胃癌、食管癌等多种癌症及腹泻久痢、便血、蛔厥腹痛等的防治。

46. 橄榄炖肉

【精心备料】 橄榄 10 个,猪瘦肉 150 克,鲜藕 150 克,酱油、白糖、植物油各适量。

【照谱掌勺】 将猪肉洗净,切成块;藕洗净,切成块。炒锅上火,放油烧热,下猪肉块煸炒,再加入适量清水及橄榄、藕、酱油、白糖,用小火炖熟即成。佐餐食用。

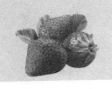

【专家点评】 具有防癌抗癌,滋阴润肺,润燥通便,止血等功效。适用于喉癌、食管癌、胃癌等多种癌症的防治及咽炎、烦热干渴、呕血、细菌性痢疾等的调养。

47. 醋熘黄豆芽

【精心备料】 黄豆芽 250 克,醋适量。

【照谱掌勺】 将黄豆芽洗净,锅烧热,放醋,再倒入黄豆芽煸炒,加水少许,熘炒至熟,装盘出锅即成。佐餐食用。

【专家点评】 具有防癌抗癌,解毒散瘀等功效。适用于多种癌症及高脂血症、糖尿病、急性支气管炎、产后缺乳等病症的防治。

48. 芦笋炒豆芽

【精心备料】 芦笋 250 克,黄豆芽 250 克,植物油、精盐、酱油、大蒜末、姜丝、白糖、味精各适量。

【照谱掌勺】 将芦笋洗净,切成丝,加精盐少许,在碗内腌渍片刻;黄豆芽去杂,除根须,洗净。锅置火上,加植物油适量,烧至八成热时,加入芦笋丝、豆芽,急火翻炒,加酱油、大蒜末、姜丝、白糖、味精、精盐,熘匀即成。当菜佐餐,随量食用,当日食完。

【专家点评】 具有清热利尿,生津抗癌等功效。适用于膀胱癌、淋巴腺癌等癌症的辅助食疗菜肴。

49. 扁豆红烧肉

【精心备料】 新鲜扁豆嫩荚 500 克,猪瘦肉 250 克,料酒、葱段、姜片、红糖、精盐、酱油、五香粉、味精各适量。

【照谱掌勺】 将新采收的扁豆嫩荚洗净,除去嫩荚两端,切成段。猪肉洗净后,切成 2 厘米见方的小块,放入盛有酱酒的碗中腌渍 15 分钟,取出后入油锅煎熘片刻(勿焦),加料酒、葱段、姜片,继续翻炒出香,加清水适量,加扁豆嫩荚,以中火煨煮 1 小时,煮至猪肉、扁豆烂花状,加红糖、精盐、酱油、五香粉、味精等调料,再煮至沸并收汁,待汁浓溢香时撒上青大蒜末,翻炒即成。当菜佐餐,随量食用,食猪肉和嚼食扁豆嫩荚,当日食完。

【专家点评】 具有健脾化湿,补虚抗癌等功效。适用于胃癌、大肠癌、鼻咽癌、肺癌、膀胱癌患者的防癌抗癌食疗佐餐菜肴。坚持食用,可改善临床症状,缓解病情,增强机体抗癌能力,起辅助食疗作用。

50. 扁豆炒豆腐

【精心备料】 豆腐 500 克,扁豆荚 100 克,精盐、味精、葱花、姜末、鲜汤、湿淀粉、香油、植物油各适量。

【照谱掌勺】 将扁豆洗净,摘去筋,从中间切一刀,放入沸水锅中烫透捞出,沥水备用。炒锅上火,放油烧热,下豆腐块煎至两面金黄时出锅,锅内留适量底油,放葱、姜末煸香,加入精盐、鲜汤煮沸,下豆腐、扁豆荚,烧至入味,用湿淀粉勾芡,淋上香油,出锅装盘即成。佐餐食用。

【专家点评】 具有防癌抗癌,补中益气,清热化湿等功效。适用于多种癌症及脾胃虚弱、骨质疏松症、便秘等病症的防治。

51. 炸洋葱

【精心备料】 洋葱 250 克,植物油、精盐、味精各适量。

【照谱掌勺】 将葱头除去外皮,洗净后整个葱头横切成圆盘状,放入盘,撒入精盐、面粉拌匀待用。锅置火上,加植物油,中火烧至四成热,下葱头片炸数分钟,炸至将熟时改用大火稍炸,捞出控净油,加入精盐、味精拌匀,盛入盘中即成。当菜佐餐,随量食用。

【专家点评】 具有防癌抗癌,活血化痰,降脂降压等功效。适用于多种癌症及高脂血症、高血压病的防治。

52. 洋葱炒牛肉丝

【精心备料】 洋葱 150 克,牛肉 100 克,植物油、料酒、葱末、姜丝、精盐、味精、酱油各适量。

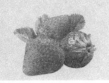

【照谱掌勺】 将洋葱与牛肉洗净,分别切成细丝,牛肉丝用湿淀粉抓芡备用。炒锅加植物油,大火烧至七成热,加葱末、姜丝,煸炒出香,加牛肉丝、料酒,熘炒至九成熟,加洋葱丝,再同炒片刻,加精盐、味精、酱油、炒匀即成。当菜佐餐,随量食用。

【专家点评】 具有防癌抗癌,益气增力,化痰降脂,降压降糖等功效。适用于多种癌症及高脂血症、高血压病、糖尿病等病症的防治。

53. 洋葱豆腐

【精心备料】 豆腐400克,洋葱150克,花椒粉、大茴香、桂皮粉、生姜、酱油、料酒、鸡汤、湿淀粉、味精、精盐、植物油各适量。

【照谱掌勺】 将豆腐切成小长方块,用油炸成金黄色;洋葱、生姜切成小长方条。炒锅上火,放油烧热,放入洋葱、大茴香、桂皮粉、生姜、花椒粉和酱油炝锅,然后将炸好的豆腐及料酒、鸡汤入锅内焖一会儿,见汤不多时放入精盐、味精,用湿淀粉勾芡,出锅即成。当菜佐餐,随量食用。

【专家点评】 具有防癌抗癌,健脾益气,降脂降压等功效。适用于多种癌症的防治及慢性胃炎、高脂血症、脂肪肝、高血压、冠心病、糖尿病等的调养。

54. 小茴香鹌鹑

【精心备料】 小茴香10克,鹌鹑5只,生姜、大茴香、大蒜、精盐、料酒、味精、植物油各适量。

【照谱掌勺】 将鹌鹑宰杀,去毛及内脏,洗净,在油锅中炸酥,连同大小茴香、生姜、大蒜一同放锅内,加入精盐、料酒、味精和适量清水,用大火煮沸后改用小火炖1小时左右,捞出鹌鹑即成。当菜佐餐,随量食用。

【专家点评】 具有防癌抗癌,双补气血等功效。适用于癌症的防治及放化疗、术后气血虚弱症的调养。

55. 茴香牛肉

【精心备料】 小茴香 15 克,牛肉 400 克,白芝麻 200 克,奶油、酱油、白糖各适量。

【照谱掌勺】 将牛肉剥去筋膜,洗净,切成块;芝麻先炒香(以不焦为度),将炒好的芝麻碾压成粉;然后将切好的牛肉放在芝麻粉里搅拌,使芝麻粉黏附在牛肉上,拌好后放置 2 小时;将小茴香除去灰尘,下锅炒至子粒膨胀而未焦时离火,研成粉末。锅里放 2 大匙奶油,以大火熬熔,随即将裹有芝麻粉的牛肉下锅速炒片刻后,放清水适量,盖锅煮开后,放酱油、白糖调味,再以小火煮约 30 分钟,视汤黏稠时取出,盛到碗内,撒入小茴香粉即成。当菜佐餐,随量食用。

【专家点评】 具有防癌抗癌,补气强身等功效。适用于癌症防治及放疗、化疗后白细胞下降及身体虚弱的调养。

56. 青椒鱿鱼丝

【精心备料】 青椒 250 克,鲜鱿鱼 250 克,植物油、精盐、味精、料酒、鲜汤、湿淀粉、葱花、姜末各适量。

【照谱掌勺】 将青椒洗净,去蒂、子,一劈两半,顶刀切成约 3 毫米粗细的丝;鱿鱼洗净,一劈两片,先顺其纤维组织走向,用拉刀法剞一遍,间距为 4 毫米,深度为 2/3,再用直刀法顶刀切成 6 厘米长、3～4 毫米粗的丝;用小碗加精盐、味精、料酒、鲜汤和湿淀粉调匀后成芡汁;将青椒丝和鱿鱼丝分别下沸水锅焯烫一下捞出,控净水分。炒锅上火,放油烧热,下葱花、姜末炝锅,煸炒出香味,下焯好的青椒丝和鱿鱼丝,泼入调好的芡汁,翻炒均匀,淋上明油,出锅装盘即成。当菜佐餐,随量食用。

【专家点评】 具有防癌抗癌,散寒、减肥等功效。适用于多种癌症及单纯性肥胖症等疾病的防治。

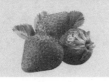

57. 香辣三丝

【精心备料】 红柿子椒 75 克,辣椒油 10 克,茭白 300 克,莴苣 150 克,香油、精盐、味精各适量。

【照谱掌勺】 将茭白剥去皮,洗净,斜切成片,再切成丝;莴苣去叶削皮,洗净后斜切成片,再切成丝;红柿子椒去蒂、子,洗净,切丝。炒锅上火,加水煮沸,下入三丝烫一下,捞入凉开水中投凉,沥净水分,加入精盐拌匀,腌一下,把腌出的水滗掉,加入香油、辣椒油、味精拌匀,装入盘内即成。当菜佐餐,随量食用。

【专家点评】 具有防癌抗癌,清热化痰等功效。适用于癌症及慢性支气管炎等疾病的防治。

58. 鱼香肉片

【精心备料】 泡辣椒 30 克,猪瘦肉 300 克,水发黑木耳 25 克,冬笋 15 克,植物油、酱油、辣豆瓣酱、精盐、味精、花椒粉、胡椒粉、白糖、醋、料酒、鲜汤、葱花、姜末、蒜蓉、鸡蛋、淀粉各适量。

【照谱掌勺】 将猪瘦肉切成厚约 2 厘米的核桃形片,放入碗中,加入精盐、味精、料酒调味,上全蛋糊,下三成热油锅中滑散滑透,倒入漏勺,控净油分;木耳择洗干净;冬笋切菱形片;泡辣椒洗净,切成 3 厘米长的段;取小碗加酱油、料酒、醋、白糖、胡椒粉、花椒粉、味精、鲜汤和淀粉调匀,调成芡汁。锅上火烧热,加适量底油,用葱花、姜末、蒜蓉炝锅,下泡辣椒段、辣豆瓣酱,煸炒出香辣味,再下水发黑木耳、冬笋片和滑过的肉片,泼入对好的芡汁,翻炒均匀,淋上明油,出锅装盘即成。当菜佐餐,随量食用。

【专家点评】 具有防癌抗癌,双补气血等功效。适用于癌症及贫血、食欲缺乏等病症的防治。

59. 猴头菇炖海参

【精心备料】 猴头菇 200 克,海参 50 克,料酒、姜片、葱末、精盐、胡椒粉、白糖、味精及淀粉各适量。

【照谱掌勺】 将猴头菇拣杂后洗净,切成 5 厘米长、1 厘米宽的片;将海参以温开水泡发,去杂,洗净,入沸水锅汆后捞出,放入砂锅内,加水适量,倒入猴头菇片,加入料酒、姜片、葱末、精盐、胡椒粉、白糖、煨炖 1 小时,再加味精及淀粉适量,调匀后煮沸即成。当菜佐餐,随量食用。

【专家点评】 具有补肾健脾,解毒抗癌等功效。适用于胃癌、食管癌、贲门癌等恶性肿瘤的防治。

60. 猴头菇煨兔肉

【精心备料】 猴头菌 150 克,兔肉 250 克,植物油、葱段、姜丝、料酒、精盐、酱油、五香粉、味精、香油各适量。

【照谱掌勺】 将猴头菌放入清水中浸泡 1 小时,捞出,捏出水分,切成薄片;兔肉洗净后切片。锅置火上,加植物油至八成热时,加葱段、姜丝、煸炒出香,放入兔肉共炒片刻,加清水、料酒,小火煨煮至兔肉将烂时,放入猴头菌片,继续煨炖 30 分钟,加入精盐、酱油、五香粉、味精等作料,搅拌均匀,淋上少许香油即成。当菜佐餐,随量食用。

【专家点评】 具有滋阴养胃,补中益气,解毒抗癌等功效。适用于各类癌症患者放疗期间的食疗。坚持食用,对食管癌、胃癌、大肠癌等消化道癌症有辅助食疗作用。

61. 清炖猴头菇

【精心备料】 猴头菇 150 克,圆面筋 4 个,香菇 4 枚,冬笋 25 克,胡萝卜 20 克,菜花 50 克,姜片 3 片,素鲜汤、香油、冰糖、味精、料酒、胡椒粉各适量。

【照谱掌勺】 将猴头菇泡发,洗净,切成块;香菇洗净,泡软;冬笋及胡萝卜去皮,切片,再用沸水烫一下;圆面筋切块后与菜花均用沸水烫一下。以上材料除菜花外,均放入炖盅,加入姜片、冰糖、味精、料酒、胡椒粉和素鲜汤,上笼蒸 30 分钟后取出,加入菜

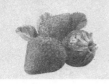

花,再蒸 10 分钟取出,淋上香油即成。佐餐食用。

【专家点评】 具有防癌抗癌,益气养胃,降脂减肥等功效。适用于胃癌、食管癌、乳腺癌等癌症及单纯性肥胖症、慢性胃炎、高脂血症的防治。

62. 菜心猴头菇

【精心备料】 水发猴头菇 100 克,青菜心 500 克,鲜汤、胡椒粉、干淀粉、湿淀粉、精盐、料酒、姜末、味精、植物油各适量。

【照谱掌勺】 将猴头菇剪去根,洗净,放入沸水中略烫,捞出,挤干水,切成大片;青菜心用清水洗净,入沸水锅中烫熟,捞出,放入凉水中过凉,切成 10 厘米长的段;在碗内放干淀粉、清水适量搅成糊,将猴头菇片逐一放入糊内上浆,入沸水锅中烫透,捞出,放入凉开水中过凉,捞出,仍整理成原来猴头菇的形状,放入碗内。炒锅上火,放油烧热,下姜末炸香,放鲜汤、味精、精盐、料酒、胡椒粉调味,煮沸后将汤倒入盛有猴头菇的碗内,上笼用大火蒸约 30 分钟,取出,滗出汤汁,扣入盘内,揭去碗;原炒锅复上大火,倒入蒸猴头菇的原汁,放入青菜心煮沸,用湿淀粉勾芡,出锅将青菜心装在猴头菇的周围,然后浇上鲜汤汁即成。当菜佐餐,随量食用。

【专家点评】 具有健脾养胃,防癌抗癌等功效。适用于胃癌等消化道癌症及单纯性肥胖症、慢性胃炎等病症的防治。

63. 蘑菇炖红白豆腐

【精心备料】 蘑菇(鲜品)150 克,猪血 150 克,鲜嫩豆腐 150克,植物油、料酒、葱段、姜丝、精盐、五香粉、味精、湿淀粉各适量。

【照谱掌勺】 将新鲜蘑菇洗净,切成片;猪血洗净,切成 1.5厘米的小方块;豆腐划成 1.5 厘米的小方块。油锅置火上,加植物油,待油烧至九成热时,徐徐倾入豆腐块,煸炒片刻,与蘑菇片、猪血块同入砂锅,加入料酒、葱段、姜丝、精盐、五香粉及清水适量,以大火煮沸后,改小火煨炖 30 分钟,加入味精,并以湿淀粉勾芡即成。当菜佐餐,随量食用。

【专家点评】 具有益胃补肝,解毒抗癌的功效。适用于肝癌早期及消化道癌症的防治,经常食用,有较明显的辅助食疗作用。

64. 鸡皮鲜蘑

【精心备料】 鲜蘑菇 150 克,熟鸡皮 100 克,嫩笋片 50 克,料酒、精盐、葱段、姜丝、味精、湿淀粉、香油各适量。

【照谱掌勺】 将鲜蘑菇洗净,切成片,沸水锅中略焯一下,捞出备用;将鸡皮切成小块。锅置火上,倒入白汤,放入鸡皮块、鲜蘑菇片、笋片,大火煮沸,加入料酒、精盐、葱段、姜丝,改用小火煨煮入味,加味精,用湿淀粉勾芡,淋上香油炒匀即成。当菜佐餐,随量食用。

【专家点评】 具有补益脾胃,强体抗癌的功效。适用于各类癌症患者的食疗菜肴,对癌症患者出现脾胃虚弱所致饮食减少,腹泻便溏,神疲乏力等症尤为适宜,有辅助食疗作用。

65. 鲜汤蘑菇

【精心备料】 鲜蘑 300 克,鲜汤、植物油、酱油、料酒、味精、葱花、湿淀粉、姜汁、胡椒粉、香菜末、精盐各适量。

【照谱掌勺】 将蘑菇放入沸水中略烫,捞出,去根蒂,漂洗干净,切成块。炒锅上大火,放油烧至五成热,下葱花、姜汁、料酒炝锅,下蘑菇炒匀,放入酱油、味精、精盐、鲜汤煮沸,用湿淀粉勾芡,淋上明油,出锅装盘即成(上桌时带香菜末碟和胡椒粉碟)。佐餐食用。

【专家点评】 具有防癌抗癌,健脾养胃,降压降脂的功效。适用于胃癌、乳腺癌等多种癌症及单纯性肥胖症、慢性胃炎、高血压病、高脂血症的防治。

66. 蘑菇烩腐竹

【精心备料】 鲜蘑菇 100 克,水发腐竹 150 克,黄瓜 50 克,植

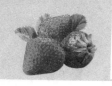

物油、葱花、姜末、精盐、味精、五香粉、香油各适量。

【照谱掌勺】 将水发腐竹洗净，切成3厘米长的小段备用；将鲜蘑菇去杂，洗净，切成片备用；将黄瓜洗净外表皮，去蒂头，剖开，洗净瓤腔，切成片。炒锅置火上，加植物油，烧于七成热，加葱花、姜末煸炒出香，顺序加入水发腐竹段及蘑菇片、黄瓜片，不断翻炒数分钟，加精盐、味精、五香粉熘匀，淋入香油即成。佐餐食用。

【专家点评】 具有防癌抗癌，降压降脂等功效。适用于胃癌、乳腺癌等多种癌症及高脂血症、高血压病、动脉硬化症的防治。

67. 香菇豆腐圆

【精心备料】 水发香菇100克，嫩豆腐250克，绿叶菜50克，清汤、精盐、姜汁、料酒、干淀粉、湿淀粉、味精、植物油各适量。

【照谱掌勺】 将香菇洗净后去蒂，挤去水分备用；绿叶菜洗净后控去水分，切末备用；去掉豆腐上层被皮，放在铜丝罗内擦滤后放入碗内，加精盐、味精、生姜汁、湿淀粉调匀。香菇放另一碗内，加精盐、姜汁、料酒、清汤、植物油，盖上盖，入笼蒸10分钟后出笼，挤去水分，菇面朝下，平放在盘内，撒上干淀粉；将调匀的豆腐抓起从虎口处挤成小圆球，逐个放在香菇上，再用刀尖拍平，上面放绿叶菜末，用手按实，分排放盘中，再上笼蒸熟后取出。炒锅上中火，放入清汤、精盐、味精，用湿淀粉勾芡，淋上植物油，浇在香菇上即成。佐餐食用。

【专家点评】 具有补益精血，增加钙质，防癌抗癌等功效。适用于胃癌、食管癌等多种癌症及骨质疏松症的防治。

68. 黑木耳豆腐丸子

【精心备料】 豆腐300克，水发黑木耳、淀粉、精白面粉、水发黄花菜、水发玉兰片、胡萝卜各50克，绿叶菜25克，精盐、葱花、姜末、味精、胡椒粉、植物油、香油、素鲜汤各适量。

【照谱掌勺】 将黑木耳、玉兰片、黄花菜、绿叶菜、胡萝卜分别择洗干净,切成长 1 厘米的细丝,拌匀,平摆在大平盘内;豆腐碾成细泥状,加淀粉、精白面粉、葱花、姜末、味精、精盐、胡椒粉、植物油拌成馅,用手捏成小丸子,滚上丝料,放在另一个平盘内,上笼蒸熟。炒锅上大火,放油烧热,下葱花、姜末炸香,放入素鲜汤、精盐、味精、胡椒粉,用湿淀粉勾芡,淋上香油,浇在丸子上即成。佐餐食用。

【专家点评】 具有防癌抗癌,补气养血,调脂减肥等功效。适用于子宫癌、肠癌等症的防治及肥胖症、体质虚弱、贫血、血脂异常等的调养。

69. 银耳炖豆腐

【精心备料】 银耳 50 克,嫩豆腐 250 克,香菜叶 10 克,精盐、味精、香油、湿淀粉、鲜汤各适量。

【照谱掌勺】 将银耳用温水泡发,去杂,洗净,放在沸水锅中烫透,捞出后均匀地摆放在盘中;嫩豆腐压碎成泥,加入精盐、味精、淀粉搅成糊状,装入碗中,上面撒上香菜叶,上笼蒸 5 分钟左右,取出均匀地倒入装银耳的盘子里。锅中加入鲜汤、精盐,煮沸后加味精,用少量湿淀粉勾芡,再淋入香油,浇在银耳上即成。佐餐食用。

【专家点评】 具有防癌抗癌,滋阴清热,美容减肥等功效。适用于多种癌症患者放疗、化疗毒副作用及单纯性肥胖症、免疫功能低下、早衰、便秘等的防治。

70. 灵芝炖鸡

【精心备料】 鸡 1 只(约 2 000 克),灵芝 30 克,生姜、葱、精盐、料酒、胡椒粉、味精各适量。

【照谱掌勺】 将灵芝洗净;生姜洗净,切成厚片;葱洗净,切成长段;鸡宰杀后去净毛杂、内脏,洗净,入沸水锅中烫透去血水,捞出。将灵芝、生姜、葱、精盐、料酒、胡椒粉放入鸡脯内;将鸡脯朝上

227

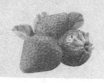

放入蒸钵内,加绵纸封严钵口,上笼大火蒸约 3 小时至鸡肉熟烂,取出蒸钵揭去绵纸,放入味精即成。佐餐食用。

【专家点评】 具有防癌抗癌,温补脾胃等功效。适用于多种癌症的防治及脾胃气虚,饮食减少,消化不良等的调养。

71. 灵芝猪肝

【精心备料】 灵芝 15 克,黑木耳 15 克,猪肝 250 克,净青菜 100 克,精盐、白糖、料酒、湿淀粉、植物油、酱油、葱花、姜末、蒜蓉、味精、鲜汤各适量。

【照谱掌勺】 将灵芝洗净,切成片,加适量清水,用中火煎煮 50 分钟,滤取汁液 2 次,将 2 次汁液合并;黑木耳用温水浸发;青菜洗净,切成段;猪肝洗净,切成片,用精盐、白糖、料酒将猪肝片拌匀,加湿淀粉,再加少量植物油拌一下;用酱油、白糖、湿淀粉、料酒、葱花、姜末、蒜蓉、味精与鲜汤调成调味汁。炒锅上火,放油烧至八成热,放入猪肝、黑木耳,用手勺推动,待猪肝散开时,加入灵芝汁及嫩青菜,翻炒片刻,将调味汁搅匀倒入,待汁煮沸再翻炒几下即成。佐餐食用。

【专家点评】 具有防癌抗癌,补心养肝,养血安神等功效。适用于多种癌症及贫血、心动过速、心律失常、两目干涩、肢体麻木、身体衰弱等病症的防治。

72. 酥炸鲜牡蛎卷

【精心备料】 鲜牡蛎 12 只,熏肉 6 条,面粉 50 克,西红柿酱、精盐、胡椒粉、植物油、淀粉各适量。

【照谱掌勺】 将鲜牡蛎充分洗净及抹干,加入适量精盐、胡椒粉、料酒、植物油及淀粉腌 15 分钟;熏肉切成 10 厘米长的片,卷上鲜牡蛎,用面粉浆粘牢。将粉浆拌匀,放入熏肉卷,以大火烧热的油中炸至金黄色,取出伴西红柿酱即成。佐餐食用。

【专家点评】 具有防癌抗癌,滋阴潜阳,理脾开胃等功效。适用于甲状腺癌、胃癌等多种癌症及胃病患者的调养。

73. 豉汁炒鲜牡蛎

【精心备料】 鲜牡蛎 500 克,青椒 1 只,姜片 2 片,植物油、蒜蓉、豆豉、料酒、酱油、胡椒粉各适量。

【照谱掌勺】 将鲜牡蛎洗净,沥干水分;青椒切丝。炒锅上火,放油烧热,爆香蒜蓉,放入豆豉、青椒丝炒久,盛起;炒锅再上火,放油烧热,先爆香姜片,再下鲜牡蛎爆炒,然后放入豆豉、青椒翻炒,最后加入料酒、酱油、胡椒粉,炒匀即成。佐餐食用。

【专家点评】 具有防癌抗癌,滋阴开胃等功效。适用于甲状腺癌、胃癌等多种癌症的防治及慢性胃炎等的调养。

74. 鲜菇海参

【精心备料】 水发海参 150 克,罐头鲜蘑 100 克,青豆 20 克,笋片 25 克,料酒、精盐、味精、酱油、葱、生姜、湿淀粉、香油、熟猪油各适量。

【照谱掌勺】 将海参洗净,切成约 0.5 厘米见方的丁;笋片洗净,切丁,鲜蘑一剖两半,葱切成豆瓣形,生姜切片,青豆洗净,把海参、鲜蘑、笋片、青豆投入开水锅中烫后捞出。炒锅上火,放入熟猪油,烧至五成热时下葱、生姜煸出香味,烹入料酒、酱油,加入鲜蘑汤及少许清水,沸后撇去浮沫,加入海参、青豆、鲜蘑、笋片、精盐、味精,煮沸后用湿淀粉勾薄芡,淋入香油,盛入汤盘内即成。佐餐食用。

【专家点评】 具有防癌抗癌,补肾益精,养血润燥,降血压等功效。适用于多种癌症的防治及高血压、血管硬化等的调养。

75. 牛奶菜心

【精心备料】 白菜心 500 克,牛奶 50 毫升,鲜汤、湿淀粉、鸡油、植物油、胡椒粉、味精、精盐各适量。

【照谱掌勺】 将白菜心洗净,顺长切两半备用。大火烧锅,放

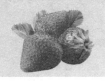

油烧至七成热,把切好的白菜心下锅过油后捞起沥油待用;原锅留油,烧至六成热,将白菜心下锅,倒入鲜汤,放入精盐,翻动一下再放牛奶、味精,用湿淀粉勾芡,盛碟撒胡椒粉,淋上鸡油即成。当菜佐餐,随量食用。

【专家点评】 具有防癌抗癌,滋阴清热等功效。适用于多种癌症的防治。

76. 牛奶萝卜球

【精心备料】 牛奶 100 毫升,白萝卜、胡萝卜、青萝卜各 200克,精盐、味精、鲜汤、湿淀粉、植物油、鸡油、料酒适量。

【照谱掌勺】 将 3 种萝卜去皮,洗净,切成大小相等的方块,然后再削成栗子大小的圆球,用开水煮透捞出,用凉水过凉,沥干。将炒锅置火上,放油烧热,下鲜汤、精盐、料酒、味精、萝卜球烧透,再下牛奶,待汤汁微开,用湿淀粉勾薄芡,淋上鸡油即成。当菜佐餐,随量食用。

【专家点评】 具有防癌抗癌,滋阴补气,清化痰湿等功效。适用于多种癌症的防治。

(八)防癌抗癌汤菜验方

1. 韭菜蛋花汤

【精心备料】 嫩韭菜 100 克,鸡蛋 1 枚,水发香菇 30 克,水发黑木耳 30 克,鲜汤、料酒、精盐、味精、香油各适量。

【照谱掌勺】 将韭菜择洗干净,切成 3 厘米长的段;将水发香菇、水发黑木耳切成丝;鸡蛋打入碗中,用筷子搅散。炒锅上火,加入鲜汤、黑木耳、香菇、精盐、味精,烧至汤沸后撇去浮沫,淋入鸡蛋液,再放入韭菜,用手勺轻推炒锅底部,待鸡蛋花漂浮于汤面时,淋入香油搅匀,倒入汤碗内即成。当菜佐餐,随量食用。

【专家点评】 具有防癌抗癌,补骨健脾,调和脏腑等功效。适用于食管癌、胃癌及眩晕症、腰腿痛、慢性关节炎等病症的防治。

2. 紫菜白萝卜汤

【精心备料】　白萝卜250克,紫菜15克,陈皮2克,精盐适量。

【照谱掌勺】　将萝卜洗净后切丝,紫菜、陈皮剪碎,一并放入锅内,加水适量,煎煮30分钟,酌加精盐调味即成。当菜佐餐,随量食用。

【专家点评】　具有防癌抗癌,降糖祛脂等功效。适用于多种癌症及糖尿病、高脂血症、肥胖症等疾病的防治。

3. 海带白萝卜汤

【精心备料】　海带30克,白萝卜250克,精盐、味精、蒜末、香油各适量。

【照谱掌勺】　将海带用凉水浸泡12小时,其间可换水数次,洗净后切成菱形片备用。将白萝卜放入凉水中浸泡片刻,反复洗净其外皮,连皮及根须切成细条状,与海带菱形片同放入砂锅,加水足量,大火煮沸后,改用小火煨煮至萝卜条酥烂,加入精盐、味精、蒜末,拌匀,淋入香油即成。当菜佐餐,随量食用。

【专家点评】　具有软坚散结,防癌抗癌的功效。适用于单纯性甲状腺肿、乳腺癌及其术后放疗、化疗康复期的调养。

4. 西红柿海带汤

【精心备料】　西红柿150克,海带15克,香菇15克,木耳15克,植物油、葱末、姜丝、清汤、精盐、味精、五香粉、香油各适量。

【照谱掌勺】　将海带放入清水中浸泡6小时,将斑块及沙质洗去,冲洗后切成象眼片(即菱形片)备用;将香菇、木耳放入温水中泡发,洗净后香菇切成丝,木耳撕碎成小片状,同放入碗中待用;再将西红柿洗净外表皮,去蒂、头,切成片。炒锅置火上,加植物油,大火烧至七成热时,加葱末、姜丝,煸炒出香,加入番茄片煸透,再加清汤(或清水)适量煮沸,投入海带片、香菇丝、木耳碎片,改用

231

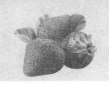

防癌抗癌宜吃的食物

小火煨煮 15 分钟,加入精盐、味精、五香粉,拌和均匀,淋入香油即成。当菜佐餐,随量食用。

【专家点评】 具有防癌抗癌,降压降脂等功效。适用于胃癌、大肠癌、前列腺癌等癌症及高血压病、高脂血症等疾病的防治。

5. 西湖莼菜汤

【精心备料】 莼菜 150 克,熟火腿 25 克,熟鸡脯肉 50 克,精盐、味精、鸡油各适量。

【照谱掌勺】 将鲜嫩莼菜用清水轻轻漂洗,沸水锅中烫焯急起,捞在汤碗内;将火腿、鸡脯切成薄片,间放在烫焯的莼菜上;锅中加高汤适量,加精盐、味精,拌和后大火煮沸,随即浇在莼菜碗内,淋上鸡油适量即成。当汤佐餐,随量食用,食鸡脯、火腿,喝汤,嚼食莼菜,当日食完。

【专家点评】 具有滋补强身,清热解毒,消肿抗癌的功效。适用于各类癌症患者的食疗汤肴。坚持食用,有辅助食疗作用;健康人经常食用莼菜汤,有防癌保健,延年益寿作用。

6. 芦笋鲍鱼汤

【精心备料】 芦笋 15 克,罐头鲍鱼 50 克,豌豆苗 50 克,料酒、精盐、味精、胡椒粉、高汤各适量。

【照谱掌勺】 将芦笋洗净,切成片,放入沸水锅内稍烫,捞置凉水中;鲍鱼切成薄片;豆苗洗净。在锅内放高汤煮沸,将芦笋和鲍鱼肉片分别入沸汤中烫一下,煮汤,加入料酒、精盐、味精、胡椒粉,入芦笋、鲍鱼、豆苗煮沸即成。当汤佐餐,随量食用,嚼芦笋、豆苗,食鲍鱼。

【专家点评】 具有滋阴清热,益精明目,防癌抗癌的功效。适用于肺癌等呼吸道肿瘤出现阴虚潮热及肝肾不足症状者的防治。

7. 莼菜鸡汤

【精心备料】 鲜嫩莼菜 300 克,鸡汤 1 000 毫升,葱花、姜末、蒜末、精盐、米醋各适量。

【照谱掌勺】 将采收的深绿色鲜嫩莼菜用清水轻轻漂洗,沸水锅中烫焯急起,沥干,盛入大碗中;鸡汤置火锅中,煮沸,加葱花、姜末、蒜末适量,拌和均匀,加入少许精盐,将烫焯的莼菜入煮沸之鸡汤中即成(另备1小碗米醋,拌食)。当汤佐餐,嚼食莼菜。

【专家点评】 具有下气止呕,抗病毒,抗癌变的功效。适用于癌症患者的康复食疗汤肴。坚持食用,有辅助食疗作用;健康人间断或经常饮用,也有防癌保健,延年益寿作用。

8. 刀豆猪皮汤

【精心备料】 老熟刀豆子50克,猪皮150克,料酒、葱段、姜丝、红糖、精盐、五香粉、味精各适量。

【照谱掌勺】 将刀豆子洗净,与洗净切成小块状的猪皮同入砂锅,加水适量,先以大火煮沸,撇去浮沫,加料酒、葱段、姜丝、红糖等作料,改用小火煨炖1~2小时,煮炖至猪肤块烂熟酥软呈松花状,加精盐、五香粉、味精,拌和均匀即成。当汤佐餐,食猪肤,嚼食刀豆子。

【专家点评】 具有益肾补元,温中下气,解毒抗癌功效。适用于各类癌症患者的辅助食疗,对消化道癌症、白血病等患者出现胃虚乏力,虚寒呃逆,腹胀呕吐,肾虚腰痛等症尤为适宜。

9. 刀豆鸽肉汤

【精心备料】 鸽肉50克,刀豆30克,山药20克,调味品适量。

【照谱掌勺】 将鸽肉煮酥,加入刀豆和山药,置入适量调味品,再煮开即成。当汤佐餐,食鸽肉,连食数次。

【专家点评】 具有防癌抗癌,健脾胃,强精力,增食欲等功效。适用于各种癌症的防治,对伴有体质虚弱者尤为适宜。

10. 紫菜豆芽汤

【精心备料】 干紫菜20克,黄豆芽250克,蒜末、精盐、味精、

233

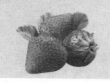

香油。

【照谱掌勺】 将紫菜撕碎,用凉开水漂洗 10 分钟,与洗净的黄豆芽同入锅中,加水适量,大火煮沸后,改小火煨煮 10 分钟,加大蒜末、精盐、味精、香油适量,拌匀即成。当汤佐餐,随量食用,嚼食黄豆。

【专家点评】 具有化痰散结,抑制肿瘤生长等功效。适用于鼻咽癌、甲状腺癌、乳腺癌等癌症伴有淋巴结转移者。

11. 茴香猪肝汤

【精心备料】 小茴香 6 克,猪肝 150 克,植物油、料酒、葱段、姜丝、小茴香粉、精盐、味精各适量。

【照谱掌勺】 将小茴香拣净,晒干或烘干,研成极细末;猪肝洗净,切片,入油锅,大火煸炒片刻,加清水、料酒、葱段、姜丝,煨煮成汤,加小茴香粉、精盐、味精,拌匀,再煮至沸即成。当汤佐餐,嚼食猪肝。

【专家点评】 具有温肾散寒,健脾止痛,补血抗癌等功效。适用于各类癌症的防治。

12. 芪归猴头鸡汤

【精心备料】 黄芪 30 克,当归 15 克,猴头菌 150 克,嫩鸡肉 250 克,葱段、姜片、料酒、精盐、味精、五香粉各适量。

【照谱掌勺】 将黄芪、当归洗净,切片,用纱布袋装后扎口;猴头菇用温水涨发 30 分钟,洗净后切成小片;鸡肉剁成小方块,煸炒后用泡发猴头菌的水及少量清汤同入砂锅,加黄芪、当归药袋,加葱段、姜片、料酒,小火煨炖 1 小时,取出药袋,加猴头菌片、精盐、味精,再煮片刻,加适量五香粉即成。当菜佐餐,食鸡肉,嚼食猴头菌片,分次酌量食用。

【专家点评】 具有补气养血,强体抗癌等功效。适用于大肠癌术后气血两虚者的调养。

13. 蘑菇苡仁菱角汤

【精心备料】 蘑菇 150 克,薏苡仁 50 克,菱角 50 克。

【照谱掌勺】 将蘑菇洗净,切片;菱角洗净后,连壳切开;薏苡仁淘洗后,入锅,加水适量,加蘑菇片、带壳菱实,共煎成浓汁,去渣后即成。每日早晚 2 次温饮,连用 1 个月为 1 个疗程。

【专家点评】 具有益气健脾,扶正补虚,消肿抗癌的功效。适用于食管癌、乳腺癌、宫颈癌、胃癌、肠癌等患者手术后的防癌食疗。坚持连续饮用,对防止癌细胞转移,有辅助食疗作用。

14. 什锦黑木耳鸡汤

【精心备料】 鸡块 200 克,水发玉兰片、水发黑木耳、胡萝卜、白菜叶各 50 克,海米 20 克,精盐、味精、香油、葱、生姜各适量。

【照谱掌勺】 将鸡块洗净;海米洗净,泡发;将水发玉兰片洗净,切成片;水发黑木耳、白菜叶分别洗净,切片;胡萝卜洗净,切丁;葱、姜均洗净,切成细末。砂锅内放入鸡块、海米,加适量水煮开,放玉兰片、胡萝卜丁、黑木耳,煮熟后下白菜叶片,最后加入精盐、葱、姜、味精,淋上香油,起锅即成。佐餐食用。

【专家点评】 具有防癌抗癌,补气养血,强身延年等功效。适用于子宫癌、肠癌等癌症的防治,以及体质虚弱,正气不足,抗病能力下降,早衰等的调养。

15. 银耳炖鸡汤

【精心备料】 银耳 12 克,鸡汤 1 500 毫升,精盐、料酒、胡椒粉各适量。

【照谱掌勺】 将银耳用温水泡发,洗净,去黄根。把鸡汤倒入无油腻的锅中,加入精盐、料酒、胡椒粉煮沸,再加入泡发的银耳炖成浓汤,待银耳发软后即成。饭前空腹趁热食用,喝汤食银耳,经常食用。

【专家点评】 具有防癌抗癌,润肺和胃,补虚强身等功效。适

235

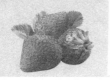

用于多种癌症的防治,以及放疗、化疗不良反应和喉癌手术后或放疗后咽干口渴者的调养。

16. 灵芝猪排骨汤

【精心备料】 灵芝粉 10 克,猪排骨 400 克,植物油、精盐、味精、米酒、葱花各适量。

【照谱掌勺】 将排骨洗净,砍成块;葱花洗净,切细。将排骨放入锅中,加植物油炒片刻,加入米酒翻炒后,加水适量煮汤,汤沸后加灵芝粉,用小火煮 20 分钟,再放植物油、精盐、葱花调味煮沸即成。每日 1 剂,连食 5~7 日。

【专家点评】 具有健脾养血,解毒抗癌等功效。适用于乳腺癌患者手术后或放疗、化疗的辅助食疗。

17. 灵芝牛蹄筋汤

【精心备料】 牛蹄筋 100 克,灵芝 15 克,黄精 15 克,鸡血藤 15 克,黄芪 20 克,精盐适量。

【照谱掌勺】 将牛蹄筋洗净,切片。灵芝、黄精、鸡血藤、黄芪洗净,入布袋,与牛蹄筋一同放入砂锅中,加水适量,用大火煮沸 15 分钟,再用小火煎煮约 1 小时,加入精盐调味即成。佐餐食用。

【专家点评】 具有防癌抗癌,补精养髓,强筋健骨等功效。适用于多种癌症及骨质疏松症等的防治。

18. 海带萝卜汤

【精心备料】 海带 30 克,白萝卜 250 克,精盐、味精、蒜末、香油各适量。

【照谱掌勺】 将海带用凉水浸泡 24 小时,可换水数次,洗净后切丝;白萝卜洗净,连皮及根须切成细条状,与海带同入锅中,加水适量,小火煨煮至萝卜条熟烂,加入精盐、味精、蒜末(或青蒜段),调匀后淋入香油即成。当汤佐餐,随量食用。

【专家点评】 具有散瘀消肿,软坚顺气,防癌抗癌等功效。适用于各期乳腺癌的辅助食疗。

19. 海带蟹壳汤

【精心备料】 海带 60 克,螃蟹壳 50 克,猪瘦肉丝 30 克,香葱、植物油、精盐各适量。

【照谱掌勺】 将海带泡洗去掉咸味,切成丝状;蟹壳焙干研末,猪瘦肉切丝,然后一起放入锅中煮汤,汤煮沸 10 分钟入植物油、精盐、香葱调味即成。当汤佐餐,食海带和猪瘦肉。

【专家点评】 具有软坚散结,祛瘀消积,扶正抗癌等功效。适用于淋巴结核、乳腺癌等的辅助食疗。

20. 牡蛎豆腐汤

【精心备料】 鲜牡蛎肉 200 克,嫩豆腐 2 块,精盐、味精、葱丝、蒜片、湿淀粉、植物油、虾油各适量。

【照谱掌勺】 将炒锅放油烧热,将蒜片下锅煸香,倒入虾油,加适量水,待煮沸后,加入切成小块的豆腐、精盐再煮沸,加入牡蛎、葱丝,用湿淀粉勾稀芡,出锅装碗即成。佐餐食用。

237

【专家点评】 具有防癌抗癌,清热除湿,补中宽肠等功效。适用于甲状腺癌、胃癌等多种癌症的防治及惊痫、眩晕、气血不足、贫血等的调养。

21. 牡蛎冬瓜汤

【精心备料】 牡蛎 30 克,冬瓜 250 克,虾皮 15 克,香菇 15 克,精盐、味精、植物油、香油各适量。

【照谱掌勺】 将牡蛎洗净后切片;虾皮、香菇分别用温开水浸泡,香菇切成两半,与虾皮同放入锅中;冬瓜去瓤、子,切去外皮,洗净后切成块。炒锅上火,放油烧至六成热,加入冬瓜块煸炒片刻,再加入虾皮、香菇、牡蛎片及适量清水,大火煮沸,改用小火煨煮 30 分钟,加入精盐、味精、拌匀,再煮至沸,淋上香油即成。佐餐食用。

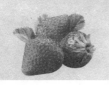

【专家点评】 具有防癌抗癌,化湿消肿,软坚散结,消脂减肥等功效。适用于甲状腺癌、胃癌、恶性淋巴瘤等癌症的辅助食疗及单纯性肥胖症、脂肪肝等的防治。

22. 海参木耳排骨汤

【精心备料】 水发海参 20 克,水发木耳 15 克,猪排骨 50 克,葱、姜、料酒、精盐、味精各适量。

【照谱掌勺】 将排骨洗净后剁成小块,放沸水中煮 15 分钟,下海参、木耳,煮 10 分钟,加入姜、葱、料酒、精盐再煮 30 分钟,撒上味精即成。佐餐食用。

【专家点评】 具有防癌抗癌,补肾滋阴,调脂减肥等功效。适用于多种癌症的防治及单纯性肥胖症的减肥,勃起功能障碍和血脂异常等的调养。

23. 泥鳅香菇豆腐汤

【精心备料】 泥鳅 250 克,干香菇 25 克,嫩豆腐 250 克,料酒、葱段、姜片、精盐、五香粉、味精、湿淀粉各适量。

【照谱掌勺】 将泥鳅放入清水中养 2～3 日(每日换水 2～3 次),以排除肠内杂物,待其腹呈透明状时,烫杀后去头尾,剖腹,去内脏,再行冲洗;香菇洗净,温开水泡发,去蒂,保留泡发香菇的水;豆腐切成小块,与香菇及香菇水同入砂锅,加入洗净的泥鳅,再加适量清水后加料酒、葱段、姜片、精盐,继续用小火煨炖至泥鳅肉熟烂,汤呈白乳状稠黏稀液,加入五香粉、味精,并用湿淀粉勾芡即成。当汤佐餐,随量食用。当汤佐餐,食泥鳅肉、香菇和豆腐。

【专家点评】 具有清热解毒,健脾益胃,补虚抗癌等功效。适用于各类癌症患者体虚亏损,或术后放疗、化疗期间的调养食疗汤肴。

24. 罗汉果柿饼汤

【精心备料】 罗汉果 50 克,柿饼 2 个。

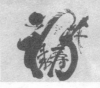

【照谱掌勺】 将罗汉果洗净,切片,与撕成小块的柿饼同入锅中,加水适量,煎煮30分钟即成。当汤佐餐,食罗汉果及柿饼,当日食完。

【专家点评】 具有滋阴清热,抗癌防癌等功效。适用于肺癌、鼻咽癌的防治及放疗、化疗后咽喉、口鼻干燥疼痛及口腔溃疡等的调养。

25. 酸梅汤

【精心备料】 乌梅100克,白糖200克,红糖100克,糖桂花5克。

【照谱掌勺】 将乌梅冲洗干净,放入锅中,加清水1500毫升,煮沸至烂,加白糖、红糖、糖桂花,再煮沸片刻即可,待凉后用纱布过滤,取汁即成。每日数次,每次15毫升,加凉开水拌匀后饮用。

【专家点评】 具有养阴生津,健脾和胃,抗癌益寿的功效。适用于癌症患者放疗后出现口干咽燥者及食少、尿黄等阴津亏损者的调养。

239

26. 萝卜橄榄瘦肉汤

【精心备料】 青萝卜500克,橄榄10枚,猪瘦肉300克,陈皮10克,精盐适量。

【照谱掌勺】 将以上原料分别用清水洗干净,青萝卜切成块,橄榄去核,用刀背拍烂。砂锅加入适量清水,用大火煮沸,然后放入以上原料,改用中火炖2小时左右,加入精盐调味即成。佐餐食用,每日1~2次。

【专家点评】 具有防癌抗癌,清热解毒,生津利咽等功效。适用于喉癌、食管癌、胃癌等多种癌症的防治。

27. 天冬杏仁猪肺汤

【精心备料】 天冬15克,杏仁20克,猪肺500克,料酒、葱末、姜丝、精盐、味精、五香粉各适量。

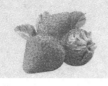

【照谱掌勺】 将杏仁用沸水浸泡,剥去皮尖;天冬洗净,晾干。猪肺放入清水中漂洗 1 小时,除杂后切成块,与天冬、杏仁同入砂锅,加清水适量,再加入料酒、葱末、姜丝、精盐,大火煮沸后改小火煨炖 1～2 小时,加入味精、五香粉,拌匀即成。当汤佐餐,食猪肺,缓缓嚼食天冬、杏仁。

【专家点评】 具有养阴清火,止咳抗癌功效。适用于肺癌的防治,对肺癌出现咳嗽气喘,痰液难以咳出者尤为适宜。

28. 薏苡仁蛇舌草汤

【精心备料】 薏苡仁 50 克,白花蛇舌草 60 克。

【照谱掌勺】 将上 2 味入锅,加水煎 30 分钟取汁即成。每日分 2 次饮用。

【专家点评】 具有健脾利湿,清热解毒,防癌抗癌等功效。适用于多种癌症的防治,对胃癌、食管癌、直肠癌尤为适合。

一	二	三	四	五	六	日
				1廿二	2廿三	3廿四
5廿六	6小寒	7廿八	8廿九	9卅	10十一	
12初三	13初四	14初五	15初六	16初七	17初八	
19十	20大寒	21十二	22十三	23十四	24十五	
25十六	26十七	27十八	28十九	29二十	30廿一	31廿二

一	二	三	四	五	六	日
1廿三	2廿四	3廿五	4立春	5廿七	6廿八	7廿九
8正月	9初二	10初三	11初四	12初五	13初六	14初七
15初八	16初九	17初十	18十一	19雨水	20十三	21十四
22十五	23十六	24十七	25十八	26十九	27二十	28廿一
29廿二						

一	二	三	四	五	六	日
	1廿三	2廿四	3廿五	4廿六	5惊蛰	6廿八
7廿九	8三十	9二月	10初二	11初三	12初四	13初五
14初六	15初七	16初八	17初九	18初十	19十一	20春分
21十三	22十四	23十五	24十六	25十七	26十八	27十九
28二十	29廿一	30廿二	31廿三			

一	二	三	四	五	六	日
				1廿四	2廿五	3廿六
4清明	5廿八	6廿九	7三十	8三月	9初二	10初四
11初五	12初六	13初七	14初八	15初九	16初十	17十一
18十二	19谷雨	20十四	21十五	22十六	23十七	24十八
25十九	26二十	27廿一	28廿二	29廿三	30廿四	

一	二	三	四	五	六	日
						1廿五
2廿六	3廿七	4四月	5初二	6初三	7初四	8初五
9初六	10初七	11初八	12初九	13初十	14十一	15十二
16十三	17十四	18十五	19十六	20小满	21十八	22十九
23二十	24廿一	25廿二	26廿三	27廿四	28廿五	29廿六
30廿七	31廿八					

一	二	三	四	五	六	日
		1廿七	2廿八	3廿九	4三十	5芒种
6初二	7初三	8初四	9端午	10初六	11初七	12初八
13初九	14初十	15十一	16十二	17十三	18十四	19十五
20十六	21夏至	22十八	23十九	24二十	25廿一	26廿二
27廿三	28廿四	29廿五	30廿六			

一	二	三	四	五	六	日
				1廿七	2廿八	3廿九
4六月	5初二	6初三	7小暑	8初五	9初六	10初七
11初八	12初九	13初十	14十一	15十二	16十三	17十四
18十五	19十六	20十七	21十八	22大暑	23二十	24廿一
25廿二	26廿三	27廿四	28廿五	29廿六	30廿七	31廿八

一	二	三	四	五	六	日
1廿九	2三十	3七月	4初二	5初三	6初四	7立秋
8初六	9初七	10初八	11初九	12初十	13十一	14十二
15十三	16十四	17十五	18十六	19十七	20十八	21十九
22二十	23处暑	24廿二	25廿三	26廿四	27廿五	28廿六
29廿七	30廿八	31廿九				

一	二	三	四	五	六	日
			1八月	2初二	3初三	4初四
5初五	6初六	7白露	8初八	9初九	10初十	11十一
12十二	13十三	14十四	15中秋	16十六	17十七	18十八
19十九	20二十	21廿一	22秋分	23廿三	24廿四	25廿五
26廿六	27廿七	28廿八	29廿九	30三十		

一	二	三	四	五	六	日
					1九月	2初二
3初三	4初四	5初五	6初六	7初七	8寒露	9初九
10初十	11十一	12十二	13十三	14十四	15十五	16十六
17十七	18十八	19十九	20二十	21廿一	22廿二	23霜降
24廿四	25廿五	26廿六	27廿七	28廿八	29廿九	30三十
31十月						

一	二	三	四	五	六	日
	1初二	2初三	3初四	4初五	5初六	6初七
7立冬	8初九	9初十	10十一	11十二	12十三	13十四
14十五	15十六	16十七	17十八	18十九	19二十	20廿一
21廿二	22小雪	23廿四	24廿五	25廿六	26廿七	27廿八
28廿九	29十月	30初二				

一	二	三	四	五	六	日
			1初三	2初四	3初五	4初六
5初七	6初八	7大雪	8初十	9十一	10十二	11十三
12十四	13十五	14十六	15十七	16十八	17十九	18二十
19廿一	20廿二	21冬至	22廿四	23廿五	24廿六	25廿七
26廿八	27廿九	28三十	29十月	30初二	31初三	

2017 年（丁酉 鸡年 1 月 28 日始 闰六月）

1 月

一	二	三	四	五	六	日
						1
2	3	4	5	6	7	8
9	10	11	12	13	14	15
16	17	18	19	20	21	22
23	24	25	26	27	28	29
30	31					

7 月

一	二	三	四	五	六	日
					1	2
3	4	5	6	7	8	9
10	11	12	13	14	15	16
17	18	19	20	21	22	23
24	25	26	27	28	29	30
31						

2 月

一	二	三	四	五	六	日
		1	2	3	4	5
6	7	8	9	10	11	12
13	14	15	16	17	18	19
20	21	22	23	24	25	26
27	28					

8 月

一	二	三	四	五	六	日
	1	2	3	4	5	6
7	8	9	10	11	12	13
14	15	16	17	18	19	20
21	22	23	24	25	26	27
28	29	30	31			

3 月

一	二	三	四	五	六	日
		1	2	3	4	5
6	7	8	9	10	11	12
13	14	15	16	17	18	19
20	21	22	23	24	25	26
27	28	29	30	31		

9 月

一	二	三	四	五	六	日
				1	2	3
4	5	6	7	8	9	10
11	12	13	14	15	16	17
18	19	20	21	22	23	24
25	26	27	28	29	30	

4 月

一	二	三	四	五	六	日
					1	2
3	4	5	6	7	8	9
10	11	12	13	14	15	16
17	18	19	20	21	22	23
24	25	26	27	28	29	30

10 月

一	二	三	四	五	六	日
						1
2	3	4	5	6	7	8
9	10	11	12	13	14	15
16	17	18	19	20	21	22
23	24	25	26	27	28	29
30	31					

5 月

一	二	三	四	五	六	日
1	2	3	4	5	6	7
8	9	10	11	12	13	14
15	16	17	18	19	20	21
22	23	24	25	26	27	28
29	30	31				

11 月

一	二	三	四	五	六	日
		1	2	3	4	5
6	7	8	9	10	11	12
13	14	15	16	17	18	19
20	21	22	23	24	25	26
27	28	29	30			

6 月

一	二	三	四	五	六	日
			1	2	3	4
5	6	7	8	9	10	11
12	13	14	15	16	17	18
19	20	21	22	23	24	25
26	27	28	29	30		

12 月

一	二	三	四	五	六	日
				1	2	3
4	5	6	7	8	9	10
11	12	13	14	15	16	17
18	19	20	21	22	23	24
25	26	27	28	29	30	31